BDJ Clinician's Guides

无牙颌不植骨种植治疗
Graftless Solutions for the Edentulous Patient

More information about this series at http://www.springer.com/series/15753

无牙颌不植骨种植治疗

Graftless Solutions for the Edentulous Patient

（美）沙伊·吉夫拉杰（Saj Jivraj） 主编

陈琰 崔广 马威
贺刚 马攀 熊靖宇 主译

陈钢 审校

北方联合出版传媒（集团）股份有限公司
辽宁科学技术出版社
沈阳

图文编辑

刘 菲　刘 娜　康 鹤　肖 艳　王静雅　纪凤薇　刘玉卿　张 浩　曹 勇　杨 洋

First published in English under the title
Graftless Solutions for the Edentulous Patient
Edited by Saj Jivraj
Copyright © SPRINGER INTERNATIONAL PUBLISHING AG, 2018.
This edition has been translated and published under licence from
Springer Nature Switzerland AG.

©2023，辽宁科学技术出版社。
著作权合同登记号：06-2020第33号。

版权所有·翻印必究

图书在版编目（CIP）数据

无牙颌不植骨种植治疗 /（美）沙伊·吉夫拉杰（Saj Jivraj）主编；陈琰等主译. 一沈阳：辽宁科学技术出版社，2023.9

ISBN 978-7-5591-3089-1

Ⅰ.①无… Ⅱ.①沙… ②陈… Ⅲ.①颧骨—种植牙—口腔外科手术 Ⅳ.①R782.12

中国国家版本馆CIP数据核字（2023）第127203号

出版发行：辽宁科学技术出版社
　　　　　（地址：沈阳市和平区十一纬路25号　邮编：110003）
印　刷　者：凸版艺彩（东莞）印刷有限公司
经　销　者：各地新华书店
幅面尺寸：210mm×285mm
印　张：24.75
插　页：4
字　数：500千字
出版时间：2023年9月第1版
印刷时间：2023年9月第1次印刷
策划编辑：陈　刚
责任编辑：苏　阳
封面设计：袁　舒
版式设计：袁　舒
责任校对：李　霞

书　号：ISBN 978-7-5591-3089-1
定　价：398.00元

投稿热线：024-23280336
邮购热线：024-23280336
E-mail:cyclonechen@126.com
http://www.lnkj.com.cn

审译者简介
Reviewer & Translators

主译

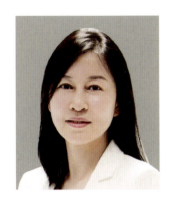

陈 琰

博士,副主任医师

北京大学口腔医院第二门诊

全国卫生产业企业管理协会数字化口腔产业分会委员

中国整形美容协会口腔整形美容分会委员

北京口腔医学会口腔种植专业委员会常务委员

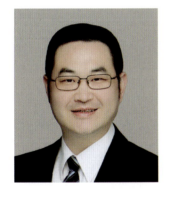

崔 广

博士,副主任医师

北京大学口腔医院第二门诊

口腔种植读书会(OISC)发起人

白求恩精神研究会口腔医学分会委员

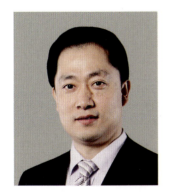

马 威

博士,副教授,硕士研究生导师

空军军医大学口腔医学院种植科

中华口腔医学会口腔种植专业委员会常务委员

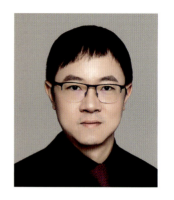

贺　刚

博士，主任医师

尚善口腔医疗管理集团联合创始人

欧洲骨结合学会（EAO）认证种植专家

国际牙医师学院（ICD）中国区院士

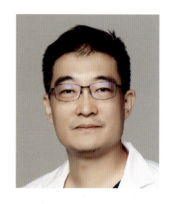

马　攀

博士，主任医师，副教授，硕士研究生导师

首都医科大学附属北京口腔医院种植科

中华口腔医学会颞下颌关节病学及殆学专业委员会委员

北京口腔医学会颞下颌关节病学及殆学专业委员会常务委员

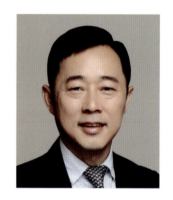

熊靖宇

副主任医师

极简·一站式口腔集团疑难种植数字化诊疗中心总监

华西医科大学颌面外科专业毕业

德国法兰克福大学种植学硕士

广东省临床医学学会牙种植学专业委员会副主任委员

审校

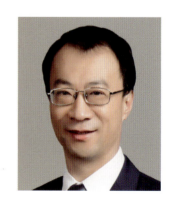

陈　钢

博士，主任医师，友睦培训中心主任

欧洲骨结合学会（EAO）认证种植专家

中华口腔医学会口腔美学专业委员会委员

广东省口腔医学会口腔修复学专业委员会副主任委员

广东省口腔医学会口腔种植专业委员会常务委员

译者名单
Translators

主译

陈 琰	北京大学口腔医院	崔 广	北京大学口腔医院
马 威	空军军医大学口腔医学院	贺 刚	尚善口腔
马 攀	首都医科大学附属北京口腔医院	熊靖宇	极简·一站式口腔集团

审校

陈 钢　友睦口腔

译者

黄元丁	重庆医科大学附属口腔医院	王园园	重庆医科大学附属口腔医院
葛严军	北京大学口腔医院	吕梦皓	首都医科大学附属北京口腔医院
赵 阳	北京瑞泰口腔医院	尹 洁	首都医科大学附属北京口腔医院
吕昊昕	苏州牙博士口腔	何奕琳	首都医科大学附属北京口腔医院
黄璐瑶	尚善口腔	黄 帅	联勤保障部队第九二二医院
汤 易	北京大学口腔医院	胡文军	联勤保障部队第九九一医院
赵雪竹	北京大学口腔医院	朱靖恺	中国人民解放军第32105部队
谷 明	北京大学口腔医院	朱丽雷	长沙市口腔医院
路 瑆	北京大学口腔医院		

中文版序言
Foreword

抵达无牙颌种植修复的至臻境界!

无牙颌的种植治疗无疑是当今口腔种植领域的热点与难点；伴随着老龄化社会的到来，中国无牙颌及终末期牙列患者的数量在不断增加，越来越多的患者希望能佩戴种植固定义齿。过去的20年，中国无牙颌及终末期牙列患者的口腔种植治疗获得了巨大的进步，这源于不断完善的口腔种植继续教育、新型种植体及上部修复系统、创新的数字化技术不断投入临床应用。

尽管如此，口腔临床医生面对众多无牙颌患者时依然会觉得困难重重。这主要在于每名无牙颌患者的治疗方案是如此个性化，治疗设计需要考虑的因素繁杂且无序。这种困境总结为一句话就是"如何在患者条件与期望、种植外科技术、修复程序之间获得完美平衡，并有效降低远期并发症，确保全牙弓修复体的长期稳定"。

帮助大家获得无牙颌种植外科、修复程序及患者期望之间平衡统一的至臻境界，这就是我们团队翻译与推荐这部著作——《无牙颌不植骨种植治疗》的缘由。《无牙颌不植骨种植治疗》是英国牙科学会的指定教材，由Saj Jivraj教授、Edmond Bedrossian教授、Paulo Maló教授、Peter Moy教授、Alessandro Pozzi教授、Hooman Zarrinkelk医生等无牙颌种植领域的权威专家联合编写，尤为让人感动的是"现代口腔种植学之父"Per-Ingvar Brånemark教授也是本书的作者之一，在"植入颧种植体的外科方案：不植骨的无牙颌治疗方法"这一章节，我们将回顾Per-Ingvar Brånemark教授在无牙颌不植骨种植修复领域一系列开创性的成就，并深切缅怀这位伟大的先行者。

无牙颌种植的"不植骨"治疗理念避免了植骨手术，并缩短了无牙颌患者或终末期牙列患者重建牙列的等待时间。通过拔除患者无法保留的牙齿，即刻植入种植体后，制作并佩戴即刻负重的种植固定修复体，彻底改变了之前被口腔医学届广为接受的治疗模式。大量文献表明，与两阶段种植治疗和延期负重方案相比，无牙颌患者的不植骨种植治疗方案可以获得相同的甚至更好的短期及长期效果，该方案使患者更容易自我维护、有更高的患者接受度，并可维持长期成功。

《无牙颌不植骨种植治疗》全书分为17个章节，有2000余张精美的图片、绘图和表格，系统阐述了无牙颌患者应用不植骨种植治疗的原理与技术，以及无法实现上颌后部支持时使用颧种植体的临床方案。本书首先讨论了制订无牙颌种植修复治疗计划的7个诊断因素，以及与即刻负重、颧种植体相关的生物力学；然后详细阐述了应用倾斜种植体、颧种植体以及全牙弓修复体的即刻负重技术。此外，本书还详细介绍了数字化技术在无牙颌种植中的应用、各类全牙弓重建的修复体形式与材料、最终修复体的技工间设计与制作、修复体维护、手术和修复并发症管理等方面的详细内容与临床指导，并附有大量精彩的临床病例，能帮助大家获得无牙颌种植外科与修复知识的深度融合，以实现可预期的无牙颌种植的"不植骨"治疗效果。

在《无牙颌不植骨种植治疗》翻译期间，译者团队与主编Saj Jivraj教授保持了密切的沟通，非常感谢他的指导与信任，尽管译者们努力坚持"信、达、雅"的翻译原则，尽量忠实于原文、原意，但由于水平有限，难免出现不妥和错误之处，恳请读者们批评、指正。

衷心感谢来自北京大学口腔医院、空军军医大学口腔医学院、首都医科大学附属北京口腔医院、重庆医科大学附属口腔医院、尚善口腔、友睦口腔、北京瑞泰口腔医院译者团队的辛勤工作，感谢口腔种植读书会（OISC）将我们这些中青年学者团结起来为中国口腔种植事业的发展尽一份绵薄之力；感谢Springer国际出版集团、辽宁科学技术出版社对译者们的信任以及在出版过程中的合作与贡献。

最后，请让我们永远铭记"现代口腔种植学之父"Per-Ingvar Brånemark教授的谆谆教诲——倾听患者的需求和要求，以患者利益最大化为初衷的治疗计划才是真正的以患者为中心。感谢读者朋友们与我们一起学习这部无牙颌种植治疗的杰作，并惠及更多患者！

主译及审校

陈琰　崔广（执笔）马威

贺刚　马攀　熊靖宇　陈钢

2023年6月

序一
Foreword

在过去的30年里，无牙颌患者的种植治疗取得了巨大的发展与进步。

无牙颌种植治疗始于外科手术，这包括了植入种植体之前的大范围植骨手术。通常情况下，两阶段的种植治疗方案需要在植骨后等待6~12个月再植入种植体，并且需要延期负重。

在植骨区愈合期间，有些情况需要患者佩戴活动义齿，而有些情况则要求患者避免佩戴任何形式的义齿；同时，因植骨而使治疗周期延长，种植固定修复在植入种植体前还需要做大量的准备工作和多次就诊，这一系列情况使得许多患者对无牙颌种植治疗望而却步。

当今，"不植骨理念"消除了植骨手术的必要性，并缩短了无牙颌患者或终末期牙列患者重建牙列的等待时间。通过拔除患者无法保留的牙齿，植入种植体后，制作并佩戴即刻负重的种植固定修复体，这个理念彻底改变了2017年时被同行们广泛接受的治疗模式。

大量文献表明，两阶段种植治疗与延期负重方案相比，无牙颌患者的不植骨种植治疗方案可以获得相同的，甚至更好的远期效果。该方案使患者更容易自我维护、有更高的患者接受度，同时还可以维持长期成功率。

因此，我们应当及时并审慎面对这种转变，通过回顾过去几十年的研究和发展成果，思考为什么我们的治疗模式会发生这样巨大的变化。

在20世纪80年代，理解骨生物学、改善种植窝洞预备的外科流程与种植手术技巧是口腔种植学科研和发展的重点。不考虑种植体的数量、植入角度及如何分布，只要发生骨结合并且能为患者完成种植修复就已经令人满意了。

到了20世纪90年代，医生开始逐渐了解骨结合种植体的功能负重局限；并着重理解如何改善种植体功能负重的生物机械限制，从而获得可预期的、更长久的成功。

直至21世纪，口腔种植学研究的重点聚焦于"不植骨理念"上，采用倾斜种植体以及远端锚定的颧种植体将无牙颌治疗推进到一个前所未有的高度。很多被宣布为"无法治疗"的患者，使用"4颗颧种植体"的理念让我们有能力治疗这类极度骨缺损的患者，这无疑极大拓展了我们现有的治疗手段。

本书概述了无牙颌与终末期牙列患者的治

疗计划、手术方法、修复方案和技术；尊重并强调Per-Ingvar Brånemark教授所提倡的目标，包括：

（1）简单化。

（2）多学科合作。

（3）可预期的结果。

（4）以患者为中心的治疗计划。

祝贺本书的主编Saj Jivraj教授，感谢他与富有经验的临床专家们合作，共同编写了这本为无牙颌患者提供种植固定修复治疗的杰作。

"患者治疗中的一个决定性因素是简化治疗流程，而简化治疗应当基于这个前提，即确定患者现有可用骨量并能很好地利用它们。"

"简单化、理解并尊重一个治疗方案是足够的还是最佳的。"

我与同事Hooman Zarrinkelk医生、Ana Ferro医生和Stephanie Yeung医生一起讨论了如何使用传统的"替代体"技术制订治疗计划。应该强调的是，如果临床医生计划使用数字化流程，那么合理使用"替代体"的技术至关重要。

Mike A. Pikos医生、Alessandro Pozzi医生、Lorenzi Arcuri医生和Peter Moy医生在本书中向读者全面地介绍了数字化治疗方案的设计与现代口腔种植临床实践的融合。

为每名患者制订有循证基础、多学科联合治疗的方案，才可以获得预期的治疗效果。

Ali Tunkiwala医生、Udatta Kher医生、Kenji Mizuno医生和Aram Torosian医生讨论了最终修复体在设计阶段就应考虑到的各种复杂情况。他们强调了"以终为始"（Begin with the end in mind）的理念，这要体现在最终修复体从设计到制作的每个步骤中。

预防和处理并发症是外科医生与修复医生必不可少的能力。Steven Bongard医生、David Powell医生与Andrew Dawood医生讨论了各种不植骨种植并发症的处理技术和临床程序。

无牙颌患者治疗的长期成功与咬合力的控制密不可分。同行们必须意识到患者的定期复诊是非常重要的。复诊时医生不仅要检查患者的口腔卫生情况，还要关注基台和修复螺丝的稳定性，这点非常关键。

"跨牙弓刚性连接的修复体通过基台及螺丝与种植体相连，确定基台和修复螺丝的紧密连接是无牙颌种植修复长期成功的关键。"

感谢本书作者在继续教育及与同行们交流上投入的时间和热情，它丰富了所有参与无牙颌患者口腔种植治疗医务人员的心灵。

最后请允许我引用Per-Ingvar Brånemark教授的名言作为结尾：倾听患者的需求和要求，以患者利益最大化为初衷的治疗计划才是真正的以患者为中心。

Edmond Bedrossian

美国加利福尼亚州旧金山

序二
Foreword

口腔种植是治疗牙齿缺失最重大的科学进展之一。30多年前，在多伦多会议上将口腔种植治疗方案介绍给北美地区的医生时就一直强调规范、严谨的临床流程。

随着时间的推移，研究人员与临床医生利用更先进的影像技术、CAD/CAM技术、更新的材料和种植体设计缩短了治疗时间，同时为患者带来更可预期的治疗效果。

这些方案与材料已经被多名专家使用和报道，其中一些专家正是本书的作者。他们共同为无牙颌患者修复的特殊方案做出了贡献，在本书中他们不仅阐述了种植体植入与上颌修复的技巧，还详细说明了对特殊情况的处理、患者的选择和并发症的处理。

读者将从本书中清晰地获取一个能为患者提供可预期效果的治疗方案。此外，本书可以帮助临床医生确认这种治疗模式是否适合他（她）们的患者，并帮助他（她）们避免任何可能发生的并发症。同时，本书也能提供一些信息让临床医生明白何种情况下适宜将患者转诊给更有经验的同事。

我认识Saj Jivraj教授已经超过15年，我可以证明他对患者崇高的奉献精神，并始终坚持用循证依据来做治疗的决定。请各位读者放心，在召集并带领这些临床经验丰富的专家分享他们在无牙颌种植治疗的经验和知识的同时，Saj Jivraj也采取了同样审慎的态度。

Winston Chee, D.D.S., F.A.C.P.
美国加利福尼亚州洛杉矶
南加利福尼亚大学

序三
Foreword

Saj Jivraj教授在本书中会聚了一个由当今学术界才华横溢的外科和修复科专家组成的精英团队，他（她）们分享了自己关于口腔种植学最新的知识。为了更好地服务不断增多的需要口腔种植的患者，不植骨种植方案必须通过严谨且配合良好的多学科治疗达到口腔外科与修复知识的深度融合。

本书中以一种有效且系统的方式展示了现代无牙颌患者的诊断和最新的不植骨种植固定修复技术。它结合基础的种植理论与先进的创新技术，为读者提供了清晰易懂的概念，这要求在最初的全面诊断和数字化工作流程中一直通过跨学科团队协作，合理使用倾斜及颧种植体，从而提供高质量的全牙弓种植固定修复体。

在过去几年中，我们在奥古斯塔大学从Saj Jivraj教授的教导中受益匪浅。相信这本书将作为现代口腔种植学的杰作会在全世界享有盛誉。

Gerard J. Chiche
美国佐治亚州奥古斯塔
佐治亚牙科学院

致谢
Acknowledgements

随着时间的流逝，重要的事情才会逐渐变得清晰可见。我希望把本书献给我生命中这些重要的人。

致我的家人

首先，我要毫不犹豫地感谢我美丽的妻子Dilaz。她是我的生命，是我的灵感，是我两个美丽的孩子——Sara和Zain的好母亲。你从未拒绝我任何无理的要求；你给了我时间让我实现刚毕业时的梦想——成为这个领域的专家。你在困境中坚持了下来，放弃了一切和我一起来到美国。在我未曾陪伴你与孩子们的时间里，感谢你们无条件的爱、友谊和坚定的支持。对于我的孩子Sara和Zain，任何言语都无法表达我对你们深深的爱。你们教会了我用我认为不可能的方式来欣赏生活，你们做的和说的每一件小事都使我成为一个更好的人、一个更好的丈夫与父亲。无论你们做什么，我都会永远在你们身边支持你们。努力工作，敢于梦想，相信奇迹。

我还要把本书献给两位杰出的女性——Amina夫人和Rukiya Jivraj夫人，你们过早地离开了这个世界，但我无时无刻不在想念你们。在我做的所有重要决定中，都能感觉到你们的存在。我非常想念你们，希望我们能一起创造更多的回忆。现在我明白了人们所说的"生命太短暂"意味着什么。

致我的同事

我要感谢Winston Chee医生和Terry Donovan医生，他们信任我，给了我在南加利福尼亚大学Herman Ostrow牙科学院学习口腔修复学的机会，我将永远感激你们。

10多年前，我和Hooman Zarrinkelk医生一起开始研究无牙颌种植修复。我要感谢他陪我一起走了这条人迹罕至的路。他督促我做到最好；我钦佩他对细节的关注、对卓越的追求。你在本书中看到的许多病例都是我们合作的成果。在我们这个专业领域里，像他这样的人很少，我很感激能有机会和他一起工作，并见证了我们从同事关系转变为终生的好友。

我要感谢本书的共同作者们：Edmond Bedrossian医生、Michael Pikos医生、Bobby Birdi医生、Sundeep Rawal医生、Sanda Moldovan医生、Steven Bongard医生、Glen Liddelow医生、Graham Carmichael医生、Alessandro Pozzi医生、Arcuri医生、Udatta

Kher医生、Ali Tunkiwala医生、Stephanie Yeung医生、Andrew Dawood医生、Peter Moy医生、James Mcanally医生、David Powell医生、Susan Tanner医生、Ana Ferro医生、Joao Botto医生、Mariana Alves医生、Armando Lopes医生和Paulo Maló医生；本书的顺利出版离不开你们的杰出贡献。

本书的技工间部分由Kenji Mizuno先生和Aram Torosian先生编写。我非常感谢他们花了大量的时间来记录技工间流程，并将其转化为一种实用的模式。

我要感谢所有参与南加利福尼亚大学Herman Ostrow牙科学院高级口腔修复学课程的学生和教职员工，我从他们那里学到了很多，并将继续坚持下去。

感谢我在Anacapa牙科艺术学院的团队，你们让我每天的工作都很愉快，而且总是为我们的患者考虑。你们对医疗的奉献和投入是首屈一指的，感谢你们所做的一切。

我还要感谢Melker Nielsson多年来给予我的友谊和建议。正是在他的指导和支持下，我才开始为我的患者寻求不植骨的治疗方案。

致我的患者

我亲爱的患者，是你们使我的每一天都过得很充实。感谢你们允许我收集这些临床照片。正是你们让我感受到了我的职业价值，让我对明天充满期待。

Saj Jivraj, B.D.S., M.S. Ed.

作者简介
Contributors

Mariana Alves, D.D.S., M.Sc. Oral Surgery Department, Malo Clinic, Lisbon, Portugal

Spencer Anderson Department of Oral & Maxillofacial Surgery, University of the Pacific, Arthur A. Dugoni School of Dentistry, San Francisco, CA, USA

Lorenzi Arcuri University of Rome Tor Vergata, Rome, Italy

Edmond Bedrossian American Board of Oral & Maxillofacial Surgery, Chicago, IL, USA

Department of Oral & Maxillofacial Surgery, University of the Pacific Arthur A. Dugoni School of Dentistry, San Francisco, CA, USA

Implant Surgical Training, University of the Pacific Arthur A. Dugoni School of Dentistry, San Francisco, CA, USA

American College of Prosthodontics, San Francisco, CA, USA

Bobby Birdi, M.D., M.Sc., F.R.C.D.(C) University of Minnesota School of Dentistry, Minneapolis, MN, USA

Private Practice, Vancouver, Canada

João Botto, D.D.S., M.Sc. Oral Surgery Department, Malo Clinic, Lisbon, Portugal

Per-Ingvar Brånemark, M.D. The Brånemark Osseointegration Center (BOC), Gothenburg, Sweden

Graham Carmichael, BSc, BDSc Hons, DClinDent Consultant Prosthodontist, Craniofacial Unit, Princess Margaret Hospital, WA, Australia

Consultant Prosthodontist, Maxillofacial Department, Royal Perth Hospital, Perth, WA, Australia

Senior Clinical Lecturer, School of Dentistry, University of Western Australia, WA, Australia

Andrew Dawood, M.R.D., R.C.S.(Eng.), M.Sc. Department of Head and Neck Surgery, University College London Hospital, London, UK

The Dawood and Tanner Specialist Dental Practice, London, UK

Edmond Armand Bedrossian Department of Prosthodontics, University of Washington, Seattle, WA, USA

Ana Ferro, D.D.S., M.Sc. Oral Surgery Department, Malo Clinic, Lisbon, Portugal

Saj Jivraj, B.D.S., M.S.Ed. Herman Ostrow USC School of Dentistry, Los Angeles, CA, USA

Eastmann Dental Institute, London, UK

Private Practice, Oxnard, CA, USA

Udatta Kher, M.D.S. Private Practice, Mumbai, India

Glen Liddelow, BDSc, MScD, DClinDent Clinical Associate Professor, School of Dentistry, University of Western Australia, Perth, WA, Australia

Consultant Prosthodontist, Craniofacial Unit, Princess Margaret Hospital, WA, Australia

Armando Lopes, D.D.S., M.Sc. Oral Surgery Department, Malo Clinic, Lisbon, Portugal

Komal Majumdar, B.D.S., D.I.C.O.I., D.I.S.O.I. Diplomate of the International Congress of Oral Implantologists, Indian Society of Oral Implantologists, Mumbai, India

Paulo Maló, D.D.S., Ph.D. Oral Surgery Department, Malo Clinic, Lisbon, Portugal

Kenji Mizuno, C.D.T. Oxnard, CA, USA

Sanda Moldovan, D.D.S., M.S., C.N.S. Private Practice, Beverly Hills, CA, USA

Peter Moy, D.M.D. Oral and Maxillofacial Surgery, Restorative Dentistry, UCLA School of Dentistry, Los Angeles, CA, USA

Surgical Implant Dentistry, Los Angeles, CA, USA

Chan Park, D.D.S., M.D. Department of Oral & Maxillofacial Surgery, University of the Pacific, Arthur A. Dugoni School of Dentistry, San Francisco, CA, USA

Mike A. Pikos, D.D.S. Private Practice, FL, USA

David Powell, D.M.D., M.Sc., FR.C.D.(C) Chrysalis Dental Centres, North York, ON, Canada

Alessandro Pozzi, D.D.S., Ph.D. Oral and Maxillofacial Surgery, Restorative Dentistry, UCLA School of Dentistry, Los Angeles, CA, USA

International Center for Oral Rehabilitation, Rome, Italy

Sundeep Rawal, D.M.D. Private Practice, FL, USA

Aqeel Reshamvala, B.D.S., M.D.Sc. Dept. of Prosthodontics, MGM Dental College and Hospital, Navi Mumbai, India

Steven Bongard, D.D.S. Chrysalis Dental Centres, North York, ON, Canada

Susan Tanner, M.R.D., R.C.S.(Eng.), M.Sc. The Dawood and Tanner Specialist Dental Practice, London, UK

Aram Torosian, C.D.T., M.D.C. A.S. Ronald Goldstein Center for Esthetic and Implant Dentistry, Dental College of Georgia at Augusta University, Georgia

Ali Tunkiwala, M.D.S. Private Practice, Mumbai, India

Stephanie Yeung, D.D.S. Private practice, Santa Monica, USA

Hooman Zarrinkelk, D.D.S. Diplomate, American Board of Oral and Maxillofacial Surgeons, Chicago, IL, USA

Fellow, American College of Oral and Maxillofacial Surgeons, Washington, DC, USA

Private Practice, Ventura, CA, USA

目录
Contents

1 诊断和治疗计划：修复视角 ·· 1
　　Saj Jivraj, Hooman Zarrinkelk

2 诊断和治疗计划：外科视角 ·· 13
　　Hooman Zarrinkelk, Saj Jivraj

3 引导手术：治疗计划与技术 ·· 21
　　Mike A. Pikos, Saj Jivraj

4 全颌重建中外科手术及修复的整合数字化流程：叙述性综述 ···························· 37
　　Alessandro Pozzi, Lorenzi Arcuri, Peter Moy

5 使用颧种植体时的外科和修复生物力学考量 ··· 57
　　Edmond Bedrossian, Edmond Armand Bedrossian, Spencer Anderson, Chan Park

6 即刻负重的科学依据和不植骨方案的生物力学特点 ······································· 69
　　Bobby Birdi, Saj Jivraj, Komal Majumdar

7 不植骨手术方案 ··· 79
　　Ana Ferro, João Botto, Mariana Alves, Armando Lopes, Paulo Maló

8 植入颧种植体的外科方案：不植骨的无牙颌治疗方法 ···································· 111
　　Edmond Bedrossian, Per-Ingvar Brånemark

9 即刻负重原理 ·· 133
　　Stephanie Yeung, Saj Jivraj

10 全口种植固定修复材料的考量 ··· 161
　　Saj Jivraj, Sundeep Rawal

| 11 | 种植体支持的全牙弓固定修复体的临床制作步骤：金属烤瓷、氧化锆、树脂&钛 179
Udatta Kher, Ali Tunkiwala, Saj Jivraj, Aqeel Reshamvala

| 12 | 固定修复的发音和面部美学考量 203
Glen Liddelow, Graham Carmichael

| 13 | 种植体支持的全牙弓固定修复体的技工间制作 217
Kenji Mizuno, Aram Torøsian, Saj Jivraj

| 14 | 种植体支持的全牙弓固定修复体即刻负重的修复并发症 275
Steven Bongard, David Powell

| 15 | 不植骨种植重建中的失败和种植体相关并发症的处理（萎缩性颌骨） 285
Andrew Dawood, Susan Tanner

| 16 | 种植体支持的全牙弓修复体及种植体周围组织的维护 305
Sanda Moldovan, Saj Jivraj

| 17 | 临床病例展示 315
Saj Jivraj, Hooman Zarrinkelk

扫二维码查阅
参考文献

诊断和治疗计划：修复视角
Diagnosis and Treatment Planning: A Restorative Perspective

Saj Jivraj, Hooman Zarrinkelk

引言

采用种植体支持的修复体进行无牙颌患者的修复是医生面对的重大挑战。因为患者在美观、发音、形态、功能等方面均有较高的期望值。

为确定患者更适合采用种植体支持的固定义齿还是可摘义齿，需要评估很多因素。对无牙颌患者的评估比较复杂，因为患者不仅丧失了临床牙冠的高度，而且可能还经历了牙齿缺失后软组织及骨组织丧失的连续病痛，并伴有面型的变化。

本章旨在探讨在种植体支持的固定义齿治疗规划中需要评估的一些诊断要点。

Per-Ingvar Brånemark等所阐述的骨结合种植体在无牙颌修复中的成功应用，引领无牙颌治疗进入了一个新的时代[1]。

因为影响义齿美观和功能的因素众多，所以无牙颌患者的种植修复仍是目前最复杂的临床挑战之一。

全口义齿是无牙颌患者的常规治疗方法。流行病学数据显示，需要一副或两副全口义齿的成年人数量从2000年的3540万增加到2020年的3700万[2]，而且研究人员认为，他们的预估可能"非常保守"。临床研究表明，与种植治疗相比，佩戴全口义齿的患者生活质量只有微小的改善[3]。导致全口义齿患

S. Jivraj, B.D.S., MS.Ed. (✉)
Herman Ostrow USC School of Dentistry, Los Angeles, CA, USA

Eastmann Dental Institute, London, UK

Private Practice, Oxnard, CA, USA
e-mail: saj.jivraj@gmail.com

H. Zarrinkelk, D.D.S.
Diplomate, American Board of Oral and Maxillofacial Surgeons, Chicago, IL, USA

Fellow, American College of Oral and Maxillofacial Surgeons, Washington, DC, USA

Private Practice, Ventura, CA, USA
e-mail: DrZ@VenturaOralSurgery.com

S. Jivraj (ed.), *Graftless Solutions for the Edentulous Patient*, BDJ Clinician's Guides, https://doi.org/10.1007/978-3-319-65858-2_1

者不满意的常见原因包括但不限于疼痛、固位力差、稳定性差和进食困难[4]。

一篇文献综述指出，与传统义齿相比，种植体支持的修复体显著提升了无牙颌患者的生活质量[5]。

许多患者虽然对全口义齿不满意，但是仍在使用。

其原因可能是：

（1）解剖因素：有些患者被告知由于上颌窦气化和下颌骨后段严重的骨吸收而不适合种植修复。
（2）费用。
（3）缺乏认知：一些患者缺乏对口腔种植治疗的正确认知，认为医生也无能为力而不去就医。

无牙颌患者无论采用哪种修复方式进行种植修复都费用不菲。种植固定修复需要更多的口腔技师协助、更多的种植体，因此费用也要昂贵得多。

出于经济上的考虑，很多患者选择了种植体-黏膜共同支持的种植覆盖义齿。

然而，费用的考量不仅局限于义齿的制作阶段，也涉及维护阶段。覆盖义齿比固定义齿需要更多的修复后维护。如果患者有充足的骨量可以植入足够多的种植体进行固定修复，而仅因为费用的原因选择覆盖义齿，那么治疗方案的合理性就存疑了。必须让患者认识到，种植体上部可摘义齿的维护成本将高于固定义齿。如今，临床医生遇到越来越多的终末期牙列患者。如果不是一些经验丰富的修复医生的努力，终末期牙列患者也许早就是无牙颌状态了。这些患者接受治疗以尽可能长时间地保留无法治愈的牙齿，以避免使用可摘义齿。患者清楚保留终末期牙列会对牙槽骨产生影响；但对无牙颌状态的恐惧迫使他（她）们忽视无法挽回的口内状况。

尽管无牙颌或即将成为无牙颌的人越来越多，但患者仍出于多种原因而拒绝种植治疗。

原因可以归纳为以下几点：

（1）不愿在治疗的过渡阶段佩戴可摘义齿。
（2）认为治疗方案过于耗时或不可预期。
（3）就诊次数多、害怕疼痛。
（4）费用高。

大多数患者都期待通过种植修复的方式获得固定义齿。尽量避免植骨的手术方法，尤其是All-on-4®的引入，改变了无牙颌患者种植固定修复的治疗模式。

现今，只要满足适应证，在单颌植入4颗种植体即可获得跨弓的全牙列修复。这种方法的主要优点是减少了种植体的数量，避免了大范围的植骨操作。这种修复方式不仅满足了美观和功能的需要，也大大降低了患者的费用。随之而来的是，患者接受度的提高和接受治疗患者数量的增加。只有很少的患者能够承担使用6~8颗种植体进行种植修复的费用，因而All-on-4®或无须植骨的方案作为无牙颌患者的治疗方案越来越受欢迎。

无牙颌患者的数量在不断增加，导致

没有足够多受过相关培训的口腔医生为他（她）们提供治疗。由于主诊医生不能提供该项治疗，患者只能选择其他的治疗方案。造成这种情况的原因是口腔医生缺乏相关的培训，以及仍认为该方案的可预期性较差，尽管有大量的多中心研究结果与此观念相反。

如果想在口腔治疗中获得预期的结果，诊断是十分关键的。无论对于患者还是医生，一个不完整的或错误的诊断都可能导致不满意的结果。

医生需根据一些临床参数决定患者更适合做固定义齿还是可摘义齿。Zitzmann和Marinello[6]以及Jivraj等[7]详细阐述了所需评估的参数。在评估所有的诊断标准之前，不应向患者承诺能进行固定修复。这些参数包括可用于支持种植体的骨量与骨质、唇线、唇部支撑以及美学需求。切记不应在确定治疗方案之前植入种植体，因为种植体的位置可能会因修复体的类型而异。

从诊断的角度来看，在确定患者最适合的修复体类型之前，需要评估几个参数。以下是从修复角度出发应考虑的因素（图1.1）。外科方面的考虑将在另一章中单独讨论：

（1）上下颌切缘的位置。
（2）修复空间。
（3）唇部支撑。
（4）笑线和唇的长度。
（5）外形和穿龈轮廓。
（6）转换区组织接触。
（7）咬合。

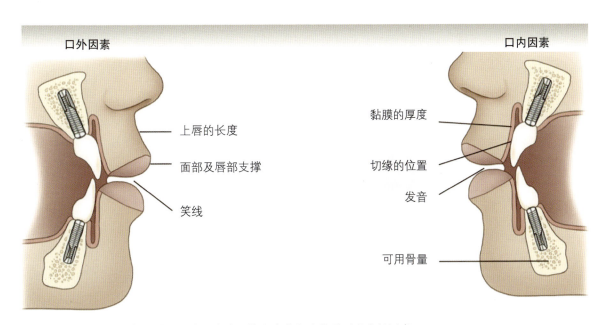

图1.1 在决定做种植体支持的固定义齿或可摘义齿修复之前需要考虑的因素。

1.1 上下颌切缘的位置

上颌中切牙切缘的确定需参考美学和发音。传统指导方针认为,当患者发F音时,切缘应该接触到下唇的唇红缘。一旦确定了切缘位置,就确定了中切牙的长度。中切牙的平均长度为10.5mm;老年患者由于牙龈退缩的存在,中切牙可能更长[8]。中切牙的轴向角度应能为上唇提供足够的支撑。一旦确定了冠的长度、轴向角度和冠的形状,就可确定牙冠的龈缘与剩余牙槽骨之间的距离,以确定是否有足够的空间进行预期的修复。患者就诊时上颌切牙通常过长,因而治疗方案应将切缘重新定位在更根方的位置(图1.2)。因为存在游离龈边缘[9],将上颌中切牙放置于正确的位置可能需要降低牙槽骨的高度,为种植体颈部与穿龈轮廓间提供足够的空间。

为了确定患者更适合固定义齿修复还是可摘义齿修复,需要进行无唇侧基托蜡型的试戴。对于固定义齿修复,临床冠最好止于牙槽嵴的软组织水平。因为只有在这种情况下,骨吸收最小,颌间距离最有利,唇齿关系最佳。当牙齿颈缘与牙槽嵴之间垂直距离较大,但唇齿关系良好时,可用牙龈瓷或丙烯酸树脂来掩饰过大的冠长,仍有可能进行固定义齿修复。当牙槽嵴的位置与理想的牙的位置在垂直向和水平向均存在偏差,且唇齿关系不良时,则可能是采用可摘义齿修复的指征;唇侧基托能为唇部提供足够的支撑,而且牙齿可以被放置在符合美学参数的位置上。

下颌切缘的位置与功能有关。应能形成浅的前牙引导,以达到前伸及侧方移动时的后牙咬合分离。前牙引导必须平滑,并尽可能多地分布在前牙之间。必须对现有的下颌切缘位置进行彻底的评估。当患者后牙缺失并被认为缺乏后牙支撑时,下颌切缘往往处于不正确的位置。当上颌要进行种植固定修复时,临床医生必须决定是否对下颌进行改形、重新定位或修复。传统的修复指南指出下颌切缘应位于下唇缘的冠方0.5~1.0mm处。下颌的𬌗平面也可参考一些解剖标志的位置,如磨牙后垫。

临床医生设计下颌种植固定修复体时,必须要有充足的修复空间,牙齿过长会导致牙槽骨增高,在种植体植入之前需要去骨。

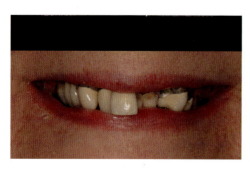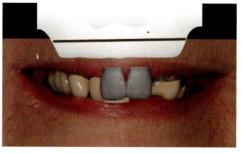

图1.2 将切缘的位置向根方调整,会影响种植体植入的位置。此病例需要在植入种植体前进行去骨。

1.2 修复空间

修复空间不足是无牙颌修复设计时非常常见的错误。修复空间不足会造成修复体的早期失败，或被迫改变治疗计划选择另一种能够满足现有空间的修复方式。不同类型的修复体有不同的空间要求[7]。将模型精准地上𬌗架对于评估修复空间十分关键。必须考虑到空间受限的实际情况。无牙颌患者的限制因素是可用的颌间距离（图1.4）。足够的修复空间是至关重要的，必须有充足的空间容纳足量的修复材料，同时也允许修复体实现美学且易清洁。如果空间受限，应考虑对患者进行垂直高度的重建或调整对颌牙的咬合[10]。螺丝固位的瓷基底修复体需要10～13mm的空间，丙烯酸树脂&钛基底的修复体需要14～16mm的空间（图1.3和图1.4）[6-7]。

1.3 唇部支撑

患者现有的上颌义齿是最好的诊断工具之一。临床医生可以通过对义齿的评估，判断患者在美学、语音和功能方面的偏好。每一项都应加以关注，以便在新的修复中改进。患者总是更倾向于选择固定修复，而确定固定修复是否可行是修复医生应承担的责

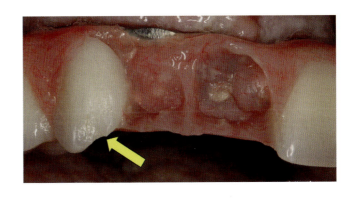

图1.3 修复空间不足会导致修复体的折断。

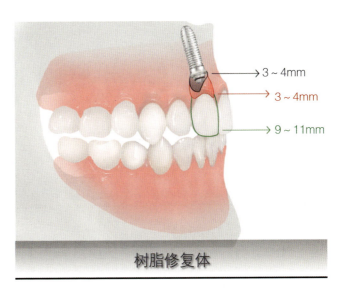

图1.4 树脂修复体需要15～18mm的修复空间。

任。面部支撑是影响这一决策的重要因素。

需要分别对患者戴义齿与不戴义齿时的正面及侧面的面部支撑情况进行评估，以便临床医生能够确定哪种类型的修复体更加适宜（图1.5和图1.6）。

如果面部支撑不足，主要通过可摘义齿的唇颊侧基托得以改善。唇部支撑主要来自牙槽嵴的形态及前牙牙冠的颈部轮廓。上颌无牙颌的组织吸收是朝着颅方和中线方向进行的，这常常导致上颌前部的后缩。

当诊断义齿的前牙与唇的相对关系适合时，评估通常可见前牙位于牙槽嵴的前方（图1.7和图1.8）。随着骨吸收程度的加剧，牙齿的理想位置与牙槽嵴之间可能出现偏离。这进而又会导致预期的种植体位置与牙齿位置的不一致。只有考虑到这种偏离现象的存在，才能使设计的修复体能提供良好的发音、唇部支撑、卫生维护、足够的舌容纳空间和患者接受度。

如果预期的牙齿与种植体的位置在水平向上存在较大的偏离，则必须在种植体植入前考虑以下治疗选项：

（1）降低骨高度并将种植体植入更根方的位置，可使得修复体的轮廓既能提供唇部支撑又便于清洁：如果不降低骨高度，

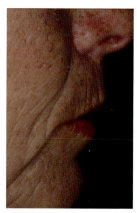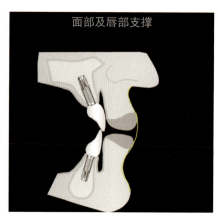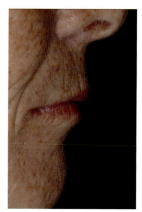

图1.5 分别在患者戴义齿和不戴义齿时观察患者的侧貌，可提示医生是否需要义齿的唇侧基托提供唇的支撑。

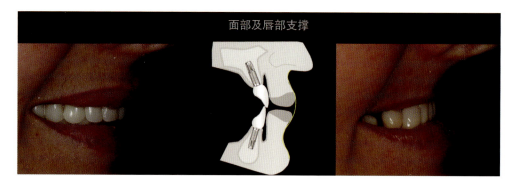

图1.6 此患者明显缺乏唇的支撑，呈现凹面型。

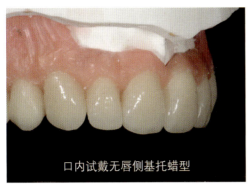
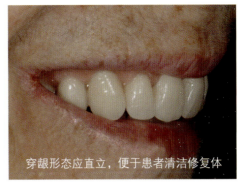

口内试戴无唇侧基托蜡型　　穿龈形态应直立，便于患者清洁修复体

图1.7　制作诊断义齿时，应进行无唇侧基托蜡型的口内试戴。

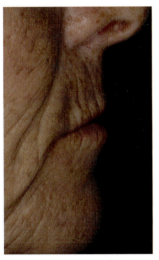
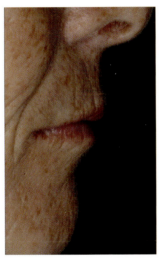
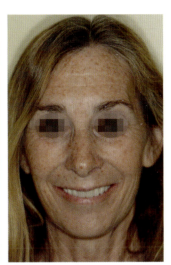

图1.8　无唇侧基托蜡型的试戴。此患者适合做种植固定义齿。

则会形成不良的修复体轮廓，导致患者进行卫生维护非常困难（图1.9）。

（2）Le Fort Ⅰ型截骨：大多数患者不愿接受此类手术。

（3）采用种植体支持的有唇侧基托的可摘式覆盖义齿。

1.4　笑线和唇的长度

评估上唇在说话和微笑时的运动。Tjan等[8]指出平均的笑线为上唇在微笑时75%~100%的上切牙和邻间龈乳头可见。如果有额外的牙龈暴露，则为高位笑线；如果上前牙的暴露率小于75%，则为低位笑线。唇的长度也应评估，因为它会影响上前牙的位置。上唇较短的患者，上颌前牙会在休息时露出（图1.10），而上唇较长的患者，前牙通常会被覆盖。

终末期牙列的患者通常会有过度的牙龈暴露。牙龈过度暴露的原因包括但不限于：

（1）上颌骨垂直向发育过度。

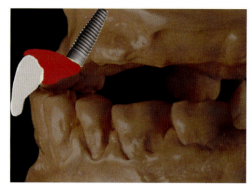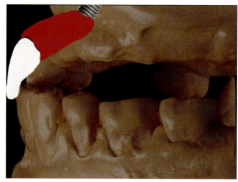

图1.9 如果一个唇部支撑欠佳的患者想做种植固定义齿，医生必须评估这是否是可行的。必要时需进行去骨，将种植体植入更根方的位置，从而使修复体的穿出位置更高。

唇的长度

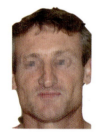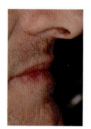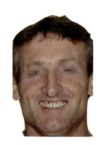

上唇短

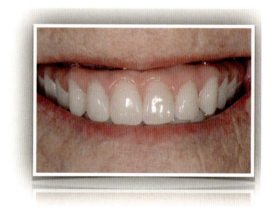

图1.10 上唇短的病例更具挑战性，转换区有可能会暴露。

（2）上唇短。
（3）上唇极度活跃。
（4）牙/牙槽骨过长。
（5）延迟的被动萌出。
（6）多重病因[11]。

在治疗计划开始之前，临床医生必须做充分的诊断。

让无牙颌患者分别在戴义齿和不戴义齿的情况下微笑（图1.11和图1.12）。如果看不到牙槽嵴的软组织，则看不到种植体支持的修复体与剩余牙槽嵴之间的转换区，那么修复体在软组织交界处的比色和轮廓变化可以相对灵活。如果在微笑时会暴露牙槽嵴顶，那么美学方面将非常具有挑战性，因为修复体和牙龈复合体之间的接触区是可见的，将存在美学风险。如果患者的骨吸收很小，可采用传统的种植体支持的金属烤瓷修复体或氧化锆基底的修复体，现有的软组织在塑形后可改善其美观度。然而，如果采用种植体支持的整体桥（复合桥/卫生桥），牙槽嵴的暴露位置应当远离美学区。在这种情况下，应考虑在植入种植体之前降低牙槽嵴的高度。如果不降低牙槽嵴的高度，修复体的

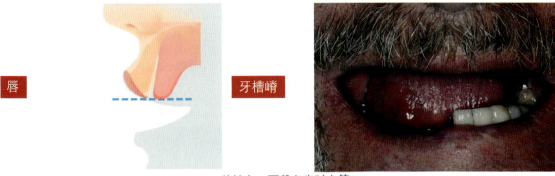

图1.11 对于无牙颌患者，让患者摘掉义齿后大笑，牙槽嵴应该无暴露。

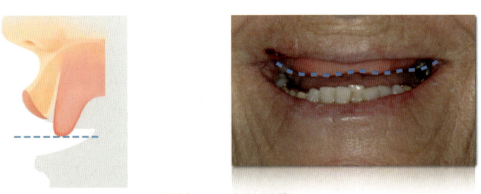

图1.12 如果牙槽嵴可见，为了隐藏转换区可能需要进行去骨，这取决于修复的类型。

转换区将被暴露，而且很难通过再治疗来改善。牙槽嵴的降低必须是在符合适应证的情况下才能进行，且应在满足临床目标的情况下尽可能少地去除骨组织。

1.5 外形和穿龈轮廓

修复体的外形必须从开始就计划好。从牙龈边缘开始，修复体的穿龈轮廓应该是直向的。这通常需要修整牙槽嵴来创造足够的空间。修复医生可利用这个空间来获得良好的机械力学、美学和易清洁度。所需开辟的修复空间可通过去骨导板传达给外科医生，并由外科医生实施手术[12]。对于无须植骨的手术方案人们有一个误解，常认为需要大量的去骨。去骨必须是有理由的，且为了满足植入种植体和制作符合生物力学原则修复体的需要，必须尽可能少地去骨[13]。

去骨的原因包括但不限于：

（1）获得充足的颊舌向骨宽度植入种植体。

（2）开辟充足的利于清洁的空间。

（3）获得充足的空间制作符合生物力学原则的修复体。

（4）开辟足够的空间，使患者可清洁修复体的组织面。

（5）隐藏转换区。

（6）改善修复体穿龈形态（图1.13和图1.14）。

1.6 转换区组织接触

在口腔修复的任何层面，临时修复都是永久修复能取得成功的关键。对于患者来说，美学和发音是很重要的。而医生需更关注生物力学、咬合和清洁的难易度。最初的复合桥的修复设计是为了形成"高架桥"样的形态，以利于口腔卫生的维护。但如今，患者们常抱怨这种修复类型存在食物存积的问题。临时修复体/即刻负重的修复体必须满足以下标准：

（1）减少食物存积：在3个月的愈合期后，应对丙烯酸树脂临时修复体进行重衬，使修复体对软组织形成压迫，形成凹形的软组织面，可容纳凸形的修复体组织面。

（2）按照上文所述进行软组织的成形，形成可清洁的外形轮廓。

（3）消除发音的障碍：T和D的发音与上颌修复体的腭面有关，可根据具体情况对

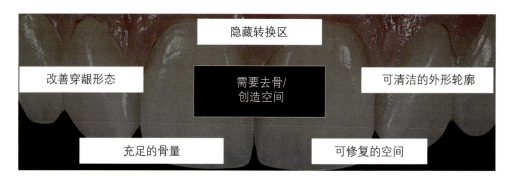

图1.13 不要随意地去骨，只有在特定条件下才能进行。

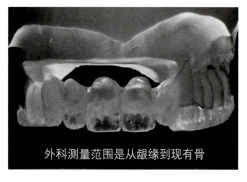 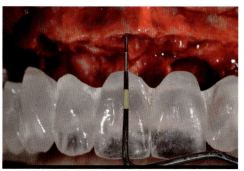

图1.14 去骨导板必须就位稳定，且包含可供外科医生测量的参照点。

此区域进行调整。S的发音是通过狭窄的气流通道形成的，在进行最终修复之前，也应在临时修复体上进行调整。

（4）与软组织的接触应是紧密的，同时可进行清洁。

（5）修复体的组织面应高度抛光。

1.7 咬合

本节讨论的是即刻负重的临时修复体的咬合。永久修复体的咬合将在后文讨论。在咬合方面尚没有文献支持任何一种咬合方案、𬌗型更优于其他，以及患者更喜好哪种咬合设计。然而，目前还没有随机对照的临床试验能够指导临床医生制订即刻负重临时修复体的咬合方案。大多数咬合设计是基于生物力学的原理，将咬合力分布在最能耐受力的区域（图1.15~图1.17）。

咬合方面的考量应包括但不限于以下方面[14-17]：

（1）种植体的分布满足良好的A-P距。

（2）最小的覆𬌗。

（3）双侧同时接触。

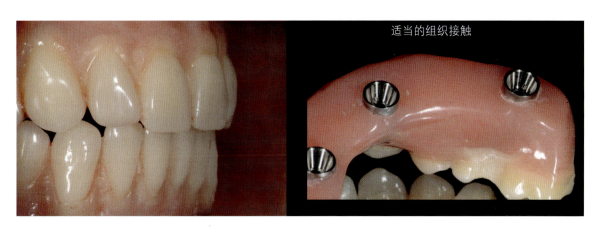

图1.15 即刻负重的临时修复体的组织面必须是凸形的、高度抛光的。

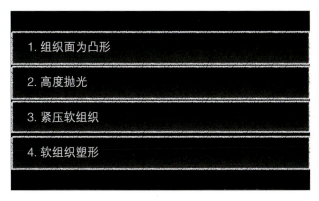 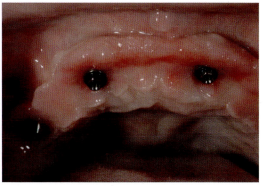

图1.16 需通过临时修复体对软组织进行塑形。在医生取模时软组织应该是凹形的，这样修复体的组织面才能是凸形的。

合理的咬合接触

（1）种植体之间良好的A-P距
（2）没有早接触
（3）侧方𬌗无干扰
（4）尖牙-尖牙的接触，后牙区Shimstock咬合纸可以抽出
（5）无游离端的螺丝固位的即刻负重树脂修复体需要获得跨牙弓的稳定性

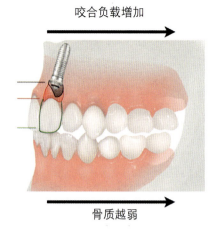

图1.17　即刻负重过渡义齿的应力分布要求。

（4）侧方𬌗无干扰。
（5）螺丝固位的树脂修复体可达到被动就位和跨牙弓的稳定，并具备足够的刚性，以免在受力时出现折断。
（6）无悬臂梁。
（7）咬合接触局限于尖牙-尖牙的范围，后牙区咬合时可抽出Shimstock咬合纸［译者注：Shimstock为Bausch（宝诗）咬合纸的类型之一，厚度为12μm］。

这种咬合设计是基于骨质和咬合力的分布规律。后牙区种植体周围的骨质是最弱的，而咬合力在后牙区最大。因此，设计的理念是保护最差骨质区的种植体不受到最大的咬合力。如果这需要在前牙腭侧形成斜坡，可用自凝树脂来完成。但如果患者是严重的Ⅱ类切牙关系，则无法进行上述设计，在这种情况下，咬合接触要均匀分布于整个牙弓。

与传统的修复方法相比，采用不植骨的手术方式获得成功的疗效更具挑战性。诊断和适当的治疗计划对取得成功至关重要。口腔种植的理念经历了重大的演变，不仅局限于设计、材料与种植体表面处理，还表现在临床和技术管理方面。临床医生只有更清晰地理解手术和修复程序，才能更好地规划种植修复方案。

2 诊断和治疗计划：外科视角
Diagnosis and Treatment Planning: A Surgical Perspective

Hooman Zarrinkelk, Saj Jivraj

引言

一直以来，无牙颌的修复治疗都是口腔医学面临的挑战之一。由于牙列缺失所造成的颌骨萎缩，有时需要复杂的移植手术进行修复重建。然而，移植手术的并发症发生率较高，相关的治疗费用也价格不菲。目前，无须植骨的微创无牙颌治疗方案引起了患者和口腔专家的广泛兴趣。不植骨无牙颌种植治疗方案的要义，即是利用患者仅存的剩余骨组织，在精确规划的特定位点上植入足够数量的种植体。从外科及外科医生的角度来看，决定治疗成功的必要条件有3个。为了满足这些必要条件，外科医生必须对本章所讨论的若干诊断因素进行评估和判断。

回溯过去50年的美国国家健康调查报告，无牙颌患者的比率已从1957—1958年的18.9%下降到2009—2012年的4.9%（NHANES：美国卫生与公共服务部）。人口增长和老龄化将部分抵消该数据持续下降的趋势。因此，据预测无牙颌患者的数量将从现在的2000多万人下降到2050年的1220万人[1]。在全球范围内，无牙颌患者的数量预计会高出更多，因此无牙颌治疗将会成为未来很长一段时间内临床医生每天面临的挑战。对于无牙颌患者而言，全口活动义齿的功能缺陷给他（她）们带来了极大的烦恼[2]。相比过去的几代人，当今的老年人在活跃度、社会融入度和生活质量的要求上都更高。然而，

H.M. Zarrinkelk, D.D.S. (✉)
Diplomate, American Board of Oral and Maxillofacial Surgeons, Chicago, IL, USA

Fellow, American College of Oral and Maxillofacial Surgeons, Washington, DC, USA

Private Practice, Ventura, CA, USA
e-mail: DrZ@VenturaOralSurgery.com

S. Jivraj, B.D.S., M.S.Ed
Herman Ostrow USC School of Dentistry, Los Angeles, CA, USA

Eastman Dental Institute, London, UK

Private Practice, Oxnard, CA, USA

S. Jivraj (ed.), *Graftless Solutions for the Edentulous Patient,* BDJ Clinician's Guides, https://doi.org/10.1007/978-3-319-65858-2_2

传统的种植修复方案需要足够的骨量，而重建牙槽骨缺损的手术治疗方法又较为复杂，这些因素无疑阻碍了医患双方对治疗目标的追求。在过去30年中，骨/软组织移植技术和材料的进步使得颌面部的组织再生成为一种成功率可期的常规治疗方案[3-6]。为重建种植位点的组织形态和轮廓，自体骨、异种骨、同种异体骨和人工合成骨已被广泛应用于上下颌骨缺损区域的硬组织增量手术。

在重度萎缩的无牙颌病例中，自体骨依然是移植材料的金标准。然而，由于现有文献中的异质性和实验设计问题，对于骨增量技术和移植材料的选择仍然十分困难[7-9]。患者个人及社会的经济负担以及与移植手术相关的疼痛和并发症也成为选择传统治疗方案的巨大障碍。此外，临床医生在治疗费用控制方面将面临更大的压力。如果存在微创、便宜且有效的手术治疗方案，临床医生必须澄清其选择创伤更大、费用更高的手术方案的理由。越来越多的证据表明，无牙颌患者可以在避免植骨的前提下，用最少4颗种植体进行全牙弓的固定义齿修复[10-12]（图2.1）。基于以上共识，我们对无牙颌不植骨种植修复的微创外科概念及修复方案产生了浓厚的兴趣，并开始搜集与学习有关的临床和学术文献。本章旨在面向口腔外科与修复医生，简要概述和介绍必要的外科诊断标准以及治疗计划的要求。

无牙颌患者的诊断与制订治疗计划，是一项复杂且极具挑战性的工作。这类患者通常年龄较大且全身状况不佳，因此在制订治疗计划之前必须先进行完整的医疗评估。

简而言之，任何有可能危及骨和软组织完全愈合的疾病，如果未得到有效控制，都应排除在种植治疗的患者群体之外。在诊断评估时，糖尿病、骨质疏松症、心脏和血管疾病都应进行重点关注，但一旦得到控制则不认为是种植治疗的绝对禁忌证[13]。目前，种植治疗最需要关注的绝对禁忌证是使用了静脉注射双膦酸盐药物或其他抗骨质吸收的疗法[14]。

临床医生对患者的口腔状况进行系统的

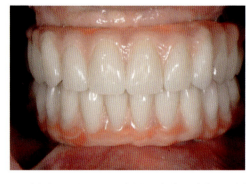 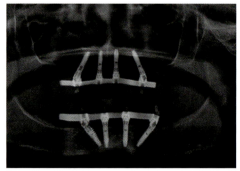

图2.1 上下颌采用不植骨无牙颌种植方案的病例，手术成功、修复体美观且功能获得重建。单颌使用4颗种植体实现即刻负重。

外科评估。最终，医生依据诊断标准，即以下3项手术必要条件做出正确的手术规划：

（1）**空间**：修复体需要足够的颌间距离。
（2）**种植体分布**：需要适宜的A-P距以支撑修复体（图2.2）。
（3）**稳定性**：种植体需保证较高的初期稳定性。

本章讨论的外科诊断标准适用于所有与全牙弓、固定金属烤瓷、复合型[15]、轮廓型[16]和固定-活动型（Marius型）[17]义齿修复治疗计划相关的患者。对于所有修复类型的病例，外科医生都必须评估下列解剖因素：

（1）三维方向上的解剖缺损范围。
（2）修复体的过渡线位置。
（3）上颌可用骨量和骨质。
（4）下牙槽神经及颏孔的解剖位置。

关于修复体的诊断标准及要点将在本系列丛书的另一本书中讨论。

天然牙缺失及随后的牙周组织吸收会造成颌面部解剖结构的缺损，这会对患者选择最佳的修复体类型产生深远的影响。一旦确认了满足患者客观条件与愿望的修复体类型，种植体的植入位点和空间就可以得到确认。因此，应首先评估组织缺损的情况，以确定种植体正确植入的位置。天然牙缺失最初只是单纯牙的缺失，而随后骨和软组织的缺失则会造成所谓的"复合型缺损"[18]。对于只有牙的缺失且支持组织吸收极少的患者，最美观的修复方案是种植体支持的金属陶瓷修复体。然而，在大多数情况下，无牙颌患者都存在不同程度的水平向和垂直向上的复合缺损。为了评估组织吸收的缺损范围，必须制作一个正确的义齿蜡型（包括正确的牙齿位置、颌间关系和咬合）。随后，将义齿蜡型翻制为丙烯酸树脂材料的透明义齿，并让患者戴入口内。在透明义齿就位的情况下，测量出以下两个距离：

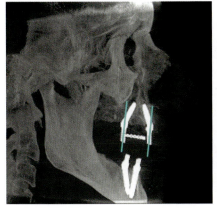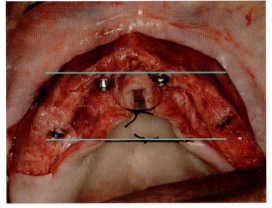

图2.2 A-P距由远中种植体的平台连线与最前端的种植体平台连线之间的距离决定。为对抗悬臂梁放大的咬合力，A-P距应尽可能加大。

（1）修复体义齿切缘与剩余牙槽嵴之间的相对距离，该测量值代表可用的修复空间（图2.3）。

（2）义齿唇面到剩余牙槽嵴根方的垂直距离，代表支撑唇部的要求。

利用以上两个测量数据，修复和外科医生可以确定患者最适合的修复体类型。修复医生根据义齿模型与剩余牙槽嵴之间的相对位置，可以在有（或没有）牙龈瓷的金属烤瓷修复体与复合式修复体之间做出适当的选择。外科医生必须清楚每一种修复体类型所需的空间，以满足最终修复体的美学和结构要求[19-20]。对于复合式修复体，单颌修复从切缘到种植体平台的空间约需15mm。保证足够的修复空间是顺利完成义齿修复的必要条件，也是外科医生不可推卸的责任。如果颌间距离不足，则需通过去骨或牙槽骨切除术来创造更大的空间。外科医生和修复医生应通力合作，根据修复体的要求确定上下颌所需去除的骨量。牙槽骨切除术的范围可通过"去骨导板"传达给外科医生。这种手术导板是一种软组织或牙支持式的丙烯酸支架，可在调整后的石膏模型上进行制作，其必须带有去骨标记（图2.4）。

严重的水平缺损会造成义齿边缘的倒凹

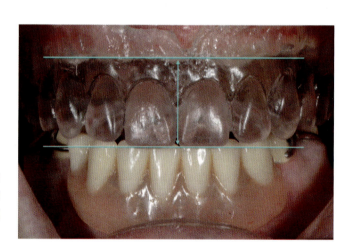

图2.3 利用透明丙烯酸树脂义齿评估可用的修复空间。注意从义齿切缘到剩余牙槽嵴顶的距离。义齿切缘与牙槽嵴之间的水平向和垂直向关系可以进行测量。

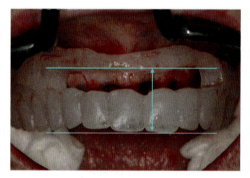 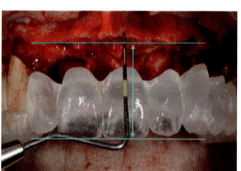

图2.4 软组织或牙支持式的去骨导板。外科医生在该导板协助下进行去骨，从而使种植体的植入平面处于计划中的牙槽嵴水平。由于导板模拟了最终的修复体切缘位置，外科医生可据此去除适当高度的牙槽骨，以确保有足够的修复空间并获得适宜的义齿唇侧轮廓。

区，既不美观也不利于患者的自洁。外科医生可根据义齿的切缘平面调整种植体植入的垂直位置，从而使义齿的唇侧曲线与牙槽嵴轮廓保持协调。此外，还必须考虑剩余的可用牙槽骨高度。如果剩余牙槽骨高度不能满足种植体对最佳植入平面的要求，则可以选择带基托的种植体支持固定-活动义齿（如Marius桥）[17]。

临床检查的下一步是对过渡线的评估。这条线是指义齿和剩余牙槽嵴（牙龈）之间的交界处。如果评估失误，则可能导致患者出现美学问题（图2.5）。该过渡线在唇部正常运动时（特别是微笑时）可能会暴露。在临床检查时，无牙颌患者的微笑往往比较僵硬，这可能导致对过渡线所在平面的估计不足。因此，对唇部的运动评估应从与患者最初交谈时开始。紧接着让患者口内佩戴义齿，在其口角自然上提到最高时测量上唇高度——从鼻下到人中点（图2.6）。随后，摘除口内义齿并让患者微笑，重新进行测量以验证上唇活动的最大高度。记录并测量在患者最大微笑时所有暴露的牙槽嵴水平面。理想情况下，无牙颌患者的最终过渡线应比最大动态笑线还要高出3~5mm。

对于微笑时暴露牙槽嵴的无牙颌患者，应基于患者的审美需求来决定是保留牙槽嵴还是行去骨术。如果患者不接受牙龈瓷或丙烯酸材料的义龈，则必须按照牙位进行种植

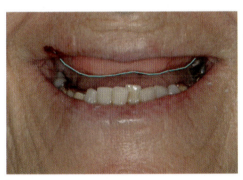
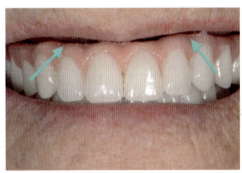

图2.5 过渡线是指复合式修复体与天然牙龈的交界处。在患者嘴唇运动及微笑时评估暴露的牙槽嵴，这对于术前设计去骨范围至关重要。术前评估的原则是让过渡线隐藏在笑线上方，否则患者的最终修复效果将出现美学问题（箭头所示）。

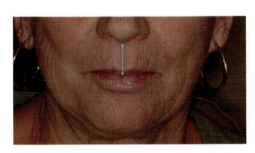
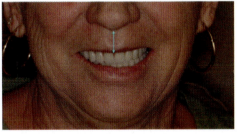

图2.6 从鼻下到人中点的测量值代表上唇的长度。该测量值在休息和活动之间的变化代表着上唇动度的大小，这一点必须在治疗计划中加以考虑。患者上唇动度较大可能需要大量地去骨来隐藏过渡线。

体的精确植入，并制作牙冠比例适宜的金属烤瓷修复体。

如果患者存在复合型缺陷且微笑时会暴露牙槽嵴，那么制作金属烤瓷修复体则可能并不适宜。对于此类患者，如果修复体没有仿真的牙龈部分，牙齿会显得过长且不美观。如果患者牙槽嵴暴露，且不接受义齿基托，则应进行牙槽骨切除术。

对于嘴唇较短或动度大的患者应格外注意。牙槽嵴的去骨量应在可见牙槽嵴测量高度的基础上增加3~5mm。在进行牙槽骨切除术的计划时，必须考虑到自上颌骨前部到上颌结节的整个牙槽骨区域。一旦确定在上颌骨或下颌骨所有区域内的牙槽嵴去骨高度，必须对患者进行影像学评估，预测去骨术后在上颌窦、鼻腔下方或下牙槽神经上方剩余的牙槽骨量。

对无牙颌患者进行系统性诊断的第三个（也是最后一个）步骤，是通过影像学检查确定可用于种植体植入的骨量。三维放射影像检查及虚拟种植规划软件的使用让术前诊断和治疗计划更为准确。为简化治疗计划的制订，Bedrossian将上颌骨划分为3个区域[18]。临床医生对上颌骨3个区域的骨量分别进行确认后，即可根据各区域骨量的具体情况制订治疗计划。上颌骨前部即尖牙之间的区域（前牙区）为1区，前磨牙区为2区，磨牙区为3区（图2.7）。

如果1区、2区和3区均有足够的骨量，则可以轴向植入最佳数量的种植体（图2.8a）。如果1区和2区的骨量充足，则可考虑将后端的倾斜种植体与前端的轴向（或倾斜）种植体结合使用（图2.8b）。最后，如果1区是唯一骨量充足的区域，则可以考虑将颧种植体或穿翼板种植体用于后端的支持，并将1区的轴向（或倾斜）种植体用于前部的支持（图2.8c）。如果上颌完全萎缩，导致上颌3个区域的骨量均不足，则可使用双侧各两颗颧种植体（共计4颗）为修复义齿提供支持（图2.8d）。之所以将种植体倾斜45°，是为了避免种植体侵犯重要的解剖结构，如上颌窦、鼻腔、颏孔。远端种植体倾斜植入的目的，是通过将种植体平台进一步移向远中，从而增加A-P距，同时避免侵犯上述解剖结构（图2.9）。由于避开了以上解剖结构，因此可以避免或尽量减少相应的骨增量手术。如果以上种植位点方案的任何组合能够同时满足种植体分布（A-P距）、初期稳定性和修复空间这3

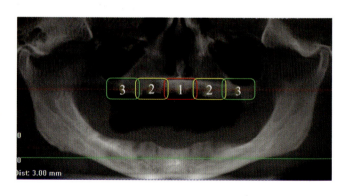

图2.7 Bedrossian描述的简化治疗计划中使用的上颌牙槽骨的3个区域。1区=前牙区（红色），2区=前磨牙区（金色），3区=磨牙区（绿色）。

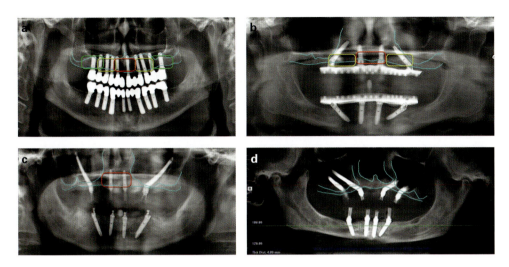

图2.8 上颌无牙颌的治疗计划可通过上颌3个区域的骨量充足与否来确定：（**a**）1区+2区+3区=轴向植入种植体。（**b**）1区+2区=前端轴向+后端的倾斜种植体植入。（**c**）1区=前端轴向植入种植体+植入颧种植体。（**d**）无任何区域=植入4颗颧种植体。

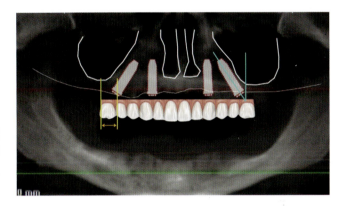

图2.9 将种植体倾斜45°（蓝色）可使种植体平台尽量移向远中，同时避免侵犯上颌窦等解剖结构。这种方案的主要优点是可以削弱义齿的悬臂梁效应（金色）。

个必要条件，则可考虑修复义齿的即刻负重。

要为每个病例选择合适的种植体，必须首先对现有的种植系统和相应的直基台或角度（修复）基台有充分的了解。Lekholm与Zarb[21]对牙槽突和基骨的吸收程度进行了分类，并提出了相关骨质的分类方法。种植体长度与直径的选择取决于牙槽骨的解剖条件和骨质密度。

在术前和术中对牙槽嵴进行全面评估，将指导种植体直径的选择。外科医生的目标应该是，使种植体周围的骨板厚度在整颗种植体的长度范围内保持至少2mm[22]。例如，如果所选用的最小种植体直径为窄平台或3.3～3.5mm（Nobel Biocare, Zurich, Switzerland），则在规划种植位点时，至少需要5～6mm的牙槽嵴宽度。当牙槽嵴宽度足够时，应优先考虑植入大直径的种植体，如此则上部结构的组成更灵活，骨/种植体之间的骨结合面积也更大。

牙槽嵴去骨将使其顶部失去皮质骨层，并在种植位点直接暴露出海绵状的骨髓腔。牙槽嵴萎缩或去骨术将使牙槽嵴的顶部更接

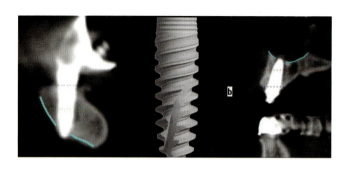

图2.10 种植体的初期稳定性对骨结合和治疗的成功至关重要。植入后的初期稳定性取决于种植体的设计以及与骨组织接触的紧密程度,为此应尽可能让种植体与下颌骨下缘、鼻底、梨状孔边缘等骨密度较高的区域发生接触。

近梨状孔边缘密质骨板的汇合处。远端倾斜种植体的位点选择应使最终修复体的悬臂梁最小化。在选择种植体长度时,应充分利用密质骨区域(如下颌骨下缘、鼻底、梨状孔边缘)确保其初期稳定性[23],同时将种植体的平台置于尽可能远中的位置(图2.10)。例如,上颌后端倾斜种植体的长度,应至少足以从前磨牙区域延伸到梨状孔边缘处;而在下颌骨,远端种植体的肩台需位于颏孔上方,保持倾斜角度以避免侵犯下牙槽神经前袢,同时与致密的下颌下缘皮质骨相接触。

关于无牙颌种植体数量的讨论超出了本章的范围,这也并非治疗成功的绝对标准。每名患者的最佳种植体数量取决于全身健康状况、骨质类型、所用种植体的类型和规格、计划中的修复体类型及植入种植体的生物力学性能等一系列因素[24]。

早在1977年,Per-Ingvar Brånemark教授就提出,在牙列缺失的上下颌骨中以适当的A-P距进行4颗种植体的定位和植入,可以成功重建患者的口腔功能并防止进一步的骨流失[25]。如今,越来越多的证据表明,严格遵循所有讨论过的生物学和生物力学原理,利用患者剩余骨量采用轴向或倾斜植入的种植外科方案,并同时配合即刻负重的修复方案,可以为无牙颌患者提供一个可行的长期治疗方案[26-29]。

引导手术：治疗计划与技术
Guided Surgery: Treatment Planning and Technique

Mike A. Pikos, Saj Jivraj

引言

使用牙种植体进行义齿修复需要精准的植入，以实现美观、功能和便于卫生维护。引导手术在多颗种植体的设计和植入方面具有显著优势。使用计算机断层扫描结合快速立体成型导板可以使外科医生在最短的时间内准确地植入种植体。本章的目的是阐述无牙颌种植修复使用引导手术时所需的诊断性外科考量。

使用可摘义齿的患者生活质量仅略有改善，而接受种植治疗的患者却会有显著的功能改善。大多数全口义齿患者都会抱怨疼痛、局部不适、义齿不稳定和咀嚼困难。当存在严重的骨吸收时，还会出现义齿缺乏固位力的状况[1]。

今天，只要符合适应证，无牙颌患者可以选择在单个牙弓植入4～6颗种植体，从而完成全颌修复。这种方案的巨大优势是减少了所需种植体的数量，同时避免了复杂的植骨手术。这种修复方式不仅能满足美学和功能需求，还明显降低了患者的治疗费用。随着患者接受度的提高，治疗的病例数也在增加。

终末期牙列患者往往会寻求包括全牙弓种植固定修复在内的治疗方案。从修复和美学的角度来看，这些患者的牙齿处于非常不利的位置。后牙缺失的患者通常被诊断为缺乏后牙支持。符合这种诊断的患者，剩余牙经常会倾斜和过度伸长。这两种情况可能是生理性或病理性的，并且与齿槽代偿相伴。齿槽代偿是指牙齿周围组织通过补偿性变化来维持与对颌牙列的咬合接触。这些变化导

M.A. Pikos, D.D.S. (✉)
Private Practice, Palm Harbor, FL, USA
e-mail: mapikos@gmail.com

S. Jivraj, B.D.S., MS.Ed.
Herman Ostrow USC School of Dentistry, Los Angeles, CA, USA

Eastmann Dental Institute, London, UK

Private Practice, Oxnard, CA, USA

S. Jivraj (ed.), *Graftless Solutions for the Edentulous Patient*, BDJ Clinician's Guides, https://doi.org/10.1007/978-3-319-65858-2_3

致的一个明显后果就是修复空间常常不足。充足的修复空间至关重要，而空间的需求量由治疗计划的修复体类型决定。

口腔种植治疗的最终目标是为患者提供美观和功能良好的修复体。使用不植骨方案的种植修复，需要精准地植入种植体，才能避免在修复过程中发生并发症。制订数字化治疗方案和CAD/CAM技术彻底革新了终末期牙列患者的修复方式。患者不仅能获得可预期的美学、功能和便于卫生维护的最终修复效果，而且还有望在术后即刻戴入临时修复体[2]。

终末期牙列患者的修复治疗非常具有挑战性。治疗计划通常包括拔除不可保留的牙齿，进行牙槽突切除术以创造修复空间和植入种植体。然后，通过临时修复体进行即刻修复，最终为患者提供永久的固定修复体[3]。

去骨或创造修复空间必须遵循特定的原则，不可冒险而为。临床医生有责任以最小的去骨量来达到预期的治疗效果。

去骨的基本原则包括但不限于：

（1）隐藏过渡区。
（2）改善修复体的穿龈轮廓。
（3）确保有足够的剩余骨量来植入种植体。
（4）创造清洁轮廓。
（5）提供足够的修复空间。

去骨或创造修复空间必须非常精确。任何去骨导板必须符合下列标准：

（1）必须稳定。
（2）必须简单可控。

（3）必须有供外科医生测量的参考点。

使用传统技术不能精确地去骨。随着CAD/CAM技术的不断发展，现在可以获得更加可预期的治疗效果。

有不同类型的导板可供选择：

（1）牙支持式。
（2）黏膜支持式——这类导板的缺点是缺乏稳定性。
（3）骨支持式——用固位钉来稳定导板[4]。

除了适当地去骨之外，进行以修复为导向的种植，将种植体植入到理想的位置，也是必不可少的[5]。

由于牙槽嵴的几何形状、骨质、骨量，以及缺乏解剖参考标志，无牙颌患者的治疗非常具有挑战性。这也使得在理想位置植入种植体变得非常困难。

在进行多牙种植时，计算机辅助的方法具有显著优势。治疗理念包括使用CT扫描来收集诊断信息。使用CT扫描数据来进行虚拟手术模拟。临床医生能够评估牙槽骨的形态和体积，帮助选择合适的种植体。在完成虚拟治疗计划后，生成手术导板，然后在最理想位置植入种植体。

3.1 诊断步骤

从口腔修复学的角度来看，需要考虑7个诊断因素：

（1）切缘位置。
（2）修复空间。
（3）唇部支撑。
（4）笑线和嘴唇长度。
（5）外形和穿龈轮廓。
（6）软组织接触。
（7）咬合。

这些已经在前面的章节中讨论过。

一套完整的修复和外科的工作流程是必备的。针对无牙颌患者的数字化记录包括但不限于：

（1）临床数码照片用于沟通患者的面部解剖形态，因为它与现有的牙列、咬合、牙弓位置和牙齿颜色有关。可用于生成与面型有关的治疗计划和数字面弓。
（2）在牙尖交错位时使用聚乙烯硅氧烷材料做咬合记录。
（3）用口内扫描仪制取全牙弓光学印模或用PVS材料取硅橡胶印模。
（4）患者戴咬合记录拍CBCT。
（5）CBCT（DICOM格式）和照片（STL格式）与电子表格一起上传到技工间。

3.2 工作流程

3.2.1 数据记录

开始一个全程引导的种植修复方案需要5个记录项目。第一，获得临床数码照片用于沟通患者的面部解剖形态，因为它涉及现有的牙列、咬合、牙弓位置和牙齿颜色。这些照片还用于生成与面型有关的治疗计划和数字面弓。第二，使用印模材料（Blu-Mousse®，Parkell Inc.，www.parkell.com）获得患者牙尖交错位的咬合记录。第三，通过口内扫描仪或使用PVS材料来取得全牙弓的印模。第四，患者佩戴咬合记录进行CBCT扫描。第五，在线完成数字化加工单。此时，CBCT数据和临床照片通过在线表格中的链接上传到技工间[6]。

3.2.2 患者特异性解剖重建和图像融合（PSARIF）

在整形和重建手术中使用功能强大的软件工具，使得口腔专业人员能够在三维环境中创建面部导向的治疗计划与引导手术。

使用口内扫描仪，或者使用传统PVS印模获得石膏模型，再用模型扫描仪将其数字化，获得患者独特的牙齿和软组织解剖结构。

随后将该数字三维数据集与CBCT扫描获得的下方三维骨骼结构融合配准，就形成了患者完整的、特异性的、包含了硬组织和生物力学关系的三维数据，从而为精确的三维设计奠定基础。

3.2.3 软件驱动的跨学科虚拟设计

基于在初诊时拍摄的数码临床照片，整合的患者三维数据集可用于制订修复和手术计划。接着召开一个包括修复医生、外科医生和口腔技师在内的跨学科团队网络会议，全面讨论治疗计划。在本次会议之前，外科医生已经进行过全面的临床和基于CBCT的序列数字化诊断评估。面部驱动的治疗原则包括但不限于：①面中线和牙中线；②𬌗平面；③咬合垂直距离；④应力因素；⑤悬臂梁因素；⑥A-P距；⑦骨量和骨密度；⑧种植体与基台的选择和放置；⑨螺丝孔的位置；⑩修复体就位道；⑪去骨量；⑫对临时修复体与最终修复体材料的讨论和虚拟实施。然后，根据患者特异性数字化治疗计划来订购种植体、基台和所有其他相关配件（图3.1）[7]。

3.2.4 制造：配件的切削和快速打印

设计环节完成后，最终的数据集将被传输到采用加法原理（打印）和减法原理（切削）的制造设备。临时修复体由整块聚甲基丙烯酸甲酯（PMMA）材料切削而成，而加强支架则由医用级钛研磨而成。所有配件均在技工间进行加工、检验与组装，并进行最终的试配、抛光和人工检查[8]。

3.2.5 技工间验证

所有完成的构件、零件和修复体均要根据手术报告进行质量控制，并由质量控制团队使用nSequence® Guided Prosthetics™公司开发的干燥模型手术技术进行验证，以确保每个种植位点的种植窝洞预备过程均符合术前计划而无偏差。进行干燥模型手术验证后，确定手术计划书（图3.2）。这些步骤能够验证，实际手术和修复流程的预期结果是否同术前数字化软件的设计相符。此过程旨在排除流程中的所有不确定因素。

3.2.6 手术和植入

手术从验证原始咬合记录开始。在患者局部麻醉之前，用一个透明咬合板来确认咬合位置。一旦确认了初始咬合，就开始翻瓣，使牙齿和骨骼暴露于去骨导板边缘之外，这个边缘在虚拟设计时就确定了。拔除牙齿，用固位钉将适合的nSequence®去骨导板固定到位（图3.3）。在固位钉固定之前，通过原始咬合记录和对颌牙来确认去骨导板的准确位置。

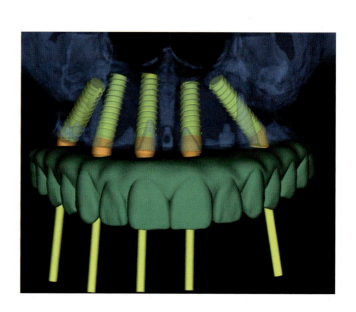

图3.1 虚拟修复和种植计划。

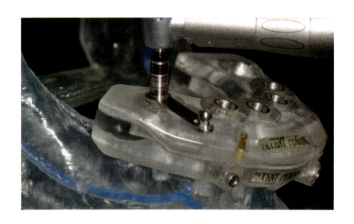

图3.2　在干燥模型上进行手术验证。

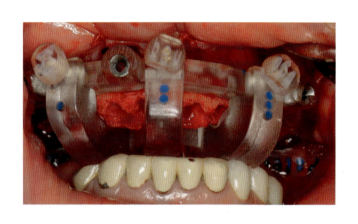

图3.3　去骨导板就位。

移除引导物,将牙槽骨修整到去骨导板指示的水平。牙槽骨修整完毕,就可以进行种植体植入。用固位钉将手术导板固定到去骨导板上,接下来遵循适当的手术钻孔顺序,完成种植窝预备。

然后,将种植体安装在导板手术专用携带器上,让种植体按照既定的轴向、深度和旋转方向穿过导板,植入种植窝。取下导板手术专用携带器和手术导板,安装穿龈的复合基台以及预切削的临时基台套筒。

这些复合基台要根据数字化设计和临床评估预先选择高度与角度。在安装好复合基台后,将临时修复体复位,以验证复合基台的正确位置和角度,确保没有干扰。临时基台套筒也要预先调磨成正确的水平尺寸,以便与临时修复体完美配合。

将硅胶垫片放在去骨导板上,使修复体处于正确的垂直距离和正中关系,并维持预定的组织高度。这样可以代替橡皮障,防止材料进入倒凹并锁结修复体。

将长期临时修复体(LTP)涂上一层薄薄的凡士林,放置在临时基台套筒上,用透明的咬合记录硅橡胶将其固定在正确的咬合位置。让患者按照咬合记录咬紧,将流动的树脂材料从唇颊侧的孔中注入义齿间隙(图3.4),将修复体和临时基台套筒连接(图3.5)。然后,将树脂光固化。由于术前精确的种植设计,完成的临时修复体几乎不需要

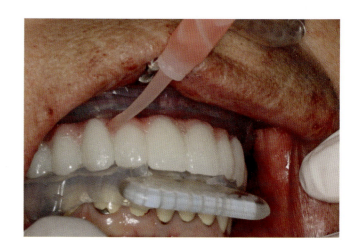

图3.4 将上颌PMMA桥固定到临时套筒上。

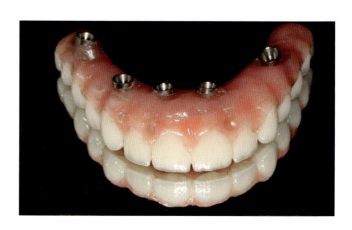

图3.5 被衬入PMMA桥中的临时套筒。

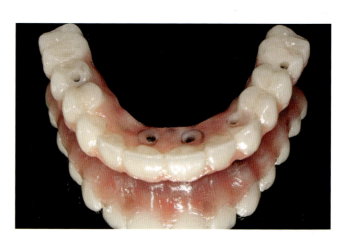

图3.6 最终的PMMA临时桥（𝑎面观）。

调改。将临时修复体从复合基台上取下，在口外用树脂材料进行组织面塑形（图3.6）。最后用4-0的薇乔线关闭创口。由于完善的术前计划和导板的准确性，外科步骤需要的时间很少[9-10]。

3.2.7 制取透明复制物

下一步是用透明材料复制长期临时修

复体，择期用第2套临时基台套筒重复提取过程。复制透明临时修复体的目的在于记录复合基台的位置，维持患者的垂直距离和正中关系，并转移临时修复体的美学和正畸位置。复制透明的临时修复体可以减少患者的就诊次数，免除了后续制取开窗基台水平印模、确定咬合关系、制作蜡堤、试蜡牙这些步骤，让这些步骤所需的操作在植入手术和即刻修复当天就能完成。

使用复制的透明的临时修复体在口内重衬第2套调磨的临时基台套筒后，装上复合基台替代体，口腔技师就能灌注一副带有新的软组织信息的复合基台水平工作模型，并使用相同的咬合记录，将复制的、透明的临时修复体上𬌗架，获得初始的咬合关系。这样口腔技师就可以开始制作最终义齿了，或者至少可以切削最终的钛支架，准备口内试戴蜡型了。

3.2.8 咬合管理

即刻种植和临时修复有可能导致种植体过早负重，影响骨结合。长期临时修复体（LTP）的咬合接触要根据对颌牙弓进行调整，获得正中咬合时的双侧平衡接触，以及非正中运动时的组牙功能接触，以便将咬合力均匀分布。

3.2.9 使用人工牙和切削钛支架进行最终修复体蜡型试戴

在第1阶段复制透明的临时修复体，能免除传统方案的基台水平印模步骤。所以，在即刻修复完成时，就能够检查并记录义齿最终的适合性、功能、语音、美学和组织轮廓。

3.2.10 最终修复体戴入

最终修复体在此次就诊时戴入。根据临床医生的偏好，可以采用切削氧化锆、切削钛支架+树脂义齿、其他的材料与修复体形式[11]。

3.3 临床病例

下面这个临床病例能充分说明上面所阐述的数字化引导下全牙弓即刻负重种植治疗的模式。一名59岁的女性患者因上下颌余留牙状况不佳，使她对牙齿的美学和功能都非常不满意。

临床检查和基于CBCT的数字化序列诊断评估表明，剩余牙齿都患有中度到重度的牙周病（图3.7和图3.8）。临床评估包括上唇长度与支撑、咬合、修复空间以及发音的信息。患者是高笑线，从而需要去骨，以提供适当的修复空间。为患者设计了不需要植骨的治疗方案，包括上下颌的全牙弓即刻负重，所有这些都通过全程种植引导手术在一次就诊中完成上了下颌即刻种植和戴入预成的、钛杆加强的、由整块PMMA材料切削的临时修复体。

收集该患者的诊断资料，包括临床数码照片、全牙列印模和咬合记录，以及戴咬合记录进行CBCT扫描。使用电子表格将DICOM数据集和临床照片上传到技工间。在技工间中，将患者的三维数据集与CBCT扫描获得的三维骨骼结构进行融合配准，形成完整的患者个体三维数据集。这是通过融合数字化印模、咬合、临床照片，以及CBCT扫描获得的

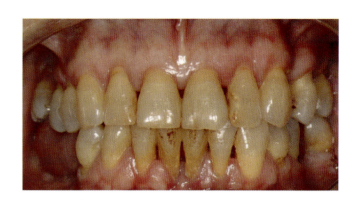

图3.7 术前牙列的临床照片。

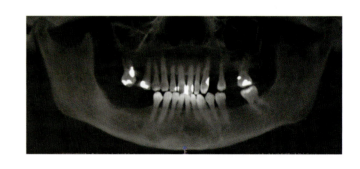

图3.8 全景片。

骨骼信息来实现的,形成了完整的硬组织、软组织和生物力学关系的数据集。

融合数据集是虚拟在线跨学科会议的基础,参与者包括外科医生、修复医生和口腔技师。虚拟工作程序是基于所有整合的数字与临床数据(图3.9~图3.14),并确保相应的医生和口腔技师能进行团队协作。然后,所有团队成员开始制订治疗计划,包括最佳种植体尺寸、位置和角度,以及种植体支持的、钛杆加强的上下颌PMMA即刻修复体,它

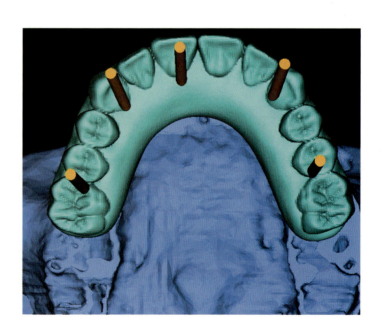

图3.9 虚拟上颌治疗计划(殆面观)。

3 引导手术：治疗计划与技术　29

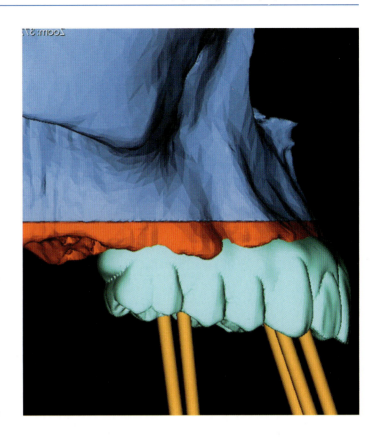

图3.10　虚拟上颌治疗计划（矢状面观）。

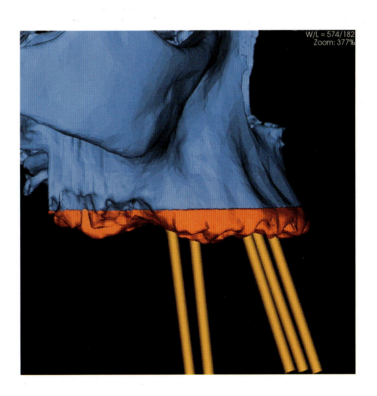

图3.11　虚拟上颌治疗计划（矢状面观）。

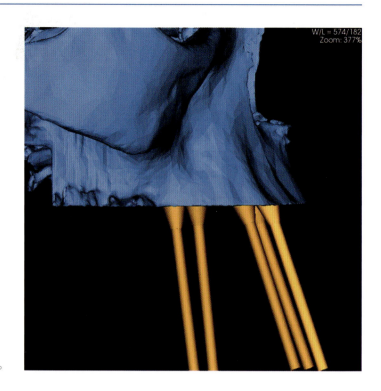

图3.12 虚拟上颌治疗计划（矢状面观）。

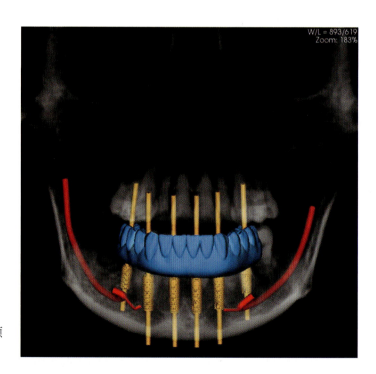

图3.13 虚拟下颌治疗计划，拟植入6颗种植体。

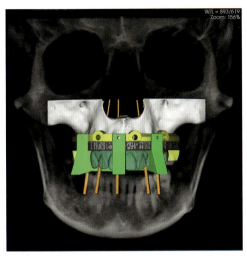 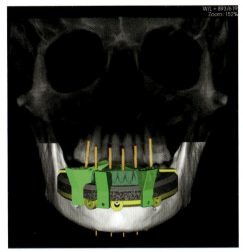

图3.14 完成后的虚拟上下颌治疗计划。

将在最终固定修复体完成前使用5~6个月。上颌采用翻瓣手术,去骨后植入5颗种植体;下颌采用翻瓣手术,去骨后植入6颗种植体。让患者就诊进行最终方案的解释说明,签署知情同意书、开药和预约手术日期。

按计划进行手术。患者用静脉注射药物进行适当镇静,并在上下牙弓中进行局部麻醉。先做上颌手术;翻全厚瓣,暴露牙槽嵴的颊侧和腭侧,并且微创拔除剩余的牙齿。然后,放置、定位并固定去骨导板(图3.15),进行适当的牙槽嵴切除术后(图3.16),在去骨导板上就位手术导板(图3.17);在导板引导下将5颗Nobel Active种植体(Nobel Biocare诺保科,www.nobelbiocare.com)植入到上颌预定位置;5颗种植体的植入扭矩为35~50Ncm。移除手术导板和种植体携带器后(图3.18),连接预先选定的复合基台,并旋紧到制造商建议的扭矩(图3.19)。

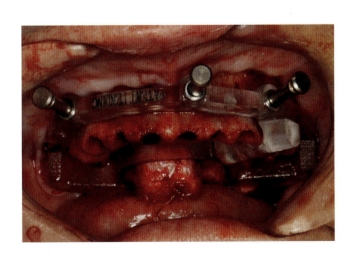

图3.15 上颌去骨导板就位。

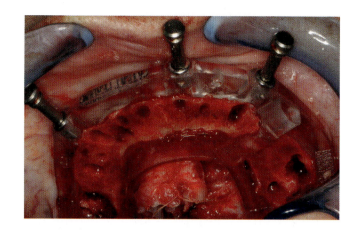

图3.16 完成上颌去骨。

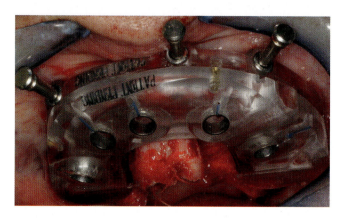

图3.17 将上颌手术导板固定在去骨导板上。

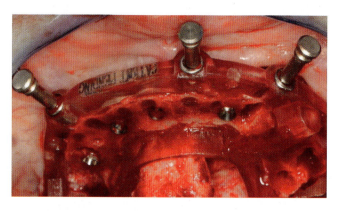

图3.18 上颌植入5颗种植体。

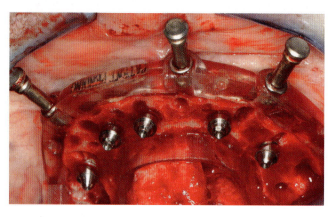

图3.19 复合基台就位。

拍根尖片确认所有基台完全就位。然后，将预调磨的临时基台套筒和复合基台连接，暂时封闭螺丝孔。将预制的，钛杆加强的PMMA临时桥就位在临时基台套筒上，隔以硅胶垫片。用咬合定位记录来引导临时桥精确就位后；通过预先钻孔的颊侧边缘，注入可流动的树脂材料，使临时桥和临时基台套筒连接（图3.20）。拧松螺丝，卸下临时桥，清洁，在口外塑形组织面，用4-0薇乔线完成软组织缝合。然后，戴入上颌临时桥，旋紧螺丝，用咬合记录确认与下颌牙列的正确咬合关系。

翻起下颌颊舌侧全厚瓣，拔除剩余牙齿。使用咬合定位记录和上颌临时桥引导下颌去骨导板就位（图3.21），用固位钉固定。然后，进行适当的牙槽嵴切除术（图3.22），之后将手术导板固定在去骨导板上（图3.23）。使用全程引导程序和适当的钻孔顺序，将计划中的下颌6颗Nobel Active种植体植入。6颗种植体的植入扭矩为35～70Ncm（图3.24）。接下来，移除手术导板和携带器，连接预定的复合基台，拍摄根尖片以验证基台是否完全就位。安装临时基台套筒，在硅胶垫片的保护下，戴入涂有凡士林的PMMA临时桥（图3.25）。通过预先钻孔的颊侧边缘注入流动的树脂材料进行连接。取下临时

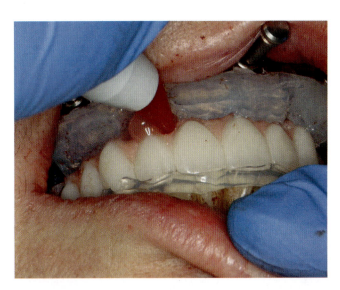

图3.20 用流动的树脂材料重衬上颌修复体。

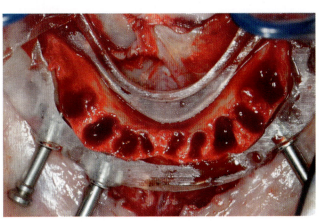

图3.21 下颌去骨导板就位。

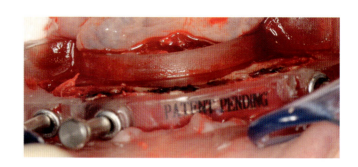

图3.22 完成下颌去骨术。

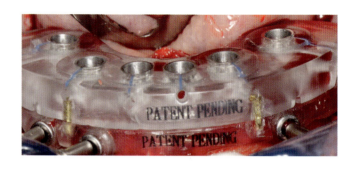

图3.23 将下颌手术导板固定在去骨导板上。

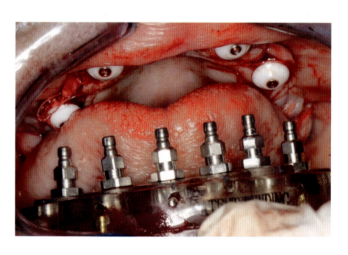

图3.24 下颌植入6颗种植体。

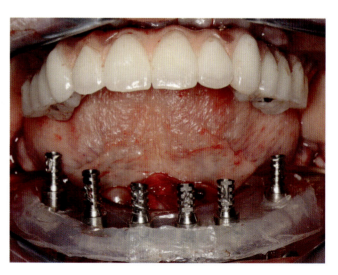

图3.25 硅胶垫片就位,不接触临时基台套筒。

桥，清洁并用树脂材料进行组织面塑形。使用4-0薇乔线完成软组织缝合。接下来，将临时桥戴入（图3.26），进行少量咬合调整（图3.27）。患者在术后1周、2周、1个月、4个月复诊，进行咬合调整和支持护理，直至最终修复阶段。

术后5个月开始最终修复，软硬组织完全愈合并稳定。治疗程序的原则旨在最大限度地减少就诊时间和次数，并最大限度地提高临时修复的准确性。只需3次就诊就能安装最终修复体，上颌采用全氧化锆螺丝固定桥（Prettau® Bridge，Prettau Lab，www.prettaulab.com），下颌采用研磨钛支架+人工牙的螺丝固定桥（图3.28和图3.29）。

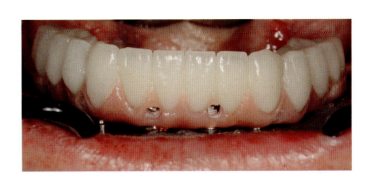

图3.26 下颌临时修复体就位后。

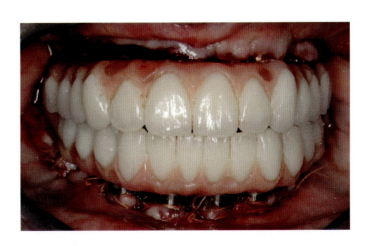

图3.27 完成上下颌临时修复体。

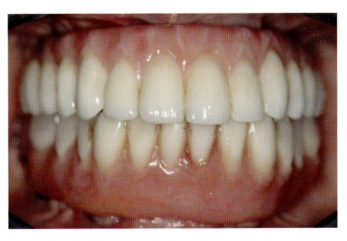

图3.28 最终的上颌氧化锆和下颌丙烯酸复合式修复体。

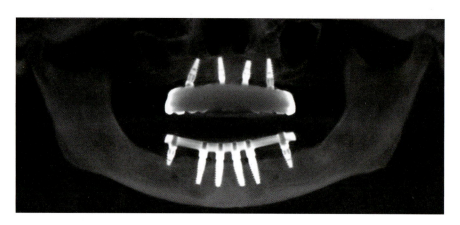

图3.29 修复完成的CBCT。

结论

目前的技术仍存在一些局限性和值得进一步探究的问题。使用CBCT，通过交互式设计的种植软件，以及去骨导板和种植导板，能够显著增加种植体的植入精度，以及预成临时修复体的修复精度。

需要强调的是，从业者必须首先熟悉传统的外科手术和修复技术，然后再去学习引导手术的理念。科技的进步给我们提供了提高医疗服务效率的工具；但是，高科技并不能取代充分的诊断和治疗计划。患者的选择非常重要，关注细节也非常重要，这样才能保证稳定而可靠的治疗效果。

全颌重建中外科手术及修复的整合数字化流程：叙述性综述

Comprehensive Integrated Digital Workflow to Guide Surgery and Prosthetics for Full-Arch Rehabilitation: A Narrative Review

Alessandro Pozzi, Lorenzi Arcuri, Peter Moy

引言

当前，患者对种植修复的最终期望不仅是替代缺失牙和改善功能，而且希望修复体看起来尽可能自然[1]。

以修复为导向的诊断和治疗是实现最佳种植位点并获得理想修复重建的必要条件[2-3]。

全口以及较大范围的种植修复重建必须参照面部的组成结构，以获得良好的功能和美学效果。

通过对患者面部结构进行分析，包括所有与患者笑容相关的解剖标志（如嘴唇、脸颊、牙龈结构和牙齿），才能成功地恢复患者的面部及笑容[4-8]。

本章旨在提出一个系统的方法以指导无牙颌患者的手术和修复。

4.1 前言

对于严重牙周病导致余留牙无法保留的终末期牙列[9]或者无牙颌的情况，面部软组织特征难以呈现在最终修复模型上，能否恢复其美观和功能成为口腔医生面临的问题[5]。

通常使用的二维诊断工具在描述患者面部三维（3D）结构时存在不足。在数字化工作流程中，将面部软组织解剖标志转移到设计软件生成的虚拟模型上仍然存在问题。

数字化技术的发展使基于三维的骨骼、面部和牙齿影像来构建虚拟患者模型成为可能，三维成像与对不同数据源（DICOM和STL格式）的拟合技术可用于患者的虚拟重建，通过对面部骨骼、软组织和/或牙齿的数据叠加，就可以在静态条件下创建一个虚拟患者。

随着患者对牙齿美观要求的日益提高，口腔医生必须更加熟悉先前相对独立的正畸学、牙周病学、口腔修复学和颌面外科学等学科，以便能够采用一套系统的方法，基于合理的、多学科的模式来进行口颌系统的美学评估[6]。

4.2 数字化检查：数据采集与融合

当前对微创种植和即刻过渡修复的关注度在不断升高，这也促进了许多三维设计软件的开发与研究[10-15]。口腔种植的数字化流程始于获取临床资料、照相、CBCT扫描和牙列的口内光学扫描（IOS）或研究模型的口外光学扫描（EOS）。

种植位点的特征及邻近解剖结构的立体可视化，有助于临床医生更深入地分析外科、修复和美学方面治疗时的要求，完善临床决策，提升整体种植治疗的可预测性[16]。

此外，新的技术进步明显优化了数据采集，对骨组织及相关解剖结构包括骨密度等的描绘更加逼真，可在虚拟设计阶段预测种植体（植入后）的稳定性[17]。

4.2.1 双扫描技术

利用基准点匹配的双扫描技术，可以实现颅面模型与设计的修复体的整合。该方法需要制作一副丙烯酸树脂放射导板，该放射导板是根据患者已有的、具有良好适合性及美学效果的义齿翻制而成的。

在舌侧和腭侧基板上放置6~8个φ1.5mm的阻射标记物，如牙胶（Hygenic Temporary Dental Stopping；Coltène/Whaledent, Cuyahoga Falls, OH, USA）。

根据患者的正中关系和咬合垂直距离，制作硬质聚乙烯硅氧烷咬合记录（Exabite Ⅱ NDS, GC America, Alsip, IL, USA）。该咬合记录确保CBCT扫描过程中放射导板与对颌牙列的稳定咬合（图4.1~图4.3）。

分别进行两次扫描：一次是患者戴着放射导板和硅橡胶咬合记录进行扫描；另一次是单独扫描放射导板，应使用不同的曝光参数对放射导板进行扫描，以便在软件设计时实现三维可视化。

将导板扫描数据导入设计软件，显示出牙齿位置，并将放射导板图像与患者CBCT扫描的硬组织解剖图像进行重叠。

由于在这两组扫描图像中都能看到阻射标记点，因此可以将其配准，进而将修复体定位在骨骼结构（上下颌牙弓）中合适的位置[11,18]。

利用基准点（如牙胶）匹配的双扫描技术也可能存在误差。如果放射标记点的匹配不准确，会导致义齿扫描图像与牙弓相对的定位错误[19]。Pettersson等[20]学者注意到，某

4 全颌重建中外科手术及修复的整合数字化流程：叙述性综述 39

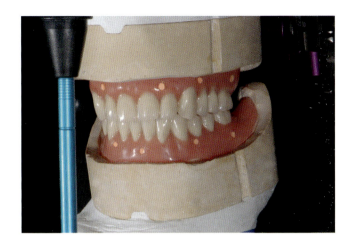

图4.1 带有阻射标记点的放射导板。

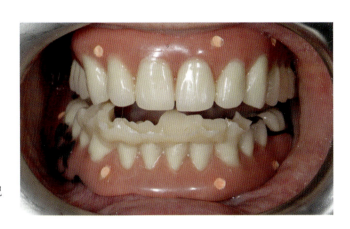

图4.2 在口内带有硬质聚乙烯硅氧烷咬合记录的放射导板。

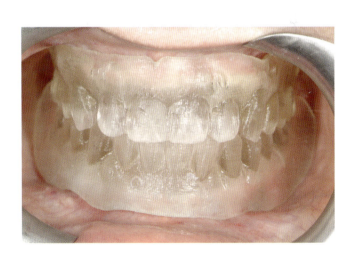

图4.3 透明的复制义齿。

些设计软件会在有运动伪影的情况下,对牙胶标记点自动进行拟合而不会出现任何错误提示。因此,要对每一次双扫描程序进行检查,以确保配准过程的准确性,实现最佳的数字化信息解读,最大限度地减少误差。

4.2.2 整合数字化流程

提倡使用将CT/CBCT数据(DICOM)与高分辨率光学扫描仪扫描获得的软组织及牙冠形态数据相结合的新技术。DICOM和光学表面扫描文件(STL)的整合,要求至少识别3颗牙或颌骨中的3个点,以便在两套数据之间进行精准匹配(图4.4和图4.5),而这两套数据文件需要共同的标志,这也是无牙颌患者应用整合数字化流程的主要缺点。

Ritter等学者[21]对16名患者进行了1792次测量,评估了这一新研发的数字化流程的准确性。所有数据均匹配成功,CBCT和表面光学扫描数据的平均偏差为0.03(±0.33)~0.14(±0.18)mm。

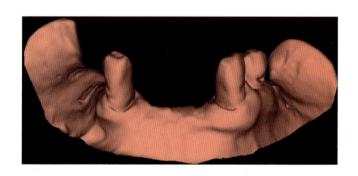

图4.4 经口内扫描获取的图像。

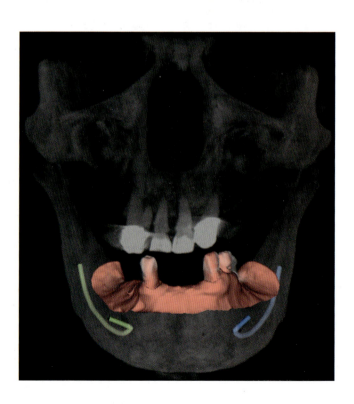

图4.5 三维CBCT与口内扫描图像的叠加。

根据该研究的结果，他们得出结论：三维表面数据和CBCT数据的匹配是可靠的，能够满足种植设计的精确度。

因此，与骨支持和黏膜支持的外科导板相比，应用数字化技术制作的牙支持式外科导板具有更高的准确性，可以减少虚拟设计与实际种植体植入位置之间的三维差异[14, 22–24]。

最近推出的三维设计软件（NobelClinician，Nobel Biocare诺保科，Kloten，Switzerland）通过采用一种专利算法（SmartFusion™，Nobel Biocare诺保科），能够自动将患者CT/CBCT的DICOM数据与高分辨率口内（IOS）和/或口外（EOS）光学表面扫描（佩戴或者不佩戴缺牙区蜡型）的STL数据进行重叠。

这样就将患者牙列的扫描图像与其颅面（硬组织）模型相整合，创建更为精确的包含软硬组织解剖结构的三维模型[25–26]。

从技术层面而言，通过至少3个对应的表面标记点就可以将患者CT/CBCT扫描获取的解剖结构与数字化高分辨率光学扫描获取的解剖结构相匹配，这种自动匹配的精度较手动图像分割法要精确一个数量级（低于1个体素大小）（内部数据，Nobel Biocare诺保科）。

流程优化的额外优势源于使用口内光学扫描仪可以获取余留牙列及软组织结构的表面信息。通过交互叠加技术及使用设计软件，将口内扫描和CBCT图像结合起来，几乎可完整呈现软组织与硬组织的三维结构与形貌。

利用设计软件中的虚拟数据库，可以选择适当的牙齿形态，从而可以进一步简化数字化设计，也就是通过虚拟的数字化蜡型来直观展现理想修复体的形貌。虚拟诊断蜡型可以在患者数字化模型的STL文件上显示出来，有助于种植手术的数字化设计（图4.6）。然而，尽管从功能和美学角度来看，牙列被设计在正确的解剖位置，但要获取患者面部的三维模型却仍具有挑战性。

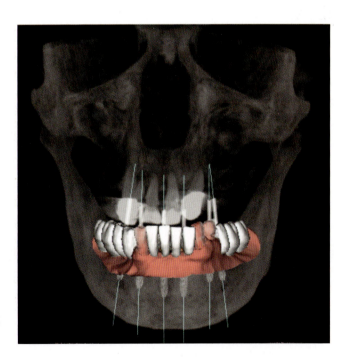

图4.6 虚拟诊断蜡型，辅助数字化手术方案设计。

4.2.3 笑容扫描

为了减少三维数据集的数量，简化出更全面的、经面部引导的、用于种植体支持的跨牙弓修复体的数字化治疗计划，作者开始研究在患者面带开心笑容时进行CBCT扫描的可能性。

作者将此方案命名为"笑容扫描"，即在不发声的情况下，通过收缩嘴两端的肌肉（口轮匝肌）而展现出的面部表情，会显露出前部牙齿。

在进行扫描之前，需将下列信息告知患者。所有患者均使用高速CBCT设备（Scanora 3Dx, Soredex, Tuusula, Finland），其参数为FOV（高140mm，宽100mm），高分辨率（体素尺寸0.25mm），90kV，10mA，扫描时间18秒，扫描有效暴露时间为6秒。

采用头部定位装置将患者的头部正确固定在CBCT扫描椅上。不要使用颏托和支架，以避免在展现笑容时对肌肉运动产生的任何限制（图4.7）。

采用CBCT进行笑容扫描时，医生可以只用一个数据集导入患者面部三维解剖结构相关的所有信息。

余留牙在笑容时保持接触，以记录患者现有的咬合情况，包括面部上、中、下1/3的关系、中线、大笑时嘴唇的位置与设计，以及口外及口内的总体骨组织解剖结构和余留牙列。

当患者为半口或全口无牙颌时，可佩戴修复体进行扫描。此时通过笑容扫描，医生可在软件中直观地观察患者在展现笑容时嘴唇、脸颊和佩戴的修复体之间的关系，进而正确评估美学区。

如果患者为终末期牙列（上下颌均至少有3颗余留牙，以便为DICOM和STL数据集数字化配准提供适当数量的标志物），应用CBCT进行笑容扫描时，口内不能佩戴可摘义齿（图4.8～图4.10）。

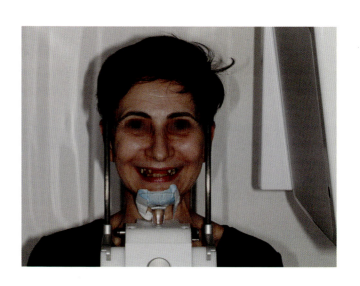

图4.7 笑容扫描时患者的体位。

4　全颌重建中外科手术及修复的整合数字化流程：叙述性综述　43

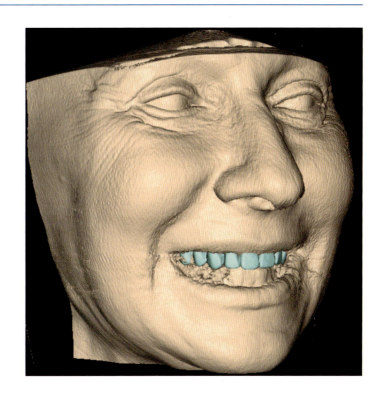

图4.8　笑容扫描后叠加软组织。

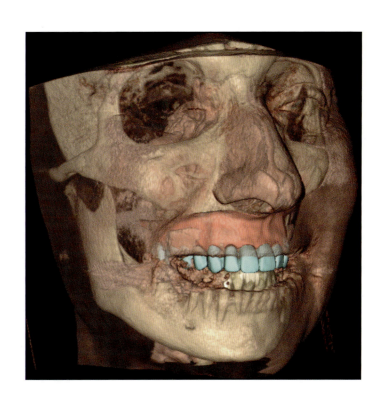

图4.9　笑容扫描显示的骨性标志。

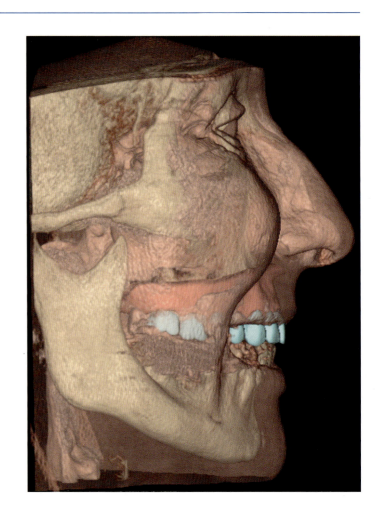

图4.10 笑容扫描侧面观。

4.3 外科检查

一旦治疗计划完成并获得临床医生的批准,数字化信息将被导入CAM快速成型(切削或3D打印)设备,用于制作手术导板。牙列存在的患者采用牙支持式手术导板,无牙颌患者则为黏膜支持式手术导板。

基于三维成像和三维设计,计算机辅助手术导板通常使用立体光固化成型技术制造,金属钻/引导套筒随后被人工粘到手术导板设计的开孔中。

根据导板支持类型的不同,文献中描述了以下几种手术导板:

- **牙支持式手术导板**:该导板就位于牙齿拾面上,以便在种植体植入过程中为导板提供刚性支持。对于终末期牙列的患者,种植体植入后即可拔除用于支持手术导板的患牙。
- **黏膜支持式手术导板**:手术导板就位于黏膜上方,用于无牙颌患者。
- **骨支持式手术导板**:是在大面积黏骨膜

翻瓣后，将手术导板放置在骨面上。
- **特殊支持的手术导板**：手术导板放置在实际种植手术之前或种植期间植入的（微型）种植体或针形植入物上。

骨支持式手术导板准确度最差[24]，而使用微型种植体来支持CT扫描时的放射导板和最终外科导板，可以达到较高的精确度，从而实现预制的种植体支持的修复体即刻负重。

然而，在种植术前植入微型种植体会导致手术过程过于烦琐、复杂，日常临床工作中并不适用。

与黏膜支持式、骨支持式导板相比，牙支持式导板的偏差明显更小，分别为（0.87±0.40）mm（冠方偏差）、（0.95±0.60）mm（根方偏差）和2.94°（角度偏差）[27]。然而，当牙弓中仅余留几颗牙齿时数值波动范围较大。

对于需要进行单侧固定的导板（即存在游离端牙缺失的牙支齿式导板，如Kennedy Ⅰ类或Kennedy Ⅱ类牙列缺损患者），由于导板的倾斜和弯曲，会存在更大的偏差[28]。

提倡使用刚性材料来制造手术导板或重衬导板，以获得足够的强度来预防此类倾斜情况的发生。

4.3.1 导板手术类型（全程引导种植、半程引导种植/先锋钻引导和自由手种植）

全程引导种植方案是在手术导板引导下进行种植窝洞预备及种植体植入（图4.11）。半程引导种植方案是在导板引导下使用初始麻花钻进行种植窝洞制备（先锋钻），而大直径的最终麻花钻预备和种植体植入是采用自由手方式完成的（图4.12和图4.13）。

如果种植区需要进行组织增量、新鲜拔牙窝种植或缺牙间隙近远中距离过窄不足以容纳引导套筒时，设计半程导板是非常有用的（图4.14和图4.15）。

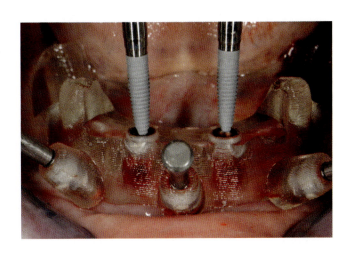

图4.11 通过手术导板引导的种植体植入。

46 无牙颌不植骨种植治疗

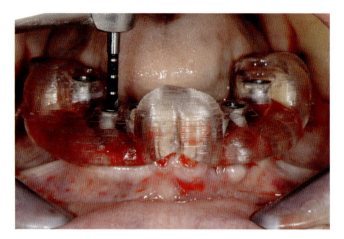

图4.12 半程导板方案,使用初始麻花钻开始预备。

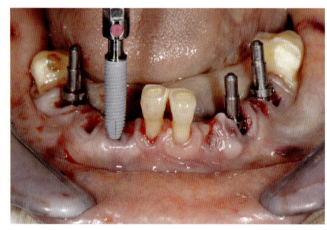

图4.13 使用半程导板后,自由手植入种植体。

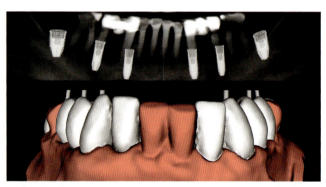

图4.14 设计半程导板。

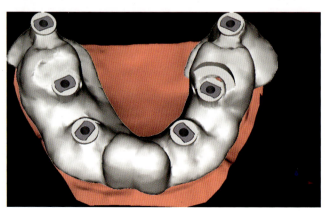

图4.15 先锋钻导板的数字化图像。

4.3.2 微创外科技术：不翻瓣与翻瓣

外科医生在进行自由手操作时，通常会翻起黏骨膜瓣，以更好地观察术区。当采用全程导板引导种植时，可能不必进行翻瓣操作，因为种植体植入位置是预先确定的，术中利用手术导板来进行引导。

CAD/CAM技术可帮助医生在不翻瓣或避免大范围翻瓣的情况下成功地进行种植修复，从而减少患者的疼痛和不适[29-32]。

不翻瓣或小范围翻瓣手术可以保持软组织内血液循环，有利于软组织的恢复[33]。采用不翻瓣手术，不仅术后牙槽骨骨吸收更少[34]，而且有助于牙龈乳头再生，有利于提高单颗牙种植修复的美学效果[35]。

避免翻瓣似乎有利于种植体周围黏膜，特别是能最大限度地保存种植体周围牙龈乳头，减少黏膜退缩[36]。此外，不翻瓣手术可避免剥离黏骨膜瓣，使骨膜与骨及骨膜下血管丛保持接触，从而保存了成骨潜能，以及对其下方骨组织和/或种植体的血液供应。

对于刚完成植骨的患者，不翻瓣手术可能会减少因骨膜血供中断而引起的骨吸收[37]；骨膜剥离会使骨吸收增加[38]。

对于有些健康条件不佳的患者，因手术时间过长和术中、术后并发症风险较高，原本可能无法进行种植治疗，而计算机引导的不翻瓣手术使这部分患者的种植治疗成为可能[39]。采用全程引导技术植入种植体的一大优点在于可进行即刻负重[16]。

在传统的自由手方式的手术中，如果不进行翻瓣，就无法观察到黏骨膜下可用骨组织的真实形貌。对于复杂病例，不建议仅通过触诊来进行诊断，因为较厚的上皮和黏膜会覆盖狭窄的牙槽嵴，可能导致颊舌侧皮质骨穿孔或植入位点不当的情况[40]。

只有在骨量充足、外科医生具有丰富的经验且治疗方案设计合理的情况下，才可以用自由手方式进行不翻瓣手术（图4.16）。计算机引导的方法可以克服上述缺点[24]。然而，在选择翻瓣或不翻瓣手术时，需要考虑种植位点软组织的质和量。

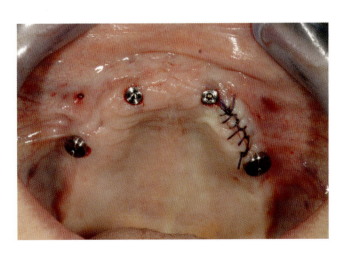

图4.16 经验丰富的临床医生才可以做不翻瓣自由手手术。

不翻瓣手术时，通常会对软组织进行环切并去除部分组织，这可能不太适合角化黏膜区狭窄的患者，也不适合软组织量或近远中方向距离不足的患者。某些情况下，使用软组织环切刀进行的不翻瓣手术可能会导致种植体周围必要的角化龈被过多地去除。

当角化龈宽度有限时，可采用特殊的外科软组织处理方法。在这种情况下，对手术进行改良，如重新确定软组织环切的区域，或缩小翻瓣的范围可能会被优先选择[41-42]。

4.3.3 窝洞预备方案

带有空心金属套筒的光固化成型手术导板可用于引导种植体植入到虚拟设计规划的位置。由硅橡胶制作的手术咬合记录（Exabite Ⅱ NDS, GC Europe, Haasrode-Leuven, Belgium）能够确保手术导板的准确就位。

手术前必须通过目测和手工检查确认手术导板的精确就位。对于无牙颌患者和终末期牙列的患者，尤其是当牙弓中余留牙并不能辅助增强手术导板稳定性的情况下，使用外科咬合记录会有帮助。

对于无牙颌患者，手术导板就位后可用3~4颗预先设计好的固位钉进行固定，对于有余留牙的患者，也至少要有1颗固位钉。种植窝洞预备应按照厂家操作指南实施。

然而，当骨质欠佳或在新鲜拔牙窝内进行种植时，需对厂家操作指南进行适当调整。为了达到所需的初期稳定性，尤其是计划进行即刻义齿修复时，种植位点可能需要在级差预备且不攻丝的情况下进行种植体植入。

当植入扭矩大于40Ncm或测量种植体稳定性的ISQ值大于70时，可进行种植体即刻负重。如果植入扭矩小于35Ncm或ISQ值小于55时，建议待种植体植入3个月后再负重。

一定要在取下手术导板后再使用手动扭矩扳手动测量种植体的植入扭矩，以避免由于种植体携带器与导板的摩擦而导致测量值不准确。

种植体颈部应与骨面平齐，但在拔牙后即刻种植时，种植体颈部应位于骨组织冠向最高点下方约1.5mm处，或由于修复需要，种植体需要植入更深的位置。只要有可能，尽量使种植体实现双皮质骨固位。

4.4 修复方案

4.4.1 临时修复体

采用金属加强、螺丝固位、无悬臂梁的丙烯酸树脂临时修复体可在种植体植入后即刻进行负重，该修复体通常可在技工间预先制作完成；通过将种植替代体连接到光固化成型手术导板后灌注的术前工作模型来制作，也可以用聚甲基丙烯酸甲酯（PMMA）材料通过CAD/CAM数字化研磨技术进行制作（NobelClinician Software, NobelDesign software, Nobel Biocare AG）。

如果使用钛临时基台，可使用自固化聚氨酯树脂（Voco, Cuxhaven, Germany）在非抗旋钛临时基台上重衬，从而预制出金属加强、螺丝固位的丙烯酸树脂临时修复体。

在临时修复体戴入之前，应检查其边缘精度、固位和稳定，以保证修复体的准确性。用平均厚度约40μm的咬合纸（Bausch Articulating Paper, Köln, Germany）仔细检查咬合情况，直到修复体咬合面呈均匀分布的轻咬合接触状态。

侧方咬合时应做到后牙分离，非工作侧无咬合早接触。

通常患者在戴牙3天后复诊，以评估咬合情况并解决患者可能遇到的任何问题。种植体植入7天后，患者再次复诊，重新检查咬合情况，拆除缝线，并给予患者口腔卫生保健指导（图4.17）。

在术后负重4个月后，使用扭矩控制器（Torq Control，Anthogyr，Sallanches，France），以20Ncm的扭矩旋紧基台螺丝来检查种植体的稳定性。使用开窗式个别托盘（Elite LC tray, Zhermack SpA, Badia Polesine, Rovigo, Italy）制取种植体水平或基台水平的最终印模（图4.18）。

4.4.2　最终修复

CAD/CAM氧化锆修复技术为临床医生提供了针对全牙弓种植修复可靠且经济的解决方案[43]。

建议采用氧化锆支架烤瓷技术制作全牙

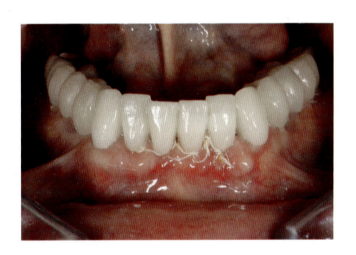

图4.17　临时修复体就位。

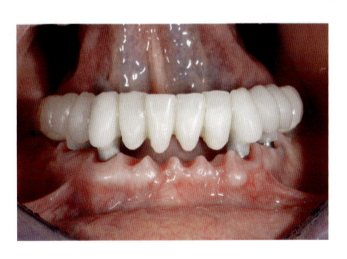

图4.18　注意使用临时修复体进行软组织成形，这个软组织轮廓必须转移给口腔技师。

弓种植修复体[44]，一些针对氧化锆基底的全牙弓种植固定修复体的研究也证明了其良好的短期临床效果[43,45-46]。崩瓷是一种经常被报道的并发症，需要进一步研究[47]。

为克服氧化锆修复体表面饰瓷崩裂的缺点，作者引入了一种新的修复概念，并研究了其临床表现，即将二硅酸锂单冠粘接到CAD/CAM全牙弓氧化锆支架上[48]。

这种概念验证阶段的修复方案被研发用于无牙颌患者修复治疗，即将CAD/CAM氧化锆支架（NobelProcera，Nobel Biocare AB）与压铸二硅酸锂玻璃陶瓷（IPS e.max Press，Ivoclar Vivadent）的优点相结合，尚无支架断裂的报道。

临时修复体可将咬合和美学信息转移至全可调𬌗架。经过3~4个月的愈合期，可确认修复体的空间要求以及与美学和发音功能相关的信息。

这些信息可以从临时修复体的硅橡胶印模中获取，使用交叉上𬌗架技术，在临时修复体模型的辅助下将工作模型上至𬌗架。此外，临时修复体为患者提供了功能性前牙引导，可将其记录下来作为𬌗架的个性化切导。将非抗旋基台（Nobel Biocare AB）旋紧至工作模型上，把低收缩率丙烯酸树脂（GC Pattern resin LS, GC Europe NV）注入硅橡胶记录中以获得全颌临时修复体的树脂模型（mock-up），然后将该丙烯酸树脂模型进行个性化回切，以确保二硅酸锂全冠有足够的修复空间，并确保连接体厚度达到厂家建议的标准。

全牙弓支架的连接体位置最小横截面积为20mm²，各牙位之间的最小高度为5mm，宽度为4mm（图4.19~图4.21）。为增加氧化锆支架厚度，并使修复界面远离软组织，所有支架均设计杯状横截面，舌腭侧肩台距牙龈组织至少3mm。

使用EOS扫描仪（NobelProcera 2G scanner；Nobel Biocare AB）对丙烯酸-蜡型支架进行扫描。将所获得的数据进行数字化，随后发往加工中心进行切削。

将临时修复体螺丝固位至工作模型，通过EOS光学表面扫描技术获取之前提到的所有信息，使用整合的数字化工作流程可将这

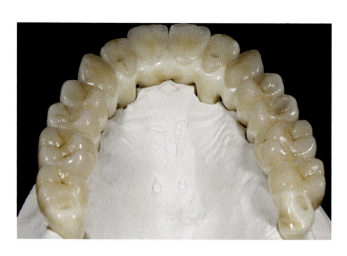

图4.19 全解剖形态氧化锆支架，注意连接体大小要适宜。

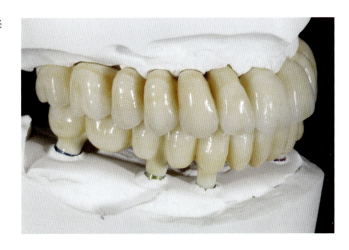

图4.20 二硅酸锂单冠粘接后的最终氧化锆修复体。

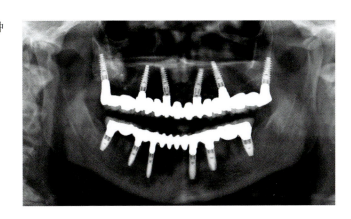

图4.21 全景片显示最终修复体就位良好及种植体边缘骨水平。

些信息直接传输至修复相关的CAD/CAM软件中。

通过CAD/CAM设计与制作，个性化定制氧化锆支架，以适应软组织形态并保持种植体周围易于清洁，同时改善口腔卫生的维护水平，从而降低生物并发症风险[43]。

不卫生的、不易清洁的修复体与种植体失败以及种植体周围炎的高发生率显著相关[49-51]。

全解剖形态氧化锆修复体的设计和制造也是全牙弓种植修复的一种选择。

全解剖形态氧化锆结构不存在结构差异的界面，从而将断裂和/或碎裂的可能降至最低，氧化锆材料厚度更大，可以提高特定修复体的结构性能，采用CAD/CAM方式制作修复体和戴牙的效率会更高。

然而，氧化锆材料在光学特性方面还在不断发展，如透光性的升高，这反过来可能会对其物理性能产生不利影响[9,52]。

最近发表的一篇对现有证据的系统性综述报告显示，全牙弓种植体支持的全氧化锆固定修复体1～5年的短期存留率很高[9]（图4.22和图4.23）。

最终修复体戴入1个月后，患者复诊，评估其咬合和口腔卫生，并强调口腔卫生维护。

患者通常会被安排口腔卫生随访，每4个月复诊一次，以评估患者的依从性。

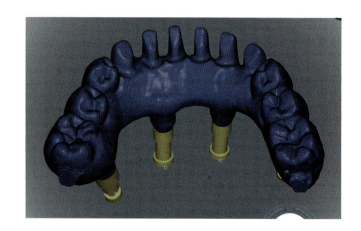

图4.22 计算机辅助设计的氧化锆支架。

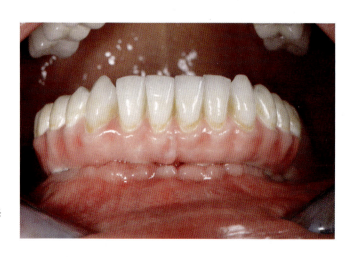

图4.23 带有牙龈瓷的全解剖形态氧化锆修复体。

4.5 讨论

全牙弓种植固定修复被认为是一项复杂的治疗项目，患者常常有较高的期望值。美学、发音和咀嚼等功能都需要重建。

终末期牙列患者就诊时，所有余留牙都需要拔除，或牙槽嵴条件不佳，包括骨量不足、软组织量不足，或者两者兼有。

这种病例很具挑战性，因为患者往往存在伸长和移位的余留牙，传统方式的义齿往往难以确定理想修复体位置，对于无牙颌患者，义齿的稳定性欠佳。

正如最近的共识声明中所建议的，无论困难程度如何，种植体的植入位置必须由未来修复体的设计位置（修复引导）来确定[53]。

应用数字化技术可能是在拔除余留牙之前使未来（修复后）牙齿排列可视化的最佳方式，这种虚拟蜡型和排牙应以面部参照物为指导，且须与笑容协调，凸显了面部设计对于治疗方案的重要性。

基于CBCT和EOS或IOS光学表面扫描获得的诊断数据与开放体系的CAD/CAM系统，数字化技术实现了虚拟诊断蜡型制作、虚拟修复引导的种植外科设计、制作CAD/CAM手术导板以及种植体支持的螺丝固位临时修复体。

此外，较传统流程而言，数字化工作流程在成本和时间方面的效率更高[54]，患者的接受度也更高[16,55]。

从外科手术导板[14, 56-59]和修复体的生产到新型CAD/CAM材料的使用[48, 60-62]，随着数字化技术的准确性不断提高，种植治疗的整体质量不断提高，患者的就诊次数会因此减少[16]。

数字化设计、全程引导的种植手术及修复只需两次就诊就能完成，而无须进行传统的口内印模、技工制作等技术敏感性高的人工操作[63]。

作者建议的"笑容扫描"技术使临床医生可以将与患者面部三维解剖相关的所有信息数据导入一个数据包内。

尤其是对于无牙颌患者，"笑容扫描"有助于临床医生在患者有笑容的状态下可视化观察患者嘴唇、脸颊和当前活动义齿之间的关系。

对于终末期牙列患者，笑容CBCT扫描时患者口内不戴可摘义齿，在笑容状态下保持余留牙接触，以便于记录患者的现有咬合情况。

整合的数字化流程有助于临床医生更加深入了解种植治疗时存在的解剖学限制及修复要求。

种植术区及相邻解剖区域的三维可视化有助于种植手术及修复方案决策，提升整体种植治疗的可靠性，同时还能降低术后并发症发生率[16]。

此外，采用导板引导的种植手术，可平行上颌窦前、后壁植入直立或倾斜的种植体，这种方法可作为传统上颌窦底提升术的有效替代选项，是针对上颌后牙区牙槽骨萎缩的一种微创治疗方法[58]。

计算机引导的种植手术可帮助临床医生成功地进行种植治疗，避免大范围翻瓣或者不翻瓣，从而减少患者的疼痛、不适和肿胀。

然而，临床医生必须意识到，计算机引导下的不翻瓣手术往往忽略了一些重要的软组织解剖特征，如角化龈的厚度、宽度和位置，而这些特征与确定种植体理想位置也有关系。

不翻瓣手术可能成为一种可靠的种植体植入方式，基于先进的图像处理技术、良好的临床训练和外科经验，可以获得较好的效果[64]。

基于CBCT数据和初级版本种植设计软件的治疗方案设计通常会忽略软组织解剖的重要性[65]。

最近开发的具有三维软组织虚拟可视化功能的全数字化流程，计算机引导的微创不翻瓣种植手术在制订手术计划、准确性和结果方面，正成为一种可预测性更高的方法[14]。

避免翻瓣似乎有利于种植体周围黏膜，尤其是能够最大限度保存种植体周围龈乳头和减少黏膜退缩。当角化龈宽度有限时，除了不翻瓣手术，也可以应用特定的外科手术方法。

一项旨在对比计算机引导下种植与自由手种植的多中心研究发现，这两种技术均能达到预期目标，统计学上无显著差异。

而二者不同之处在于，传统种植手术（自由手）术后患者的不适感（自述疼痛和肿胀）更加明显。另外，引导种植术后的骨吸收情况优于传统种植手术[16]。

然而，由于此项研究的样本量较小，且复杂病例以及即刻种植病例更多分配至引导外科组，因此在某种程度上可能导致引导外科组的结果不理想。

引导外科及修复的技术要求很高，且有可能出现并发症，如导板断裂、种植体植入位置不正确、手术方案修改或修复体就位不良等情况也有报道[16,27,43,66]。

一般认为，与传统的自由手种植相比，在进行引导种植手术时，对术者接受培训和外科技能的要求会低一些。

然而，作者的观点是，引导外科技术在病例选择、患者准备、基本的外科治疗计划与实施，以及口腔修复学原则的深入了解等方面，都需要更加全面的整体考量与把握，才能提高种植治疗的临床效果[66]。

三维种植设计软件、虚拟𬌗架[67-68]和数字化研磨或打印模型[69-71]可实现诊断功能、提供更全面的临床数据解读、协助制订治疗计划，并有利于医患沟通，同时使患者的期望更加理性。

临床医生应考虑到数字化整合系统的种类差异，并了解各系统间精确度的差异，以确保尽可能安全地进行导板种植手术和修复。

数字化工作流程的总体准确性取决于整个流程中误差的累积及相互干扰，这包括了从数据采集、外科手术到固定修复体戴入的各个步骤。

随着数字化技术的创新（如数字化印模技术）和改进，现有可用的数字化数据能够更好地整合，进而会对种植引导外科和修复的效果产生积极影响。

CAD/CAM制造的螺丝固位全牙弓氧化锆全瓷种植修复体可以恢复无牙颌患者的功能和美学，是替代烤瓷金属铸造支架修复体的可选方案[43]。

为了克服氧化锆全瓷修复体崩瓷的缺点，针对无牙颌患者提出了一种概念验证性的修复方案，很好利用了氧化锆CAD/CAM支架与二硅酸锂玻璃陶瓷单冠各自的优点。

这种新颖的修复概念是将二硅酸锂玻璃陶瓷单冠逐一粘接到计算机辅助设计和制造（CAD/CAM）的全牙弓种植体支持的氧化锆支架上。

尚未见到二硅酸锂玻璃陶瓷单冠折裂需要更换的报道[48]。

由于目前已发表的研究数量有限、样本量小、随访期短、循证研究层次低，对于全氧化锆修复体的高成功率，医生应持谨慎乐观态度[9]。

结论

据我们所知，目前尚无科学证据支持如下假设：对于全颌修复，计算机引导的种植手术在安全性、治疗效果和可预期性等方面比传统自由手种植更具有临床优势。

采用数字化工作流程进行全口无牙颌的种植修复，可以将不同的数字化数据都整合在一个软件中，从而使基于面部解剖信息引导的虚拟治疗设计、可靠的计算机引导种植手术及戴入预制CAD/CAM修复体成为可能。

需要随机临床试验对计算机引导种植手术与传统的自由手种植手术进行比较，以确定临床优势并更好地告知患者目前采用数字化操作相关的额外费用。

尽管在数据采集和整合技术方面出现了各种各样的新进展，但数字化工作流程的主要优势在于提升了诊断能力，可制订更全面的计算机辅助治疗方案，节省了手术时间，可以术后即刻戴入种植体支持的固定修复体。

使用颧种植体时的外科和修复生物力学考量
Surgical and Prosthetic Biomechanical Considerations When Using the Zygoma Implant

Edmond Bedrossian, Edmond Armand Bedrossian, Spencer Anderson, Chan Park

引言

目的： 本章通过对生物力学研究、有限元分析和临床报告的回顾，讨论提高颧种植体重建上颌无牙颌成功率的口腔修复学与外科学原则。

方法： 对PubMed/MEDLINE数据库中收录的1983年至2015年12月发表的研究论文进行综合检索。根据预先确定的入选和排除标准选择相关的研究对象。

结果： 最初的数据库搜索得到653条论文标题。经过筛选，192条摘要被选中。最终，33篇全文被认为相关并纳入本综述。作者在种植体的数量及分布，缩短、消除远中悬臂梁，以及牙槽嵴骨在颧种植体平台处存在的重要性（可降低咬合负荷在种植体-骨界面及种植体-基台界面的应力分布大小）等方面达成了共识。

结论： 本综述的结果表明，2颗颧种植体（ad modum Brånemark）与2~4颗上颌前部的种植体同时植入后，通过固定义齿进行刚性连接并保持稳定，在功能状态下能获得良好的力学分布。在上颌牙槽骨完全缺损的病例中，植入4颗与固定义齿进行刚性连接的颧种植体同样能获得良好的疗效。

上颌无牙颌特殊的解剖学特点，限制了在上颌骨弓范围内种植体的植入数量及其分布。双侧上颌窦气化会进一步造成牙槽骨垂直高度不足，使上颌后牙区难以植入轴向的骨内种植体，从而使固定义齿在远中缺乏种植体支持。对于这类上颌窦气化延伸至前磨牙区（2区和3区缺少骨量）的患者，建议使用颧种植体为固定义齿建立后端的支持[1]。

研究报告表明，颧种植体的成功率为94%~100%[1-10]，这使得其近年的应用普及率得到了很大的提升。2013年、2014年和2015年的3篇系统性综述进一步证实了颧种植体的成功。

Chrcanovic等在2013年的文献系统综述中[11]报告，12年内的成功率达到了96.7%。他们强调，观察到的大多数失败病例发生在最终修复之前。

2014年，Goiato等[12]在其系统综述中报告了植入1541例颧种植体，其中33例失败，生存率达到97.86%。

对于上颌严重萎缩的患者（完全缺乏1区、2区和3区骨量），植入4颗颧种植体——即"四穿颧"，也成为一种临床上可接受的"终极"治疗方案，特别是对于那些经历过多颗种植体和/或植骨失败的患者。Wang等[13]在他们2015年的文献回顾中报告，仅使用4颗颧种植体来支持固定义齿时，种植体存活率可达96.7%。他们总结道，"当前系统综述的数据表明，在没有上颌前部种植体支持的情况下，通过4颗颧种植体进行上颌义齿修复是一种可靠的治疗方案。"

显而易见的是，颧种植的概念已被文献证实确为一种有效的治疗方案。因此，为了更好地应用这项技术，有必要回顾一下与颧种植体修复及外科相关的生物力学原则[14-17]。

本章回顾了与颧种植体支持的固定义齿相关的咬合生物力学分布。

5.1 修复原则回顾

在上颌无牙颌的治疗计划中，种植体的数量是一个经常被提及的话题。此外，种植体的分布设计在治疗计划中同样至关重要，因为这与全口种植固定义齿在功能状态下的支持和咬合力的均匀分布息息相关。

Skalak、Zao和Brånemark[18]在文献中讨论了颧种植体的临床应用，即在上颌骨前部使用2颗常规种植体，在上颌骨后方使用2颗颧种植体，将4颗种植体用固定义齿进行夹板固定，从而为上颌无牙颌重建稳定的修复结构。Skalak在1983年[19]的报告中提出，种植体的数量、分布以及所用基台和种植体的刚度对咬合力的均匀分布至关重要。Bo Rangert在1989年[20]进一步讨论并确认了Skalak提出的标准，该标准规定：种植体需沿全颌弓适当分布，同时确保修复体和基台的被动就位，使用金质修复螺丝固定全牙弓修复体，以上标准对于功能状态下咬合力的均匀分布至关重要。Brunski在2014年[21]也通过对无牙颌治疗时4颗或6颗种植体沿全颌弓分布问题的讨论，再次确认了先前的研究结论。

Bevilacqua等以及Guiherme等[22-23]讨论了远中悬臂梁在上颌固定义齿修复中的负面作用。他们在研究报告中认为，远中悬臂梁的存在增加了对最远端种植体的负荷。远中种植体负荷增加，可能会影响到种植体平台–基台连接处的牙槽嵴骨组织，并可能导致基台–修复体连接处基台或修复螺丝的断裂和松动。通过增加颧种植体的前–后向（A-P距）分布来减少远中悬臂梁符合以上作者所讨论的治疗原则。因此，重要的是将种植体沿全颌弓进行分布，并通过固定义齿随时保持全牙弓的夹板固定，同时尽量减少或不使用悬臂梁。

5.2 外科原则回顾

为了探讨颧种植体的骨支持作用，需要讨论颧种植体的根方固位以及上颌剩余牙槽骨对种植体平台的支持作用。

2003年，Nkenke等对颧骨的体积和密度进行了研究[24]。应用定量的计算机断层扫描分析及组织形态学方法，对颧骨的形态和显微结构进行了评估。本研究对30例人类颧骨标本的骨密度、骨体积和骨小梁形态进行了相关分析。结果表明，颧骨的松质骨并不适合进行种植。然而，Nkenke进一步指出，颧种植成功的原因是种植体在植入时与四层皮质骨板的结合（图5.1）。上颌牙槽骨的舌侧皮质骨及上颌窦（底部）的皮质骨层为种植体平台提供了稳定的双皮质固位，而上颌窦顶部和颧骨外侧的皮质骨板则在颧种植体的根方形成了稳定的双皮质固位。因此，颧种植体以其在种植体平台和根方部位的双皮质固位方式，形成了以"四皮质固位"为特点的种植外科技术。为了精确实现四层皮质骨板的锚定，对种植体植入路径的术前规划就显得非常重要了。

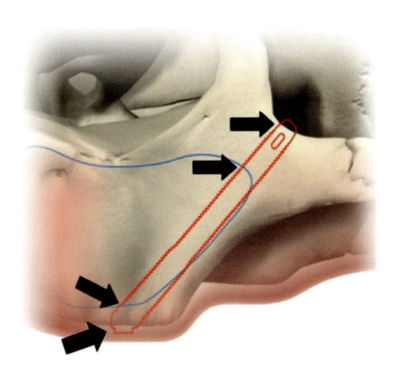

图5.1 四皮质固位；放置颧种植体时的4个骨–种植体接触点。

5.3 颧种植体的植入路径

颧种植体植入前的外科预备及种植体植入均为关键的手术步骤。在Per-Ingvar Brånemark教授[25-26]的文献中仅描述了一种颧种植体的植入路径方案。然而，最近在相关术语的命名上出现了一些混淆。在缺乏长期、多中心研究数据的情况下，一种新近被提出的外科方案——"上颌骨外"颧种植被广泛宣传[27]。因此，了解颧骨的解剖结构和颧种植体的植入路径是非常重要的。

按照Per-Ingvar Brånemark教授的颧种植方案进行种植外科预备，外科医生需要长时间的练习。翻瓣暴露上颌骨后方的牙槽嵴和侧壁，找到上颌侧壁经远中向近中过渡为上颌窦后壁，形成上颌窦后份的垂直"转角"，图5.2中用黑色虚线表示。颧种植外科预备之前，要在上颌外侧壁制备一个直通上颌窦的矩形骨窗，骨窗的远中缘应与黑色虚线平行。

首先，先锋钻经牙槽嵴顶进入上颌窦，颧种植体的平台通常位于上颌第二前磨牙或

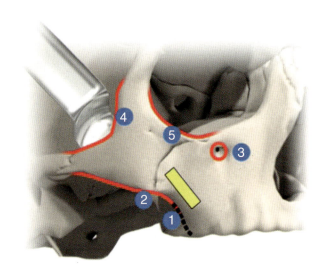

图5.2 上颌窦后外侧角用黑色虚线标出。上颌侧壁开窗的远中缘与黑色虚线保持平行。

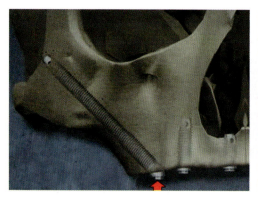
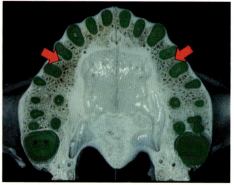

图5.3 从第一、第二前磨牙相邻位置的牙槽嵴处开始预备种植窝洞。

第一磨牙的近中颊/舌尖部位（图5.3）。通过上颌窦侧壁的骨窗可直接观察到预备出的植入路径。用球钻在上颌窦顶部制备一个小凹痕，引导φ2.9mm的麻花钻在此处穿入颧骨且不产生颤动。为了确定球钻长轴所植入的路径是正确的，球钻柄应与上颌窦骨窗的远中缘保持平行，即同时保持与"黑色虚线"平行（图5.4）。球钻完成浅预备后，将其更换为φ2.9mm的钻头，其从上颌窦底进入，穿越上颌窦，再经上颌窦顶部进入颧骨，最后在额颧切迹处穿出。此时，φ2.9mm钻头也应与上颌骨后壁保持平行（图5.5）。如果颧种植

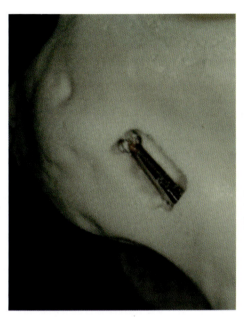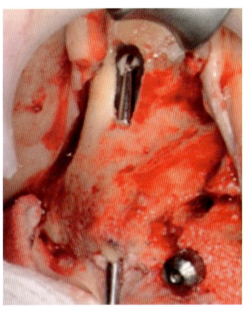

图5.4 通过使球钻长轴与上颌外侧壁开窗的远中缘保持平行确定种植体的正确植入路径。

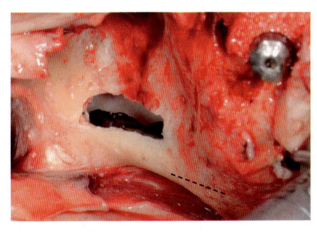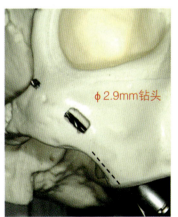

图5.5 φ2.9mm钻头应与黑色虚线及上颌外侧壁开窗的远中缘保持平行。

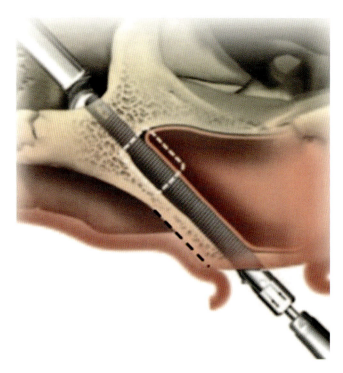

图5.6 种植体最终植入路径与上颌骨开窗的远中缘及上颌窦"后角"保持平行。

体完全植入后，其远中（根方）部位与上颌骨后外侧壁紧密接触（图5.6），则表明其植入路径是正确的。

讨论颧种植体中段与上颌窦侧壁之间的各类位置关系非常重要。

Aparicio在多篇论文中描述了颧种植体中段与上颌外侧壁的各种空间关系[28-31]。上颌外侧壁可以是"直的"（ZAGA 0类）或"凹的"（ZAGA 4类）。Aparicio在其分类中详细描述了上颌外侧壁与颧种植体中段的空间位置关系。如果上颌外侧壁是一个没有凹陷的平面，则整颗颧种植体都应当保留在上颌窦内。

然而，随着上颌外侧壁凹陷程度的不同，颧种植体的中段可能部分或全部暴露于上颌窦的外侧。重要的是，无论上颌外侧壁的解剖结构如何，颧种植体在所有病例中的植入路径都是严格按照Per-Ingvar Brånemark教授的经典手术方案执行的。

Aparicio的分类法从ZAGA 0类开始，其指的是上颌外侧壁笔直，且颧种植体中段位于上颌窦内的情况。继而，他用ZAGA 1~4类描述了上颌外侧壁不同程度的凹陷情况，其中上颌骨吸收最严重的为ZAGA 4类。在ZAGA 4类的患者中，颧种植体的平台和中段均位于"上颌窦外侧"，其骨量不足的原因可能包括：上颌外侧壁的"天然"凹陷外形、上颌外侧壁的严重骨吸收、上颌骨肿瘤切除术

5 使用颧种植体时的外科和修复生物力学考量　63

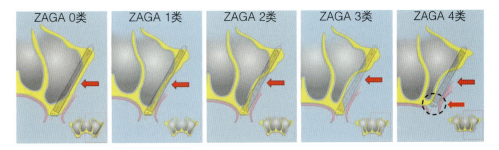

图5.7　颧种植体中段与上颌外侧壁轮廓关系的ZAGA分类。

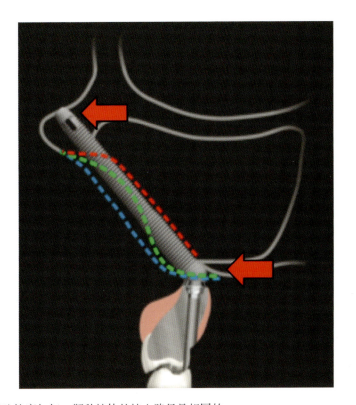

图5.8　无论上颌外侧壁轮廓如何，颧种植体的植入路径是相同的。

后（图5.7）。作者再次强调，无论种植体中段位于窦内还是窦外，颧种植体的预备路径都应严格遵循Per-Ingvar Brånemark教授的方案（图5.8）。为了实现稳定的四皮质固位，种植体的窦内外科路径是首选的方案。外科医生必须认识到，种植体在"上颌窦"外和前庭软组织正下方的暴露可能导致黏膜的萎缩与颧种植体的暴露（图5.9）。关于颧种植体口内螺纹暴露长期维护的研究报道非常少见，且成功率不高[32-33]。在一期手术或二期手术时，为防止软组织裂开的"预防性"措施进行颊脂垫移植的做法，只会增加患者不必要的并发症，因为此类软组织缺损的病例往往预后不佳。

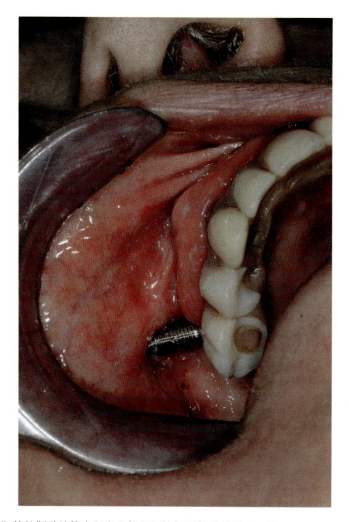

图5.9 位于"上颌窦"外的颧种植体中段发生软组织缺损而使其暴露于口腔。

在极端情况下（如ZAGA 3类和ZAGA 4类）或进行了上颌骨全切或上颌骨部分切除的病例中，颧种植体几乎肯定会暴露在前庭软组织下方，且无法预防软组织的开裂。而在其他情况下，上颌窦外侧壁的轮廓将决定颧种植体在上颌窦外暴露的程度。如前所述，应尽可能按照Per-Ingvar Brånemark教授的治疗方案将种植体的中段置于上颌窦内，以减少长期潜在的软组织并发症。

5.4 讨论

2区和3区（分别为前磨牙区和磨牙区）的骨量缺损是采取颧种植方案的适应证。在这类患者中，前磨牙和磨牙区的上颌剩余牙槽骨量通常少于2~3mm。因此，对上颌骨、颧骨在功能性负重下的反应进行文献回顾具有重要意义。

Ujigawa及其同事[14]在一项设计简洁的有

限元分析中，对颧种植体在支持上颌全牙弓修复体时的应力分布进行了研究。在Ujigawa的研究中考虑了两种不同的模型，每种模型都有2颗颧种植体，位于上颌后部，此外在上颌前部还有2颗常规种植体。在第一种模型中，所有种植体靠刚性的全牙弓夹板进行固定；而在第二种模型中，所有的种植体都是独立负重的，没有任何功能状态下的全牙弓夹板固定。

两种模型都模拟加载了中心和侧向的咬合载荷。其中，有两个区域被确定为种植体上的负重区域：基台-种植体平台界面（黄色箭头）和颧种植体中段（红色箭头）（图5.10）。在非夹板固定的模型中，载荷大小明显高于夹板固定的模型。在下颌侧向偏移时，从载荷分布模式中也明显发现应力大小显著增加，在非夹板固定的颧种植模型中，当载荷水平达到最高时会导致颧种植体颈部的应力性折裂（红色箭头）（图5.11）。该有限元分析研究的结果与过去的临床报告[15]一致，均肯定了将颧种植体与颌弓内其他稳定种植体进行全牙弓夹板固定对种植体与骨组织内应力分布的重要性。

Ujigawa在报道中也认为，支持模拟咬合载荷的不是上颌骨而是颧骨。据报道，颧骨外侧皮质骨的高亮区域是与颧种植体相关的

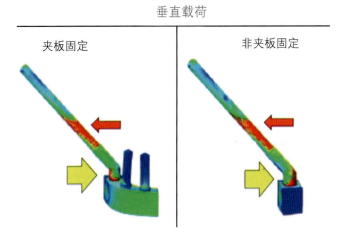

图5.10 在垂直载荷作用下，夹板固定与非夹板固定的颧种植体有限元分析显示，在非夹板固定组中，颧种植体中段（红色箭头）、修复基台和基台-种植体平台界面（黄色箭头）的应力高于夹板固定组。

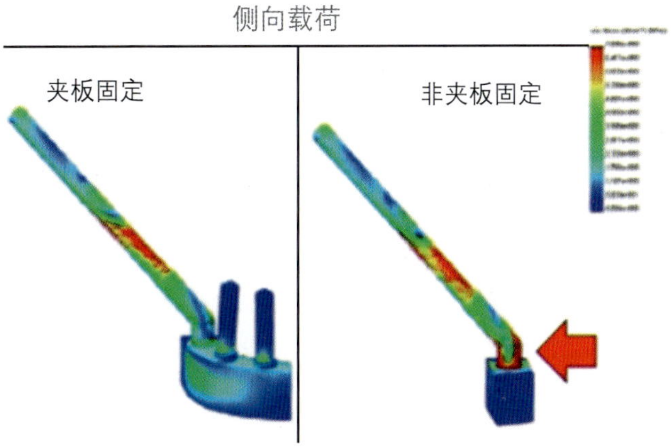

图5.11 在侧向载荷作用下，夹板固定和非夹板固定的颧种植体有限元分析显示，非夹板固定组中的修复基台和基台-种植体平台界面（红色箭头）会承受过度应力。

承重区域（图5.12）。然而，在2013年和2015年，Freedman等[16-17]纠正了Ujigawa在研究中的观察结论，他们认为高亮区域并不代表颧种植体的承重区域，其不过是收缩时的咬肌的附丽区域；因此，颧骨在颧种植体负重状态下并没有起到骨支持的作用；相反，是种植体平台部位的牙槽骨在承受模拟载荷。

2013年，Freedman[16]就上颌牙槽骨对颧种植体应力分布的影响进行了研究。他在研究中创建了两个研究模型：在第一种实验模型中，颧骨和牙槽骨都同时支持着颧种植体，利用固定义齿进行刚性的全牙弓夹板固定；第二个模型在第一个模型的基础上去除了牙槽骨对种植体的支持部分。在两种模型加载咬合力和侧向力，并记录最大等效应力。研究发现，在缺乏牙槽骨支持的模型中，最大应力较高（图5.13），且咬合时的应力高于侧向加载时的应力。在两个模型中，颧骨的应力值均相对较低。因此，作者认为上颌牙槽骨的支持对颧种植体的应力分布是有作用的。

2015年，Freedman等[17]根据Maló的建议，对颧种植体"上颌窦"外的植入方式进行了研究[27]。在第一个模型中，2颗植入颅骨的颧种植体位于"上颌窦"外的位置，进行刚性的全牙弓夹板连接；第二个模型在第一个模型基础上移除了支撑种植体的牙槽骨，以模拟上颌窦外颧种植手术方案的临床效果（图5.14）。在缺乏牙槽骨支持的情况下，咬合力和侧向力的最大应力较高，且咬合时的应力高于侧向加载时的应力（图5.15）。而在有牙

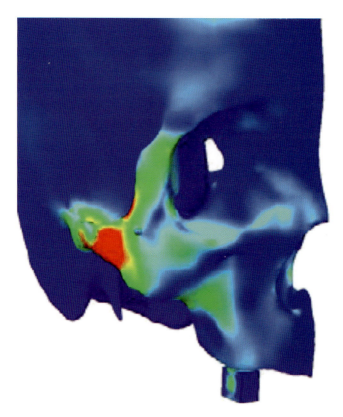

图5.12　颧骨上的高亮区域（红色）代表收缩状态下咬肌的附丽区域，而不代表功能状态下的载荷。

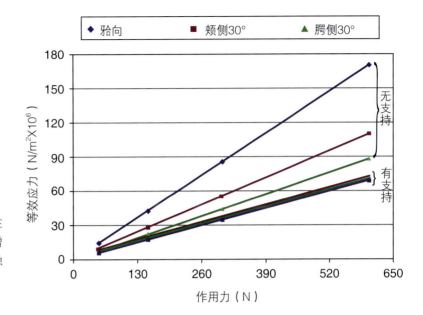

图5.13 该图显示，颧种植体在功能载荷作用下的等效应力增加。在上颌没有骨-种植体接触（BIC）的颧种植颌骨模型中，应力水平达到最高。

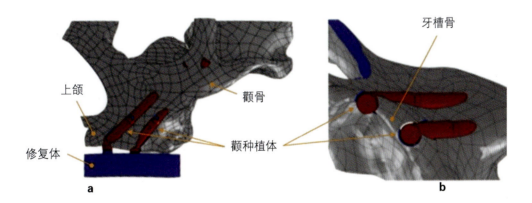

图5.14 使用"上颌窦"外技术植入颧种植体的虚拟模型。

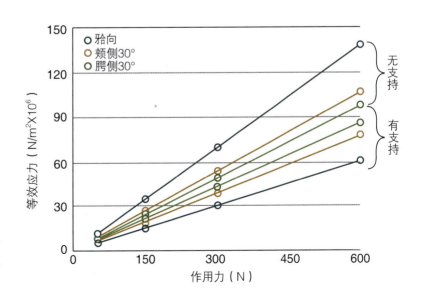

图5.15 该图显示，"上颌窦"外技术植入颧种植体时等效应力增加。在上颌没有骨-种植体接触（BIC）固位的颧种植颌骨模型中，应力水平达到最高。

槽骨支持的第一个模型中，咬合时的应力则低于侧向加载时的应力。在两个模型中颧骨的应力值均较低。他们的结论认为：上颌牙槽骨的支持有利于"上颌窦"外手术方案中颧种植体的应力分布。

结论

通过回顾上颌牙列缺失颧种植体治疗计划中的修复和手术概念，我们为外科医生或修复医生总结出以下治疗建议：

（1）使用4~6颗沿颌弓分布良好的种植体支持的种植固定义齿是上颌无牙颌修复的首选方案。

（2）尽可能多的增加种植体在颌弓上的A-P距，减少或消除远中悬臂梁。

（3）对于有效提高种植体和固定支架的长期存活率而言，始终保持稳定的全牙弓夹板固定至关重要。因此，建议每年进行一次临床复查，以确保修复体和基台螺丝紧固，并保持全牙弓固定修复体的稳定性。

（4）Aparicio通过对颧种植体植入路径的研究，提出了颧种植体与上颌外侧壁轮廓不同解剖结构之间的关系。即无论上颌解剖结构如何变化（从ZAGA 0类到ZAGA 4类），颧种植体的植入路径都不发生变化。无论上颌窦侧壁的轮廓如何，颧种植体的植入都必须遵循Per-Ingvar Brånemark教授所描述的唯一路径。

（5）当2区和3区的牙槽骨高度小于2~3mm时，建议采用颧种植体。

（6）当种植体平台存在骨-种植体接触（BIC）时，能保证固定修复体在正中咬合和侧方功能殆时有更好的应力分布。

（7）按照Per-Ingvar Brånemark教授的治疗方案，在上颌牙槽嵴存在一个骨性基底，可保证在种植体-基台连接处建立一个环绕基台周围的软组织带。

本综述的结果表明，联合使用2颗颧种植体（ad modum Brånemark）与2~4颗上颌前部种植体，或在上颌牙槽骨完全吸收的情况下使用4颗颧种植体，并用固定修复体进行刚性连接和固位，可使在功能期间的应力分布最合理。

即刻负重的科学依据和不植骨方案的生物力学特点
Scientific Basis of Immediate Loading and the Biomechanics of Graft-Less Solutions

Bobby Birdi, Saj Jivraj, Komal Majumdar

引言

采用和实施不植骨方案要求临床医生对于一些临床观念有清楚与详细的理解，诊断分析对于治疗的远期成功至关重要。无牙颌患者种植治疗的模式已经发生了转变，当今的无牙颌不植骨种植治疗策略中包括了3个已经确定的要点：①4～6颗种植体支持的全牙弓固定修复体；②使用倾斜种植体以避免植骨；③即刻功能性负重。

为了获得最佳治疗效果，必须充分理解即刻负重的概念、修复设计的生物力学特点以及咬合方案的管理。

不植骨理念及其临床应用已被广泛接受，并且有文献报道其种植体存留率超过98%[1]。

本章主要阐述无牙颌患者采用不植骨种植方案进行即刻负重的科学依据和生物力学特点。

6.1 即刻负重的定义

"即刻负重"这个术语还没有一个通用的定义，当试图定义这个术语时，存在两个考量因素：

（1）从种植体植入到修复体负重的可接受时

间间隔。

（2）施加在种植体和修复体上的应力类型[2]。

多数人都接受Esposito等提出的下述定义[3]。

种植体植入后第1周内建立咬合功能被认为是即刻负重，1周至2个月建立咬合功能被认为是早期负重，2个月后建立咬合功能的为常规负重，延期负重并无必要，因此不对其进行单独讨论。

6.2 即刻负重概论

即刻负重时要考虑的主要因素是应力分布的生物力学特点以及其与自然愈合过程的关系。也就是说，即使在愈合期承担了应力，也须实现种植体骨结合；否则，将导致种植体周围的纤维包裹[4]。种植体的初期稳定性，即种植体能够承受35～40Ncm扭矩而不发生旋转，是即刻负重的先决条件[3,5]。

假如种植体的初期稳定性已达到，影响即刻负重治疗成败的主要临床因素就是即刻全牙弓修复体的设计：绝大多数全牙弓即刻修复体在设计中都采用螺丝固位，并将种植体跨牙弓连接为一个整体[6]。与粘接固位相比，螺丝固位修复体的并发症更少[7-8]。因此，建议所有临时修复体都采用螺丝固位和跨牙弓的夹板式连接，因为该设计方式的循证依据最为充分。

在开始即刻负重之前，还有不少与修复相关的注意事项必须了解。要取得治疗成功，必须关注所有的细节。要获得可预期的愈合，一个重要的先决条件是没有微动。据Brunski等[9]报道，100μm的微动是机械光滑表面种植体实现充分骨结合的阈值。种植体植入后用过渡义齿实施夹板式固定修复，对于即刻负重是有利的，可以限制骨与种植体界面处的微动幅度，从而促进愈合过程[10-12]。临时修复体应满足以下要求（图6.1～图6.4）[13-18]：

（1）采用螺丝固位的刚性修复体以提供跨牙弓的稳定性，修复体无悬臂梁。
（2）没有咬合早接触。
（3）没有侧方𬌗干扰。
（4）最小的覆𬌗、覆盖。
（5）咬合方案应尽可能保护有风险的种植体。

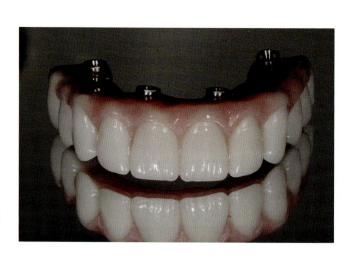

图6.1 螺丝固位且跨牙弓固位的即刻负重临时修复体。

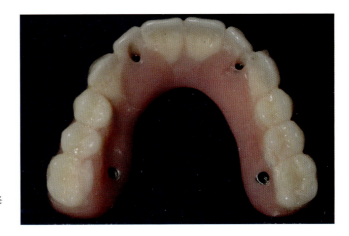

图6.2 有足够A-P距且无悬臂梁的临时修复体。

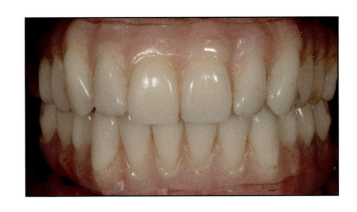

图6.3 临时修复体的覆𬌗、覆盖尽量小。

即刻负重的要求

（1）种植体之间合适的A-P距
（2）没有早接触
（3）侧方𬌗无干扰
（4）尖牙至尖牙的咬合接触，尖牙后区Shimstock咬合纸可以抽出
（5）无游离端的螺丝固位即刻负重树脂修复体需要获得全牙弓的稳定性

图6.4 即刻负重的要求。

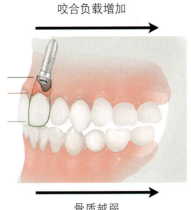

咬合负载增加

骨质越弱

6.3　即刻负重的具体原则

即刻负重是指植入种植体后第1周内建立咬合功能[3]。在外科手术植入种植体之后，戴入修复体的时机很重要，这与种植体周围的骨愈合以及种植体在骨组织中的持续稳定性都相关。Glauser等[19]已经确定，种植体植入时获得的初始稳定性在1周后会明显降低。此外，骨改建在1周这个时间点后开始活跃发生[20-23]，这使得种植体植入后的第1周成为戴入即刻修复体最安全的时间段。然而，必须指出，种植体植入4天后，在细胞水平可以发现破骨细胞出现于种植体周围自体骨的表面[20]。因此，在手术植入种植体之后，尽快戴入临时修复体可能是有利的。

6.4　咬合

已有的文献关于临时修复体的咬合方案尚未达成一致意见[6]。没有证据能够表明哪种咬合方案更好，哪种牙齿形态更有效率，以及患者更应该采用哪种咬合方案。

大多数咬合方案建议避免种植体的非轴向负荷。但是，如果我们更深入评估这些建议，就会意识到种植体的轴向负荷几乎从来不会沿着种植体的长轴发生。相反，负荷会发生在修复体的各个不同位置上，并在种植体和周围骨的内部形成复杂的弯曲力矩（bending moments）。

影响𬌗力分布的因素包括但不限于：

（1）种植体数量。
（2）种植体的生物力学设计。
（3）食物的种类、性质。
（4）修复体的设计与适宜。
（5）对颌牙种类。
（6）骨和修复体的形变。

在即刻负重阶段，通过调整咬合关系控制应力分布并保护种植体是非常关键的[6,24-25]。然而，并没有任何循证医学证据能指导临床医生确定咬合方案。以下是针对Ⅰ类切牙关系的患者进行即刻负重时总的指导原则：

（1）降低后牙牙尖斜度，以尽量减少弯曲和扭转应力。
（2）评估对颌牙——如果全牙弓临时修复体与天然牙列相对，则可以调整天然牙以减小咬合斜面的倾斜度和侧向力。
（3）双侧咬合同时接触。
（4）浅的前牙分离角。
（5）前伸组牙功能𬌗。
（6）不建议过陡的前牙分离角；因为这可能产生破坏性的侧向力，会导致修复体折断。
（7）没有悬臂梁——尽管对于悬臂梁尚未达成共识，但总体建议是将远端悬臂梁最小化或从临时修复体中去除。如果临时修复体有悬臂梁，则会使修复体折断和种植体失败的风险增加[26-29]。
（8）尖牙之间达到最佳接触，后牙轻微接

触：理由是越靠近后牙区的咬合力越大，而后牙区种植体周围的骨质也是最脆弱的。作为临床医生，我们在即刻负重阶段的目标是最大限度地减少对骨质较差的后部种植体的咬合负荷。

（9）使用夜磨牙殆垫。

从临床医生的角度，有一个必须考虑的问题就是咬合负荷和机械并发症之间的关系。树脂材料和人工牙折断是此类临时修复体最常见的并发症[6]，因此在设计制作临时修复体时，必须要具备一定的强度和韧性，能够满足种植体愈合阶段的要求[30]。此外，增加临时修复体的强度，还可以减少种植体在愈合阶段因负荷引起的微动，有助于获得成功的骨结合[31-33]。通过增加厚度就可以提高临时修复体的强度，外科医生应创造出适宜的修复空间，以满足特定修复治疗计划中的生物力学要求。

提高临时修复体强度的另一个主要方法是内部材料强化，对于患者而言，可以获得不易折断、耐用的临时修复体。对于临床医生而言，可以减少计划外的就诊次数和椅旁时间。纤维是一种可以增加抗弯强度的材料[32]，这种材料也被认为可以增加临时修复体的断裂韧性[6,31,33]（图6.5～图6.9）。

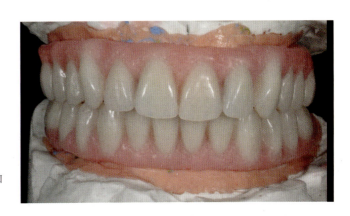

图6.5 使用纤维加强需要采用间接的印模和排牙技术。

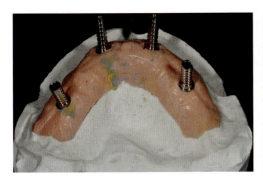
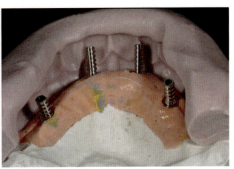

图6.6 使用油泥基质（重体硅橡胶材料，译者注）记录临时套筒与人工牙的相对位置。

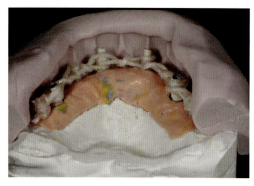
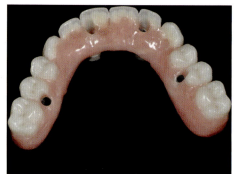

图6.7 以特定方式缠绕纤维以提供对人工牙的支持。

图6.8 临床戴牙。

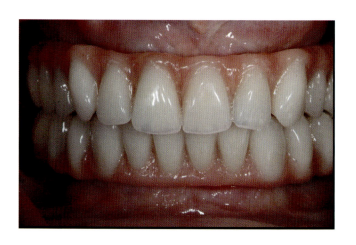

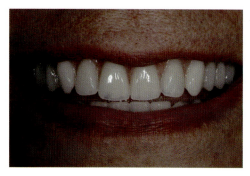
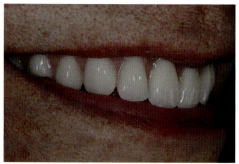

图6.9 口内的临时修复体，注意减小前牙的覆𬌗。

6.5 最佳的种植体数量

无牙颌种植即刻修复需要的种植体数量在文献中存在不少争论。传统上曾提倡使用5颗种植体进行下颌全牙弓修复，最近也有建议使用2~3颗种植体进行全牙弓固定修复体的即刻负重[34-36]。在使用4颗种植体进行全牙弓固定修复的理念引入之后[37-38]，使用更多数量的种植体就受到了质疑。随着对这个问题的深入研究，现在使用4~6颗种植体进行全

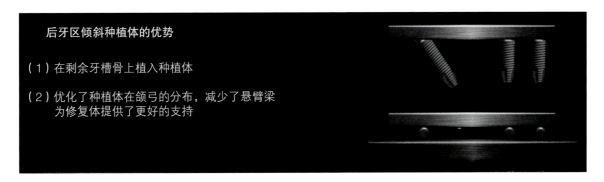

图6.10 倾斜种植体的优势。

牙弓即刻固定修复是有充分证据支持的临床方案。

在确定种植体的最佳数量时，我们必须对"最佳"这一词语给出明确的定义。临床医生不仅要考虑种植体的数量，还要关注在颌骨上的植入位置以及骨质[39]。此外，还应考虑在骨、种植体、修复体中产生的应力大小，以及应力、应变与骨及修复体部件损伤阈值之间的关系，治疗计划必须符合生物力学原理（图6.10）。

在查阅这一领域的文献时，已经完成了3种类型的研究：

（1）数学模型。
（2）三维有限元分析。
（3）口内应变测量研究。

尝试用上述研究方法推测4颗或5颗或6颗种植体的受力情况是非常困难的，原因是每颗种植体都与骨和修复体相连接，计算整体结构中每个部分的载荷（应力和应变）不能单独使用静力分析方法，需要考虑种植体、骨组织和修复体的材料特性的数据及其应力-应变行为，还要考虑修复体强度、骨内种植体刚性和下颌骨的形变。已经有研究证明可以使用更少的种植体完成无牙颌种植修复，用于功能储备的种植体不再必需。

6.6　轴向与倾斜种植体的比较

在全牙弓固定修复体即刻负重时，倾斜种植方案的成功应用引发了对常规轴向种植体的质疑。从那时起，这两类种植体植入方案已在很多文献中进行了比较[40-45]。然而很明显，很多情况下在全牙弓修复的后牙区采用倾斜植入种植体的方案有着明显的优点[45]（表6.1）。

但是，临床一直存在对倾斜种植体稳定性和临床结果的担忧。简言之，有3个普遍担忧的问题：

（1）倾斜种植体表现出更多的骨吸收。
（2）倾斜种植体周围的应力集中增加。
（3）倾斜种植体进行修复会出现更多的修复并发症。

表6.1 后部倾斜种植体的优点[40-50]

（1）种植体可以植入到更致密、质量更好的骨组织中
（2）通过倾斜方案可以在后牙区使用更长的种植体
（3）后牙区倾斜种植体促进了相连种植体更好的分布
（4）较大的种植体A-P距减少了所需的悬臂梁长度
（5）倾斜种植体周围边缘骨水平得到了保持
（6）与轴向植入种植体相比，倾斜种植体具有相同的成功率和存留率
（7）采用后牙区倾斜种植体可避开重要的解剖结构
（8）后牙区倾斜种植体可以最大限度地避免植骨

目前已有充分研究表明，与轴向植入的种植体相比，在即刻负重方案中使用倾斜种植体并不会有更多的骨吸收[48-50]。研究表明，夹板结构中倾斜种植体有助于减少牙弓内应力[41,51-53]，没有证据表明倾斜种植体支持的修复体会有更高的修复并发症[18,28]。

包含倾斜种植体的夹板式修复体有良好的表现，其原因如下：

（1）修复体的强度抵消了施加在倾斜种植体上的相对较小的弯矩。
（2）功能状态下的微动不足以妨碍骨结合。
（3）非轴向的负荷可通过跨牙弓达到稳定。

6.7 垂直向悬臂梁高度：牙冠-种植体比例

存在严重骨吸收的患者中，骨量严重不足并存在明显增大的修复体时，会产生极端的修复体-种植体比例。

曾有理论认为，在这些具有不良的牙冠-种植体比例的患者中，修复体会充当引起弯曲力矩的杠杆并且将应力传递到种植体周围骨组织，导致骨吸收。

然而，多项研究表明，如果修复体与种植体密合度良好，并且维持跨牙弓稳定性，那么牙冠-种植体比例不是导致骨吸收的因素[54-63]。

结论

全牙弓种植即刻负重方案的生物力学特性受到了多方面因素的影响。细致的设计和外科与修复治疗的完美融合至关重要。然而，必须强调的是，与所有口腔种植治疗一样，该方案也是一种修复引导的治疗模式。因此，必须在开始种植手术之前完成修复设计，确保种植体适宜的植入位置和充足的修复空间。

如果可以获得足够的种植体初期稳定性，全牙弓即刻负重修复方案是安全可靠的，初期稳定性是此类治疗方案的主要先决条件。从生物力学和修复角度来看，种植体

尽可能分散分布并包含有倾斜种植体也是有好处的。达到足够初期稳定性的同时,采用精心设计的跨牙弓临时修复体并尽量减小悬臂梁,就可以确保最高的即刻负重成功率。诸如增加复合式临时义齿的强度以及减小修复体高度将有助于减少修复体力学风险。最后,也是最重要的,复合式临时义齿需仔细调拾,将侧向咬合力降至最低,同时坚持在愈合期内软质饮食,就能获得最佳的成功率。

不植骨手术方案
Graftless Surgical Protocol

7

Ana Ferro, João Botto, Mariana Alves, Armando Lopes, Paulo Maló

引言

无牙颌及终末期牙列的患者如果想要进行固定义齿修复，往往要面对耗时、昂贵且伴有疼痛不适的植骨手术。对于医患双方而言，认识到治疗的复杂性可能是接受治疗方案过程中需要克服的最困难的障碍之一。All-on-4®治疗理念代表了一种改良的治疗方式，不仅能避免植骨，还能将外科诊室的硬件设备要求降到最低。然而，简单的概念并不等同于易于执行或整体方案容易成功。要使All-on-4®取得成功，医生就必须清楚在所有病例中都必须满足的必要条件有哪些。

本章阐述了All-on-4®方案的外科原则，并给出了指导医生实施手术的建议。

7.1 概念

20世纪90年代，All-on-4®的概念作为一种无牙颌的外科治疗方案被首次提出，通过在种植体植入手术的当天连接基台和修复体来达到即刻恢复无牙颌患者功能的目的。这一概念的提出是为了避免植骨等其他额外手术（如下牙槽神经移位术），从而减少椅旁时间和外科并发症[1]。具体而言，是植入4颗种植体作为"基石"，其中前部2颗种植体轴向植入，后部2颗种植体向远中倾斜30°~45°植入，使种植体尽量偏远中位置，这样不仅可以减少悬臂梁，还可以使种植体植入到骨质更好的区域以增强种植体的固位[1-4]。All-on-4®手术方案适用于双牙弓（上下颌），可以通过自由手翻瓣手术实施，也可以采用外科导板，本章稍后将对此做进一步探讨。

最初报道的下颌无牙颌病例是在两侧颏孔间区域植入4颗种植体来完成下颌全牙弓的修复。结果表明，该方案即使是对于长期佩戴可摘义齿导致颌骨重度吸收的患者，其种植体累积存留率也很高。有记录的下颌骨种植即刻负重的病例也都获得了很高的成功率和存留率，部分原因是得益于下颌良好的骨质[1]。

然而，对于上颌骨，其骨密度低、可用骨量少，在上颌后区尤为明显，这就对种植即刻负重提出了更为严峻的挑战。倾斜植入种植体应用在上颌显得十分有效：通过利用上颌窦或梨状孔周围的皮质骨为种植体提供固位，常可获得较高的初期稳定性，从而实现即刻功能负荷[2]。

为了应对松软骨质，开发了适合All-on-4®概念的新工具：一种新型种植体。这种种植体融合了3个重要的特征，对如今All-on-4®的成功起到了决定性作用：种植体的宏观形态设计（种植体的形状和螺纹）可以压缩骨质，而不是切割；新的尖端设计使得它可以与上颌窦或梨状孔周围的皮质骨实现双层锚定；由于它是从种植体尖端到颈部的全螺纹设计，可以使整颗种植体获得更高的初期稳定性[6]。

事实证明，即使在因重度骨吸收无法进行常规种植体植入的高难度病例中，通过将标准种植体和颧种植体联合使用的混合型All-on-4®方案（All-on-4® Hybrid）也非常有效；对于极度萎缩的情况，则可以采用在双侧各放置2颗颧种植体的穿上颌骨型All-on-4®方案（All-on-4® Extramaxillary）[7]。

该手术方案的出现得益于生物、解剖和力学因素的协同作用，也得益于其良好的短期、中期和远期临床效果[1,2,5,8–9]。

7.2 治疗设计

制订All-on-4®手术方案的治疗计划时，首先要全面系统回顾患者的病史，然后进行详细的临床和放射检查、拍摄口内和口外照片、制取印模。获取这些信息后，外科医生才能评估All-on-4®治疗的难度。

影像学评估

双侧上颌窦之间颌骨的质和量是选择All-on-4® 3种手术方案的关键：标准型、混合型、穿上颌骨型；而下颌骨解剖学方面的限制因素则是下牙槽神经。

在制订方案的过程中，全景片和锥形束计算机断层扫描（CBCT）都是必需的。

对于上颌，选择标准型All-on-4®方案（All-on-4® Standard）的原则是患者两尖牙之间的牙槽嵴骨量，其宽度至少为5mm，高度应不低于10mm。而对于下颌，选择标准型All-on-4®的原则是患者两侧颏孔之间的牙槽嵴骨量，其宽度至少为5mm，高度应不低于8mm。此外，对于一个标准的病例而言，须保证修复体上的种植穿出位置在第二前磨牙与第一磨牙之间[10]。

除了可用余留骨量，还应考虑一些美学参数，如唇支撑（口外软组织支撑）、笑线、修复空间和咬合垂直距离的变化。

7.3 标准型All-on-4®方案：非引导手术

如前所述，既可以通过自由手，也可以利用引导手术来完成All-on-4®手术[11-12]。

7.3.1 手术流程：分步骤讲解

麻醉前，标记两个面部记号来确认初始的垂直距离（OVD），一个在鼻部，另一个在颏部，作为测量垂直距离的基准点。有了这个数值，就有可能在即刻修复时恢复患者的最佳垂直距离。

然后，在局部麻醉下开始手术，首先在嵴顶做一个略微偏腭侧（3mm）的切口，这样可以保留颊侧瓣上的角化组织，再在双侧第一磨牙区做两个垂直松弛切口。之后，将黏骨膜瓣（全厚）翻起至下述解剖边界：①上颌前部至鼻底；②侧方至上颌窦的前壁（图7.1～图7.78）。

对于下颌也适用相似的原则，可选择牙嵴顶切口平分余留的角化组织，解剖学界限为双侧颏孔。一般情况下不需要设计减张切口，对于严重吸收的病例，可以选择中线切口增加软组织瓣的自由度。

为了给种植体植入和评估各种美学参数提供一个外形规则的牙槽嵴，可以使用咬骨钳、球钻、超声骨刀进行去骨，其中咬骨钳可以让医生收集到自体骨，必要时可用于骨缺损区。

在植入种植体之前，外科医生需要：

（1）放置All-on-4®导板——用2mm麻花钻在中线处垂直于双侧瞳孔连线预备窝洞，通过固位钉放置All-on-4®导板，All-on-4®导板可根据颌骨的大小和外形调整形状，其10mm长的直线激光标记之间的距离为7mm，为医生植入6颗轴向种植体，或者在后方植入30°～45°的倾斜种植体提供了可能性。

（2）辨识解剖结构——为了确认/标记出上颌窦前壁，可使用球钻在上颌窦侧壁制备小窗口，利用弧形剥离子探查来确认窦内情况。在下颌，通过小心翻瓣可以很容易地找到颏孔，通过在颏孔中插入牙周探针确认下牙槽神经前袢的走行，从而确定下颌可用骨量。

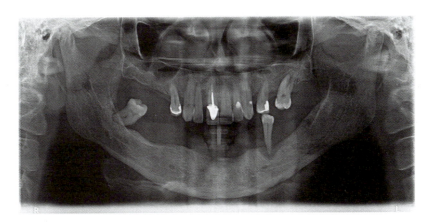

图7.1 术前全景片。

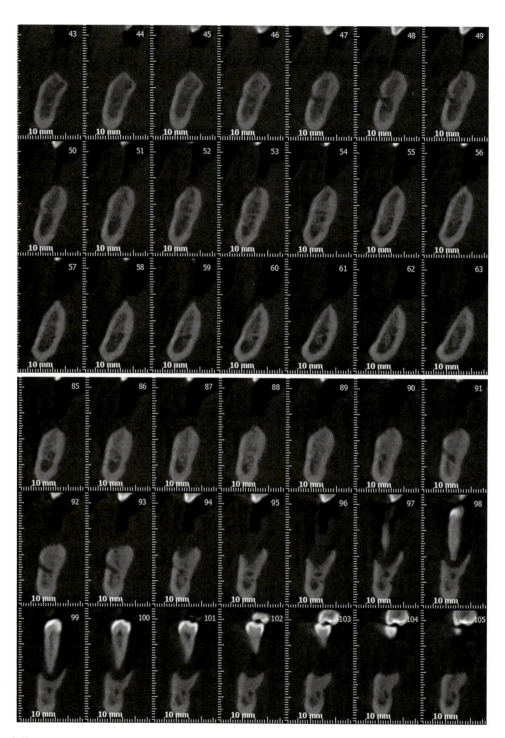

图7.2 术前CBCT。

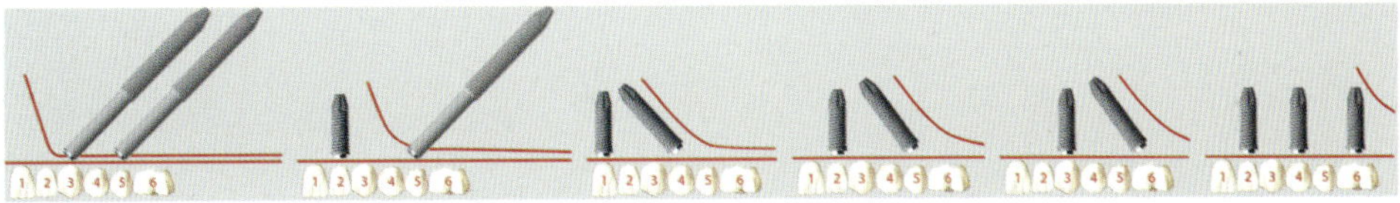

图7.3 根据剩余可用骨量确定不同类型的修复方案，从植入6颗种植体的常规全牙弓修复到双侧颧种植体的All-on-4®方案。

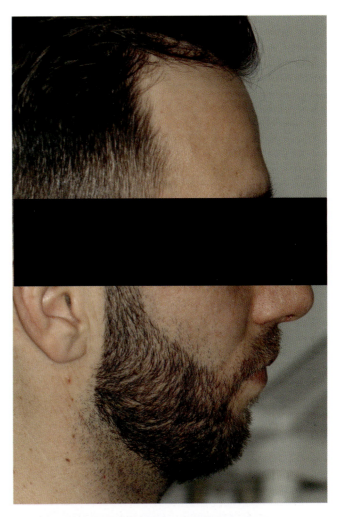

图7.4 唇部支撑和笑线评估。

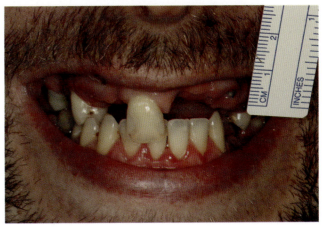

图7.5 唇部支撑和笑线评估。

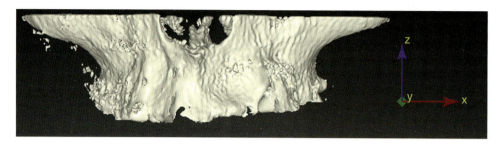

图7.6 种植设计软件[11-12]。

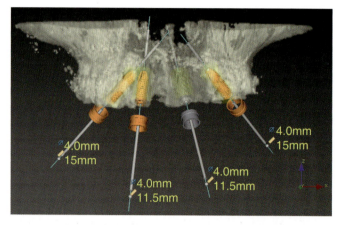

图7.7 种植设计软件[11-12]。

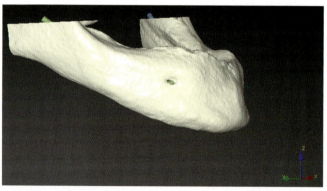

图7.8 种植设计软件[11-12]。

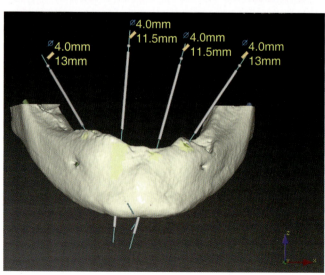

图7.9 种植设计软件[11-12]。

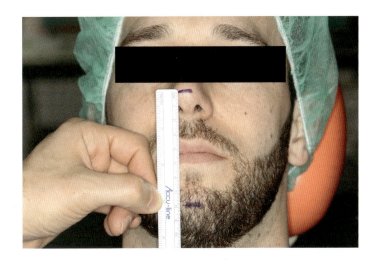

图7.10 测量垂直咬合距离。

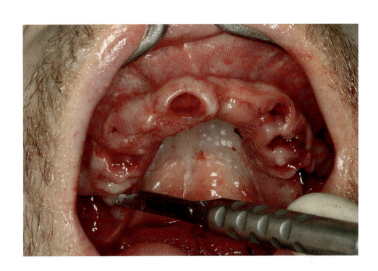

图7.11 上颌的手术切口。

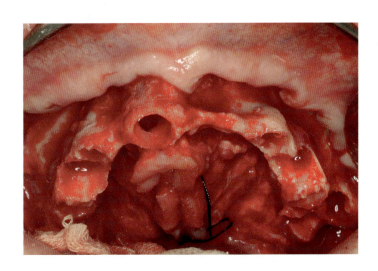

图7.12 翻瓣。

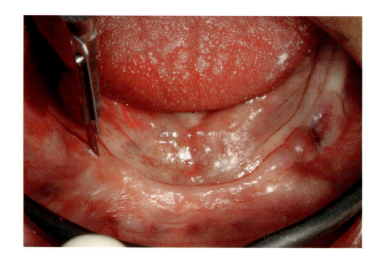

图7.13 下颌的手术切口。

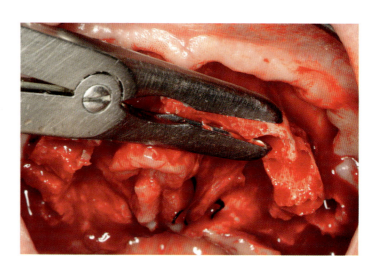

图7.14 咬骨钳去骨。

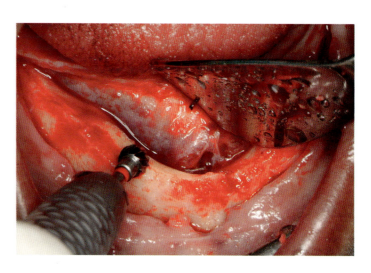

图7.15 球钻去骨。

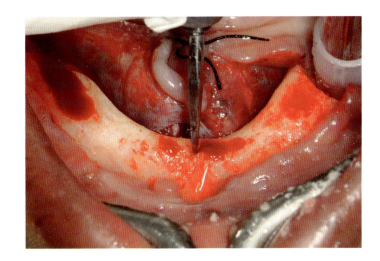

图7.16 预备窝洞后放置All-on-4®导板。

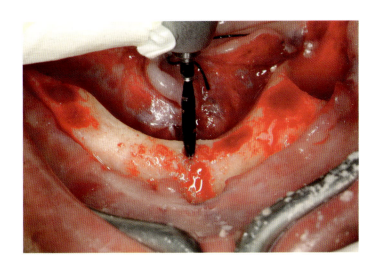

图7.17 预备窝洞后放置All-on-4®导板。

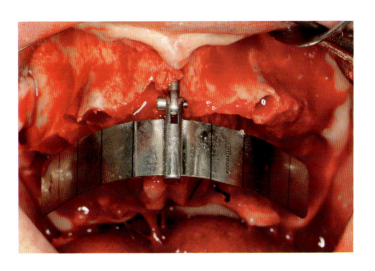

图7.18 放置All-on-4®导板。

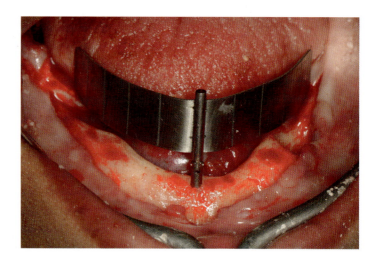

图7.19 放置All-on-4®导板。

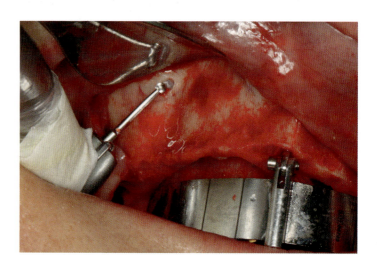

图7.20 开孔探查上颌窦前壁。

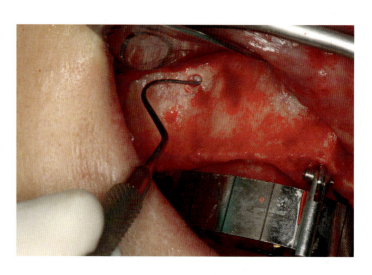

图7.21 开孔探查上颌窦前壁。

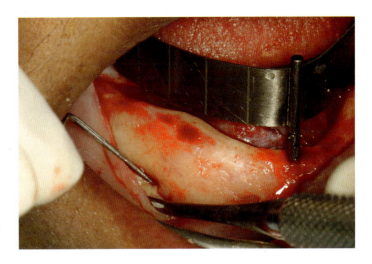

图7.22 探查颏孔并评估下牙槽神经前袢。

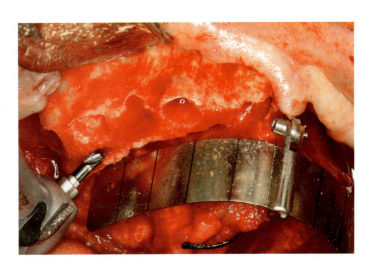

图7.23 使用精准钻定位后开始窝洞预备流程：2mm麻花钻（第1钻）。

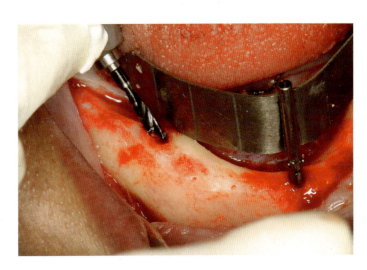

图7.24 使用精准钻定位后开始窝洞预备流程：2mm麻花钻（第1钻）。

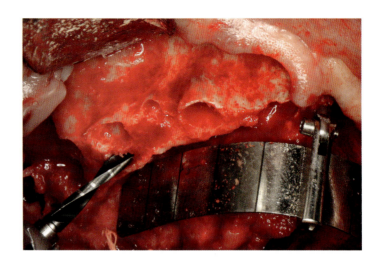

图7.25 2.4~2.8mm扩孔钻。

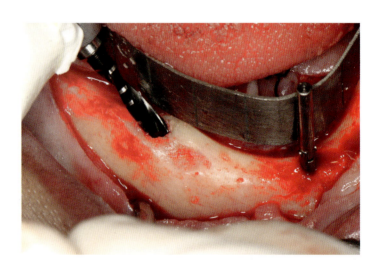

图7.26 2.4~2.8mm扩孔钻。

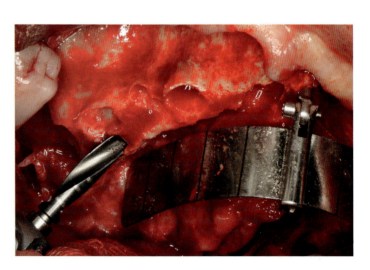

图7.27 3.2~3.6mm扩孔钻。

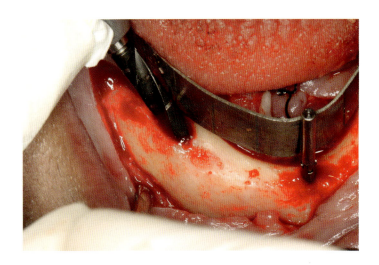

图7.28　3.2～3.6mm扩孔钻。

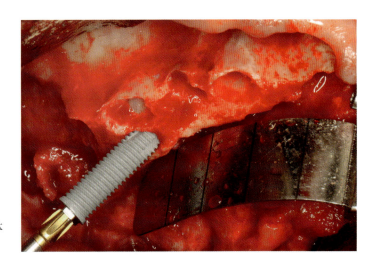

图7.29　植入后牙区种植体。注意种植体的植入角度以获得更靠后的穿出位置。

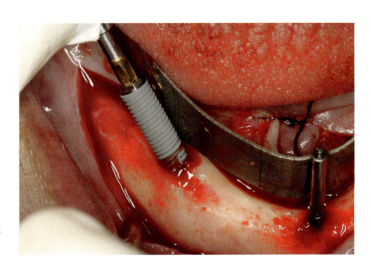

图7.30　植入后牙区种植体。注意种植体的植入角度以获得更靠后的穿出位置。

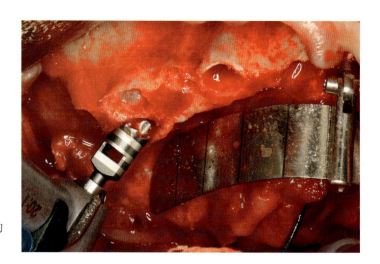

图7.31 骨磨去除种植体肩台周围的骨质。

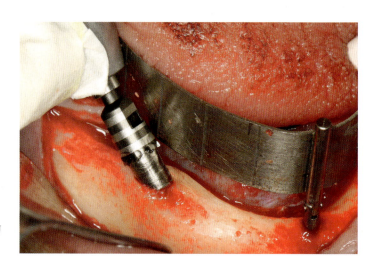

图7.32 骨磨去除种植体肩台周围的骨质。

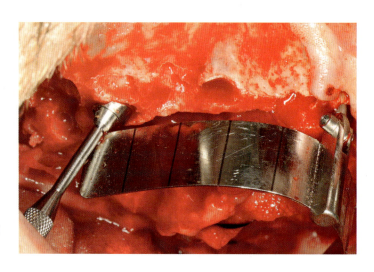

图7.33 在All-on-4®导板的引导下连接角度复合基台。

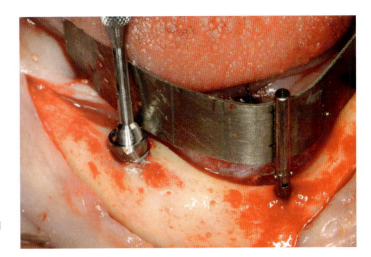

图7.34 在All-on-4®导板的引导下连接角度复合基台。

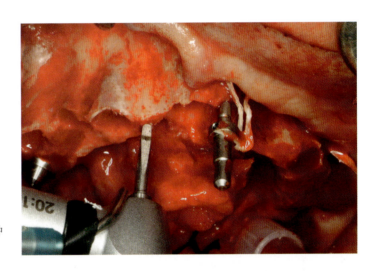

图7.35 种植窝洞预备及植入前部种植体。

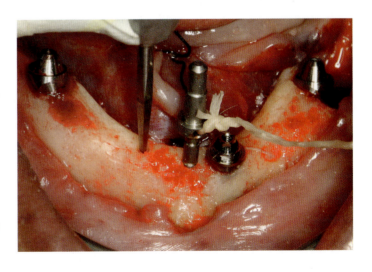

图7.36 种植窝洞预备及植入前部种植体。

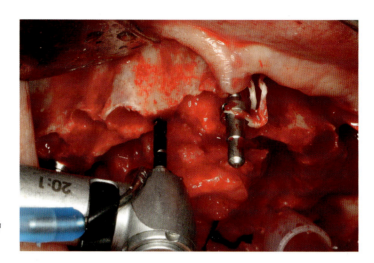

图7.37 种植窝洞预备及植入前部种植体。

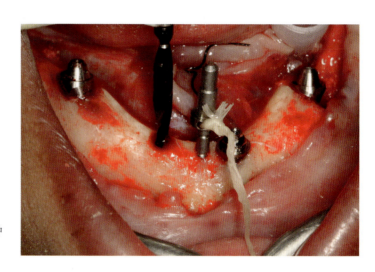

图7.38 种植窝洞预备及植入前部种植体。

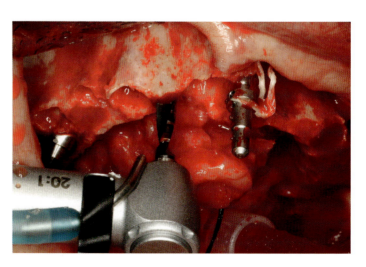

图7.39 种植窝洞预备及植入前部种植体。

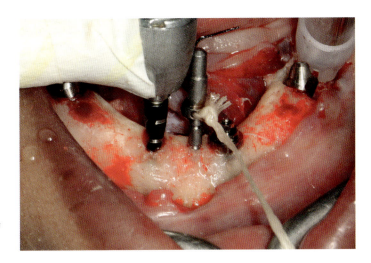

图7.40 种植窝洞预备及植入前部种植体。

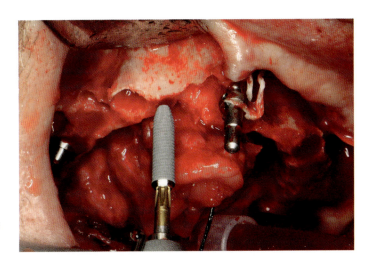

图7.41 种植窝洞预备及植入前部种植体。

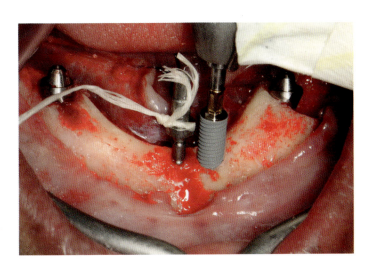

图7.42 种植窝洞预备及植入前部种植体。

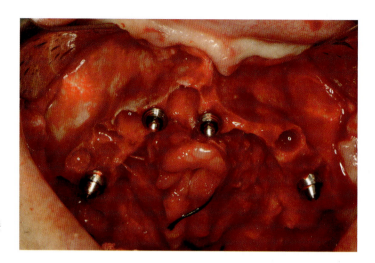

图7.43 种植体平齐骨面植入,然后连接复合基台。

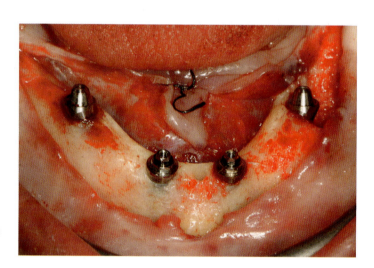

图7.44 种植体平齐骨面植入,然后连接复合基台。

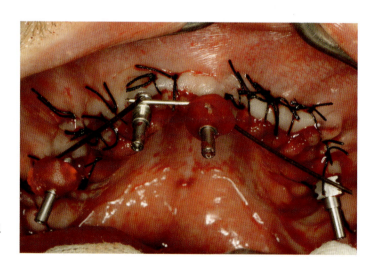

图7.45 印模柱旋紧到复合基台上以获取精准印模。

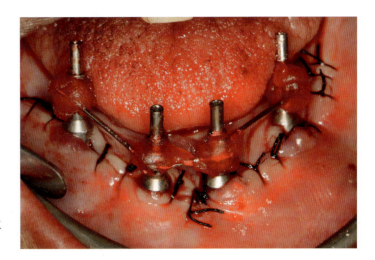

图7.46 印模柱旋紧到复合基台上以获取精准印模。

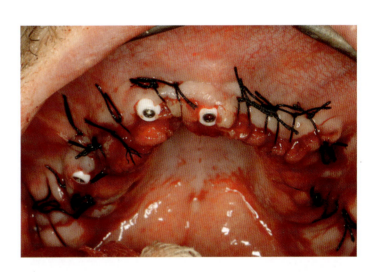

图7.47 旋入复合基台保护帽。

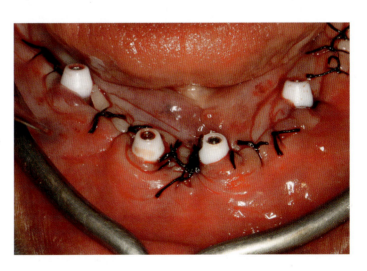

图7.48 旋入复合基台保护帽。

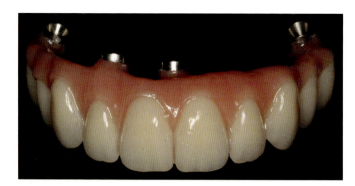

图7.49 临时修复体。

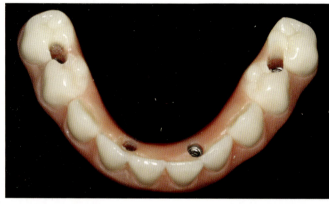

图7.50 临时修复体。

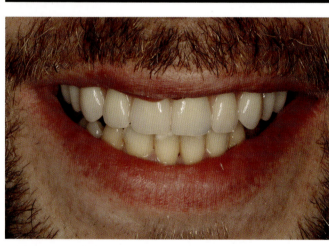

图7.51 戴入临时修复体。

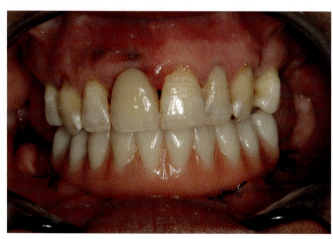

图7.52 戴入临时修复体。

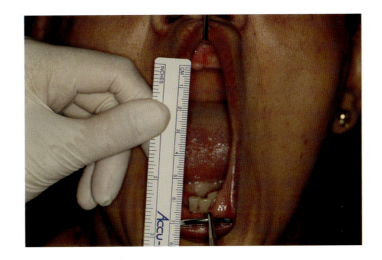

图7.53 开口度评估。

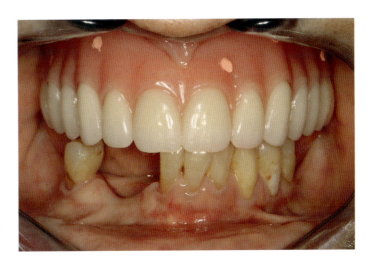

图7.54 佩戴放射导板拍摄CBCT时的口内状况。

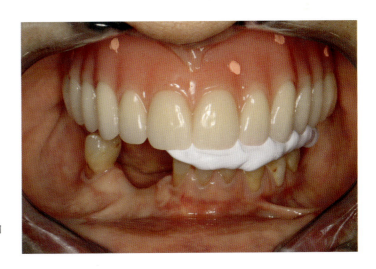

图7.55 佩戴放射导板拍摄CBCT时的口内状况(口内放置硅橡胶定位记录)。

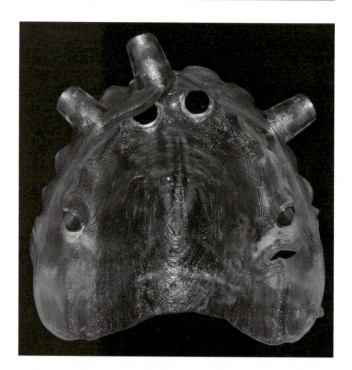

图7.56 上颌外科导板。

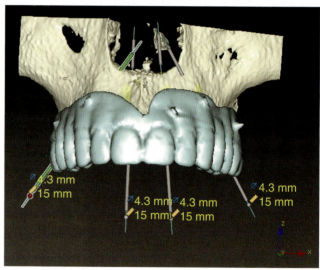

图7.57 种植导板软件设计上颌外科导板。

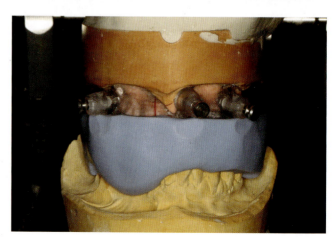

图7.58 利用手术定位记录及导板转移角度复合基台的位置。

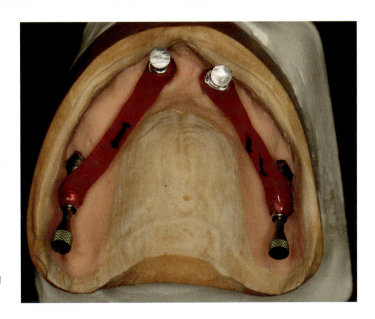

图7.59 利用手术定位记录及导板转移角度复合基台的位置。

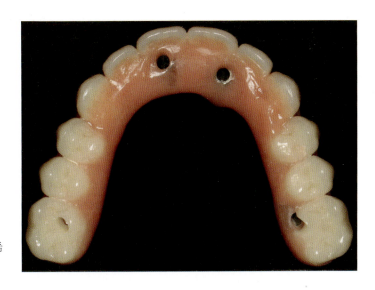

图7.60 将之前的上颌可摘义齿改为丙烯酸树脂螺丝固位种植修复体。

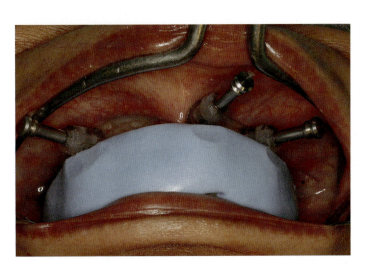

图7.61 通过固位钉及手术定位记录来固定外科导板。

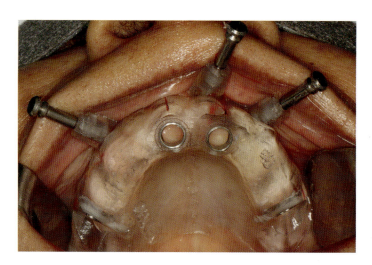

图7.62 通过固位钉及手术定位记录来固定外科导板。

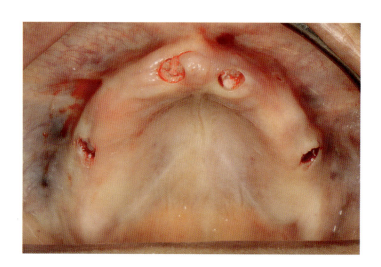

图7.63 软组织环切。

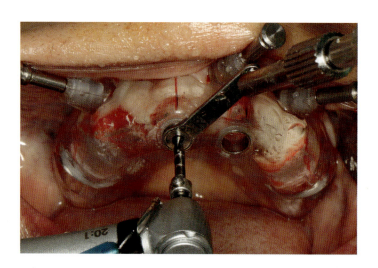

图7.64 2mm麻花钻预备前部种植窝洞。

7 不植骨手术方案　103

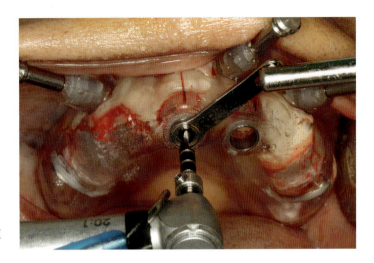

图7.65　2.8mm麻花钻预备前部种植窝洞。

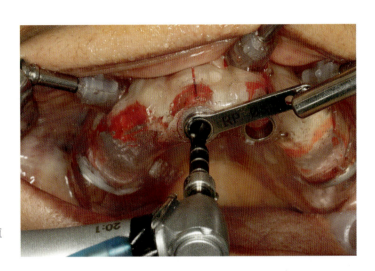

图7.66　3.6mm麻花钻预备前部种植窝洞。

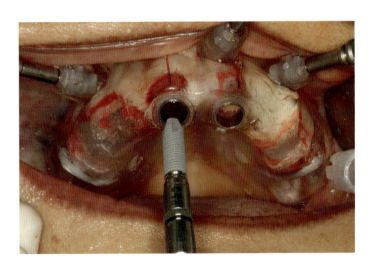

图7.67　植入前部种植体。

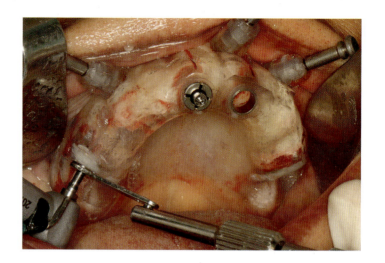

图7.68 2mm麻花钻预备后部种植窝洞。

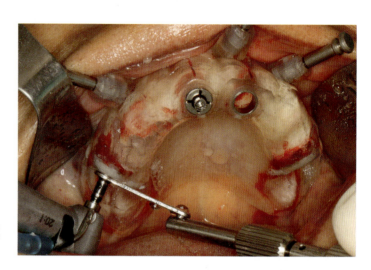

图7.69 2.8mm麻花钻预备后部种植窝洞。

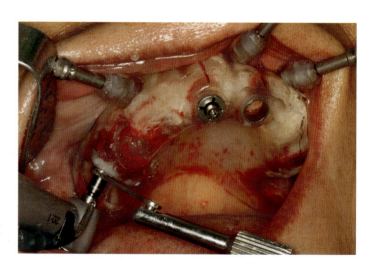

图7.70 3.6mm麻花钻预备后部种植窝洞。

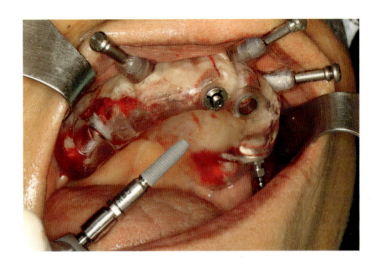

图7.71 植入后部种植体。

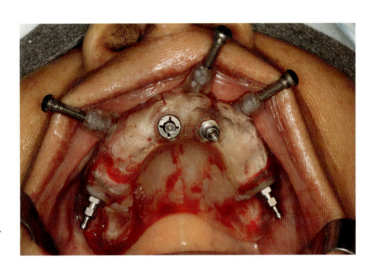

图7.72 种植体植入后的殆面观（戴入外科导板）。

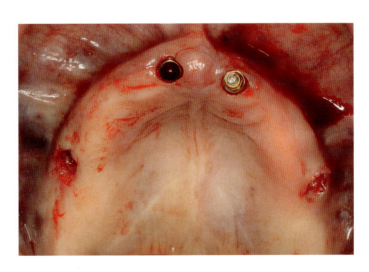

图7.73 种植体植入后的殆面观（取下外科导板）。

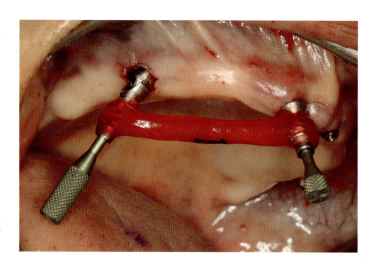

图7.74 在基台定位器的帮助下安置非抗旋角度基台。

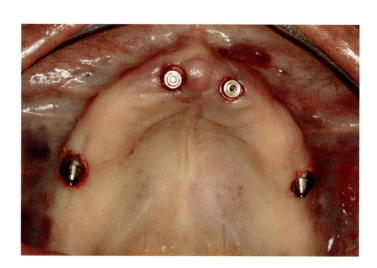

图7.75 复合基台就位。

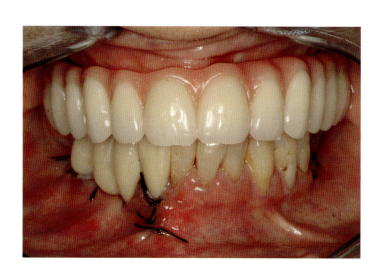

图7.76 临时修复体正面观。

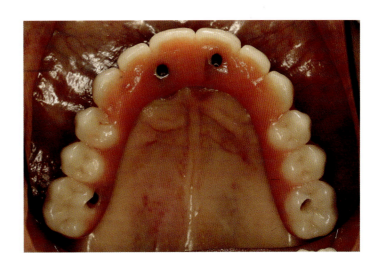

图7.77 临时修复体𬌗面观。

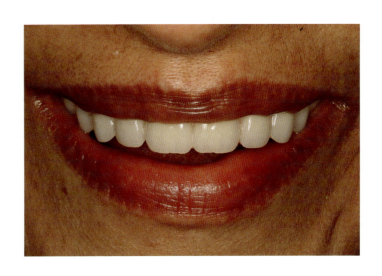

图7.78 患者佩戴临时修复体的微笑相。

7.3.2 种植体植入

在All-on-4®手术方案中，上下颌的种植体植入遵循相同的原则：首先植入后部倾斜种植体，继而可确定前部的种植可用空间，这样就不会有种植体植入时互相干扰的风险。

种植窝洞预备流程可被简化为只使用3个麻花钻，预备深度可根据骨密度来调整（适当增减后两钻的预备量），其目的是确保窝洞预备小于种植体尺寸。如前所述，种植体的设计使其可以进行骨挤压，作用类似于使用骨凿或最终钻，以获得最高的初期稳定性。

种植窝洞预备首先使用球钻或精准钻定点，然后用2mm麻花钻预备至种植体全长，以完成种植位点预备的准备工作。2mm麻花钻是最重要的钻头，因为它可以提供关于种植体长度和骨密度的必要信息。根据骨密度信息，医生根据不同骨密度分类进行操作，植入φ4mm的常规平台（RP）种植体：①在**松软骨质**中，医生应使用2mm的麻花钻预备种植窝全长，后续钻（2.4~2.8mm的扩孔钻和3.2~3.6mm的扩孔钻）只预备皮质骨层面；②在**中等硬度骨质**中，使用2mm麻花钻和2.4~2.8mm的扩孔钻预备种植窝全长，3.2~3.6mm的扩孔钻仅预备皮质骨层面；③在**高硬度骨质**中，所有的麻花钻都要预备到种植体全长的深度。

然后，植入种植体，尽可能在种植体最终就位时获得至少30Ncm的植入扭矩，种植体最终植入位置必须使其肩台平齐骨面。

在上颌，后部种植体可沿着上颌窦前壁倾斜至45°。当种植体植入到正确的冠根向位置后，可使用骨磨去除种植体肩台周围的骨质后再安装角度复合基台。然后，以15Ncm的扭矩旋上30°角度复合基台，以纠正种植体的倾斜角度，使其开口位置位于第一磨牙和第二前磨牙之间，从而减小或消除悬臂梁。安装角度复合基台之前，应该先放置All-on-4®导板以指示出将来即刻临时修复体的螺丝孔位置。

前部种植体的窝洞预备遵循相同的钻孔方案，如果认定为松软骨质，种植体的尖端应接触至鼻底皮质骨，从而实现双皮质骨固定以获得良好的稳定性，这些种植体也应参照固位钉导板或All-on-4®导板来确定方向。通常，前部种植体上安装直的复合基台，以35Ncm的扭矩旋紧。

如有必要，缝合前必须去除腭侧软组织，以避免多余的软组织覆盖在复合基台上或干扰复合基台印模柱就位，进而导致修复体就位不准确。颊侧软组织不应去除，否则会导致基台周围角化组织不足。

在下颌，考虑到角化组织量较少，因此不应去除软组织，而应向根方复位。

缝合后，将开窗式印模柱旋紧到复合基台上，并用钢丝和模型树脂将其连接固定，制取印模只能用油泥型（粗部）硅橡胶。

一旦印模完成，则将保护帽旋回复合基台，在修复体制作期间起到支撑种植体周围黏膜的作用。

7.4 标准型All-on-4®方案：引导手术

种植体的植入仍然遵循标准All-on-4®技术的原则，区别是使用预先在三维软件中设计的不翻瓣方式实施手术。

如果患者符合以下纳入标准，则可使用本方案：

（1）足够的骨量（在先前的All-on-4®方案中已阐述过）。
（2）开口度足以容纳外科器械（>40mm）。
（3）低笑线或不需要骨外形修整。
（4）近乎无牙颌（余留牙不会干扰种植体的位置和植入）。

通过引导手术，可以用最小的创伤完成全牙弓修复，从而减少患者术后不适和治疗时间。

手术开始前，必须遵循一套明确的治疗方案，包含5个步骤：①患者检查（之前已经完成）；②制作放射导板和CBCT扫描；③计算机设计；④技工间工作；⑤手术。

7.4.1 患者检查

在术前确定治疗计划时，需要对患者的现病史、口外美学指标（唇支撑、轮廓、根据Thompson功能与Willis美学方法确定的垂直咬合距离、笑线、语音）和口内特征（牙弓类型及关系、颌骨大小、磨牙关系、颌间距离）进行评估。X线检查方面：为了准确评估骨的解剖结构（骨量和高度），并确定神经孔和/或上颌窦的准确位置，需进行全景片和CBCT检查。

如果患者符合纳入原则（足够的骨体积、低位笑线和超过40mm的开口度），则可以根据All-on-4®概念进行全牙弓修复。

7.4.2 制作放射导板和CBCT扫描

第一步就是评估可摘义齿，如果患者现有的义齿不符合功能和美学上的要求，或者不完全是丙烯酸树脂材质，则必须重新制作一副新的义齿作为放射导板，以正确体现牙齿位置且完美贴合软组织（应始终牢记手术导板的要求）。

在新义齿的颊侧与腭侧分别制作6个和3个牙胶标记点，并进行CBCT扫描。

采用"双扫描"技术对患者进行扫描：第一次CBCT扫描戴有放射导板的患者；第二次CBCT仅扫描放射导板。

7.4.3 计算机设计

扫描后，使用种植设计软件将两次CBCT结果进行配准，进而可以进行准确的All-on-4®手术治疗方案设计。

选择修复所需的种植体和非抗旋的角度复合基台，并在软件中放置到理想的三维位置。

发送订单给厂家，制作手术导板。

用手术导板来翻制石膏模型，完成所有的技工间工作。手术前，用硅橡胶制作手术定位记录，并完成所有的修复工作。

7.4.4 手术流程

在手术定位记录协助下将外科导板就位，再进行固位钉的钉道预备。在植入种植体之前，通过固位钉固定手术导板。

先进行软组织环切，暴露骨面。

手术按照标准的自由手All-on-4®方案进行，但需根据预先计算机设计的方案，在手术导板的引导下进行备洞。医生须采用窝洞级差预备方案，以获得良好的初期稳定性。

种植体植入后，即可取下手术导板，用骨磨去除种植体顶端的多余骨质，角度基台通过预先制作的定位器安装到种植体上。利用这个定位器，就可以将模型上的位置关系转移到口内，从而实现临时修复体的被动就位。

采用上述方式，预先制作的义齿便转换成为种植体支持的丙烯酸树脂固定义齿，然后完成调殆。

信息披露 Ana Ferro医生是Nobel Biocare诺保科公司的关键意见领导（KOL）。

植入颧种植体的外科方案：不植骨的无牙颌治疗方法

Surgical Protocol for the Placement of the Zygomatic Implant: A Graftless Approach for Treatment of the Edentulous Maxilla

8

Edmond Bedrossian, Per-Ingvar Brånemark

引言

目的：本章旨在回顾使用颧种植体建立上颌无牙颌后牙区支持的手术方案。

方法：对文献报道中上颌无牙颌植骨和不植骨重建方法进行回顾。

结果：无论是否采取即刻负重，使用颧种植体都是一种可预期的治疗方案。

结论：本章对当前的各种上颌无牙颌重建技术进行了回顾，结果表明：联合植入2颗颧种植体（ad modum Brånemark）及2～4颗位于上颌骨前部的种植体，并且使用固定修复体形成稳定的刚性连接后，可以在确保种植体和修复体长期成功的前提下，使应力在功能负重时获得有利的分布。

8.1 历史视角

上颌无牙颌具有独特的解剖学特点，它限制了种植体在牙槽嵴内的植入数量和分布。受双侧上颌窦与位于上颌骨前部的鼻底解剖位置的影响，种植体在上颌牙槽骨内的可用垂直骨量或将受限，从而对种植体支持

谨以本章献给值得敬仰和尊敬的Per-Ingvar Brånemark教授。他为重度上颌骨吸收和/或缺陷的患者制订了一个简单且可预期的治疗方案，他的远见卓识值得我们钦佩。作者有幸与Per-Ingvar Brånemark教授合作，在Fonseca的教科书中发表了有关植入颧种植体的手术方案。Edmond Bedrossian以能与已故的Per-Ingvar Brånemark教授同列为本章的作者，一起为读者介绍颧种植体在当今口腔种植临床中的应用而深感荣幸与骄傲。

E. Bedrossian, D.D.S., F.A.C.D., F.A.C.O.M.S. (✉)
American Board of Oral & Maxillofacial Surgery, Chicago, IL, USA

Department of Oral & Maxillofacial Surgery, University of the Pacific Arthur A. Dugoni School of Dentistry, San Francisco, CA, USA

Implant Surgical Training, University of the Pacific Arthur A. Dugoni School of Dentistry, San Francisco, CA, USA

American College of Prosthodontics, San Francisco, CA, USA
e-mail: oms@sfimplants.com

P.-I. Brånemark, M.D.
The Brånemark Osseointegration Center (BOC), Gothenburg, Sweden

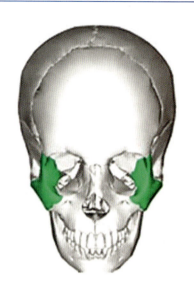

的上颌固定义齿修复造成困扰。此外，上颌无牙颌的腭侧吸收和后牙区牙槽骨萎缩，也可能导致种植体所需的水平骨量不足。

在这一类患者中，如果上颌窦发生典型的严重气化，若按照常规种植方案则必须进行大范围的植骨。文献报道了各种重建骨量的手术方法。Adell[1]、Breine和Brånemark[2]使用复合移植物进行骨增量，从而为植入种植体创造良好条件。此外，Lefort Ⅰ截骨术[3]和髂骨块移植术[4-5]也被用于骨量的重建，以便于种植体的植入。

为了在上颌骨后部创造足够骨量，上颌窦底提升植骨术也得到临床上的推荐。据报道，在1996年的"上颌窦底提升共识会议"上指出上颌窦底提升手术的种植体存活率为90%[6]。共识会议得出的结论与1995年Tolman的报告结论相似。他在报告中指出，由于"报告中包含了多变量与多因素的研究方案和材料，因此很难得出明确的结论，有待于进一步的前瞻性对照研究"[7]。

Keller与Tollman对上颌骨增量术后行种植体延期植入和延期负重的病例进行了研究，种植体及修复体的存活率分别为87%、95%[8]。Rasmusson研究了使用自体骨夹层（Inlay）植骨术、外覆（Onlay）植骨术和/或Lefort Ⅰ手术[9]完成的骨增量病例，发现采取种植体延期植入与同期植入的成功率分别为80%和77%。此外，还有一些作者报道了利用各种植骨技术重建萎缩上颌骨，并进行种植体植入的临床成功率[2-5]。

在最近的文献中，为了避免进行大范围的植骨手术，倾斜种植体[10-12]被用于上颌无牙颌患者的修复重建。

对于上颌窦范围延伸至前磨牙区域的患者，使用颧种植体已成为常用临床治疗方案。颧种植体可通过上颌骨后方前磨牙区域有限的牙槽骨来稳定种植体平台，同时依靠颧骨建立种植体根方的初期稳定性，从而实现颧种植体的"四皮质"固位（图8.1）。根据国际上对颧种植体临床应用的研究报告，其成功率为94%～100%[13-18]。

2004年，在Per-Ingvar Brånemark发表的

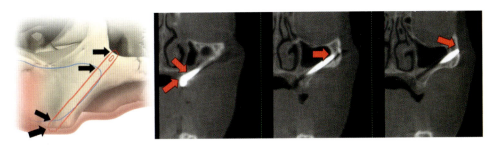

图8.1 颧种植体在上颌和颧骨内有一个"四皮质"固位点。

一篇初步回顾性研究报道中，52名患者接受了颧种植体植入和两阶段治疗（即采用延期负重方案），其累积生存率（CSR）为94%[17]。Bedrossian等在其2010年发表的文章中，报告了采用即刻负重方案治疗患者的7年前瞻性随访研究，其累积生存率（CSR）为97.2%[19]。Aparicio等在2014年还报告了10项采用即刻负重方案的前瞻性研究，其累积生存率（CSR）与以上研究相似，为97.71%[20]。

2011年，Bedrossian推出了"拯救理念"，将颧种植体作为临床决策方案的一部分，用于治疗上颌窦植骨失败或倾斜种植体失败的病例。这一理念能使患者在治疗过程中不出现大的中断，能够持续得到修复治疗[21]。

近年来，受到Chrcanovic等和Goito[22-23]等作者正面系统评价的影响，颧种植体的临床应用普及率也有所提高。Chrcanovic等报告在12年随访期内的成功率为96.7%。Goito等报道1541例颧种植体的术后成功率为97.86%。

8.2 患者的选择

在对患者制订颧种植体治疗计划时，需要在外科治疗前启动"系统性术前评估方案"[24]。在手术治疗之前必须考虑手术和义齿修复的需要，才能获得最佳的治疗效果。术前评估方案需将上颌不同区域的可用牙槽骨一并纳入考量（图8.2）。

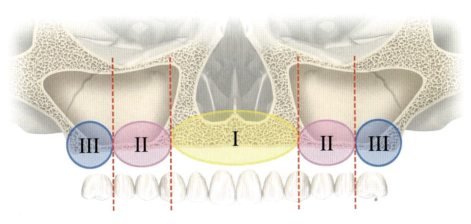

图8.2 上颌区：1区，尖牙-尖牙区；2区，前磨牙区；3区，磨牙区。

对于仅在1区有可用牙槽骨的患者应考虑采用颧种植体方案。在系统性的术前治疗计划方案评估中，还需确定最终的修复体类型（金属烤瓷桥或支架/复合型修复体）。在确定修复体类型时，要评估"复合缺陷"的情况。如果考虑使用复合型修复体，则需在术前确认"过渡线"所在平面，以评估最终修复体的美学效果。所谓"过渡线"，是指复合型修复体和剩余牙槽嵴顶软组织之间的交界线（图8.3），为达到良好的美学效果，应使其始终位于最大笑线的根方。

8.3 放射影像评估

尽管计算机/常规断层扫描技术在临床已得到普及，但曲面断层全景片对患者的初步评估仍然至关重要[1,9,16,18]。颧种植方案的适应证如下：在颌骨前部（即1区）存在牙槽骨，而在前磨牙和磨牙区（即2区和3区）的牙槽骨大量缺失[24]。2003年，Nkenke等[25]对颧骨的解剖结构进行了评估，通过对2~3mm厚度的连续冠状面重建图像的描述，为经验不足的术者制订手术方案提供了大量影像学信息（图8.4）。

此外，还可通过CT的冠状面和轴向三维重建图像进一步评估上颌窦、鼻筛窦复合体、骨-骨道复合体以及上颌外侧壁的轮廓，从而划分ZAGA临床分类[26]。在冠状面重建图像中，还可观察到上颌牙槽骨的剩余宽度以及颧骨体的宽度和高度。通过三维影像学研究，还能对可能存在的上颌窦病变情况，如上颌窦黏骨膜［施耐德膜（Schneiderian membrane）］的增厚、液平面等因素进行评估。

8.4 功能负载下的主要承重骨

2区和3区（分别为前磨牙区和磨牙区）的骨缺失是选择颧种植方案的临床指征。对

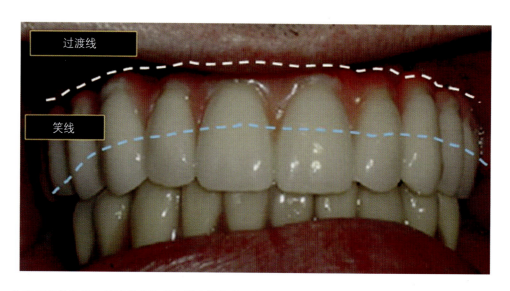

图8.3 为获得美学效果，过渡线应隐藏在最大笑线的根方。

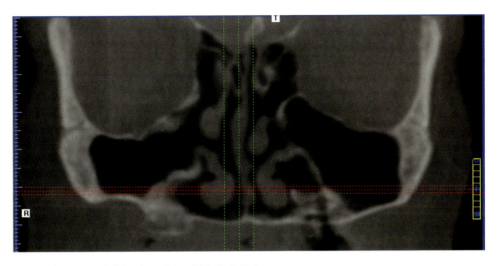

图8.4 上颌窦和颧骨的重建前视图。可见上颌窦和鼻筛窦。

于适合于颧种植的患者，在上颌前磨牙和磨牙区的剩余牙槽骨量应小于1mm。因此，在颧种植体植入后，骨-种植体的最小接触区域在牙槽嵴。既然知道颧种植体在上颌牙槽嵴的骨-种植体接触（BIC）面积非常有限，那么问题的焦点就变成了：上颌牙槽嵴的骨-种植体接触（BIC）在咬合应力的分布中有多重要？上颌牙槽嵴在种植体平台区的存在究竟是否有利于应力分布？

Ujigawa及其同事[27]在其简洁的有限元分析中对颧种植体的相关承重骨进行了分析。2007年发表的有限元分析报告中，他们指出支撑模拟咬合负载的是颧骨而非上颌牙槽骨。然而，在2013年和2015年，Freedman等[28-29]的研究报道修正了Ujigawa在其研究中的观察结果，他们认为颧骨外侧皮质骨的高亮区域并非是Ujigawa等认为的"承重区"，其不过是收缩时的咬肌附丽区域（图8.5）；Freedman等在他们的论文中阐述，颧骨在种植体负载状态下并没有起到骨支持的作用，相反是种植体平台部位的上颌牙槽骨在承受模拟载荷。

8.5 功能负载下的形变

在过去的临床报告[30]中，支持并强调了利用全牙弓夹板固定颧种植体和上颌前部其他种植体的重要性，其有助于在功能负载下获得更有利的应力分布。

2013年，Freedman等的目标研究了在上颌牙槽骨功能状态下，颧种植体的应力分布和形变的影响。创建了两个研究模型；第一个模型是在颧骨和上颌牙槽骨的支持下，将颧种植体植入到颅骨，并使用固定桥获得跨牙弓的刚性稳定。第二个模型复制了第一个模型，但是上颌牙槽骨支持颧种植体的区域被移除了。两种模型均应用了殆向应力和侧向应力，并记录了最大等效应力。在缺乏牙槽骨支持的模型中，最大应力较高。在无牙槽骨支持的模型中，殆向应力高于侧向应

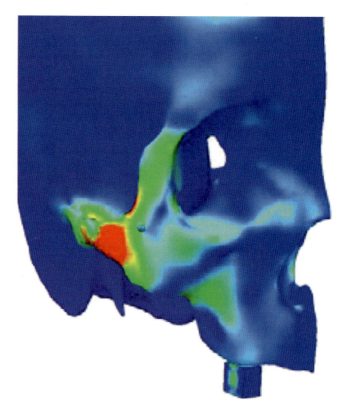

图8.5 功能状态下高亮的咬肌附丽区域。

力。两种模型的颧骨均显示低应力。因此，作者认为上颌牙槽骨的支持有利于颧种植体的受力分布。

2015年，Freedman讨论了颧种植体的上颌窦外植入。第一个模型是将两颗颧种植体植入在颅骨的一个上颌窦外的位置，由一个刚性的全牙弓夹板桥连接。第二个模型是第一个模型的复制品，移除了支持种植体的上颌牙槽骨区域，这是这种植入方式的固有结果（图8.6）。在没有牙槽骨支持的模型中，施加𬌗向力和侧向力，观察到了更高的最大应力（图8.7a）。在没有牙槽骨支持的模型中，𬌗向应力高于侧向应力（图8.7b）。有牙槽骨支持的模型𬌗向力低于侧向应力。两个

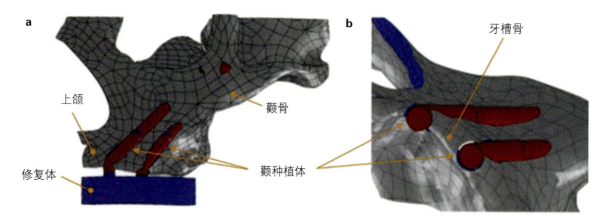

图8.6 （a，b）上颌牙槽嵴骨移除后上颌窦外技术的计算机虚拟模型。

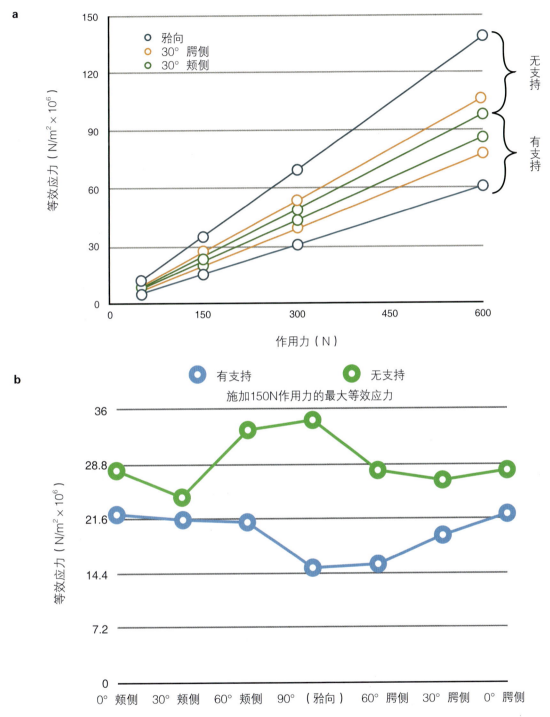

图8.7 （**a**）在没有上颌牙槽嵴支持的情况下，最大应力较高。（**b**）在没有上颌牙槽嵴支持的情况下，咬合应力高于侧向应力。

模型的颧骨均出现低应力。他们得出的结论是，"上颌牙槽骨的支持有利于颧种植体在上颌窦外位置的应力分布"。

8.6 术前注意事项

手术通常在诊室进行，静脉注射镇静剂[15]。所有患者在术前1小时进行准备。适当的局部麻醉对这些静脉镇静患者的治疗至关重要。不同的浸润和神经阻滞麻醉包括：上颌前庭周围浸润；腭大区阻滞；双侧颧体颧区经皮浸润麻醉。双侧下牙槽神经阻滞麻醉被认为可以在手术期间使下颌回缩，而不会过度刺激镇静患者。建议尽可能直视观察种植体从前磨牙区到颧骨基部的路径[15, 31]。使用计算机辅助设计和外科导板植入颧种植体的临床医生，也提倡直接显露颧骨基底部[31]。这样可以清楚地看到种植窝洞预备及植入种植体的路径，并可在植入过程中避免迷失方向及造成潜在的并发症。一般来说，有3个可能的潜在路径。正确的轴/路径是从前磨牙区域延伸到上颌窦，进入颧骨体中部。如果颧骨体中的穿入点比所描述的路径更靠前，则存在穿透框底的可能性。然而，如果轴线位于正确路径的后面，则种植体有可能进入翼颌间隙，被软组织包裹，导致种植体缺乏骨结合，以及可能出现意外出血（图8.8）。颧种植体设计独特，种植体根方2/3的φ4.0mm；靠近牙槽骨的1/3部分的φ5.0mm。颧种植体的长度为30~52.5mm。一系列专门的长钻头用于颧种植窝洞预备（图8.9）。

8.7 手术选择

使用颧种植体重建无牙颌时，可考虑两种方案。第一个是传统的两阶段方案[13,15]。临床医生也可以考虑即刻负重方案[15,31]。两阶段方案要求在二期手术时立即对颧种植体进行跨弓夹板固定。这可通过使用CAL技术（图8.10）在暴露种植体之前制作好被动就位的连

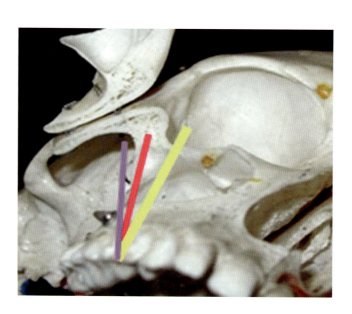

图8.8 植入颧种植体的路径。红线是合适的路径；黄线为眶内；紫色线为翼颌间隙。

8 植入颧种植体的外科方案：不植骨的无牙颌治疗方法 119

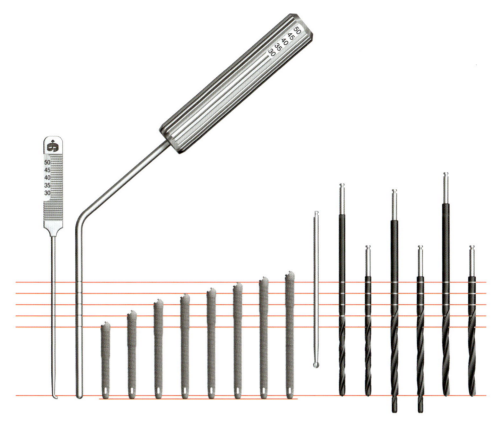

图8.9 颧种植体的长度为30～52.5mm。

接杆可以更高效的完成[30]。患者的义齿经过调整以适应CAL杆，软组织愈合后，制取最终种植印模，制作复合式固定修复体。另一种更现代的方法是在延期负重方案中，将患者现有的义齿转换为临时固定修复体，将上颌前部种植体与颧种植体进行跨牙弓夹板固定。若考虑即刻负重，也可对患者现有义齿使用相同的直接或间接转换技术。

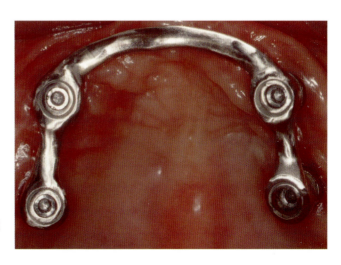

图8.10 CAL杆，二期手术时将上颌前部种植体与颧种植体进行跨牙弓夹板固定。

8.8 手术方案

手术首先在无牙颌弓上做嵴顶切口。双侧松解切口分别位于上颌结节上，形状类似于曲棍球棒，该切口也可用于暴露要拔除的上颌智齿。预备种植路径是植入颧种植体的一个关键步骤。Per-Ingvar Brånemark教授[32-34]阐述的颧种植体的植入只有一个路径。然而，新的推荐手术方案与"上颌骨外"的方法混淆了[23]。如果在ZAGA 0、ZAGA 1、ZAGA 2和ZAGA 3的病例中使用所谓的"上颌骨外"入路，失去上颌牙槽嵴骨的支持可能会影响功能受力的均匀分布，这在2015年Freedman等在"上颌骨外"技术有限元研究中已被证实[29]。

2011年，Aparicio描述了颧种植体中部与上颌侧壁的各种关系[26]。上颌侧壁可以是"直的"或"凹的"。如果是凹形的，那么颧种植体中段的一部分可能会位于上颌窦的"外侧"。Aparicio所描述的分类是ZAGA 0（直的上颌侧壁，颧种植体中段在上颌窦内）到ZAGA 4，这是上颌窦最极端的吸收，具有明显的凹陷，其中种植体的中段和平台由于上颌骨外侧轮廓存在凹陷而暴露在"上颌窦外侧"。

作者强调应遵循Per-Ingvar Brånemark教授所阐述的颧种植体植入路径。按照Per-Ingvar Brånemark教授对颧种植体植入路径的起点和终点的描述，在种植体植入后观察种植体中段的窦内或窦外关系（图8.11）。患者的上颌侧壁轮廓决定了种植体的一部分是否在窦外，以及种植体平台是否与牙槽嵴顶接合。建议临床医生研究上颌侧壁的轮廓，并

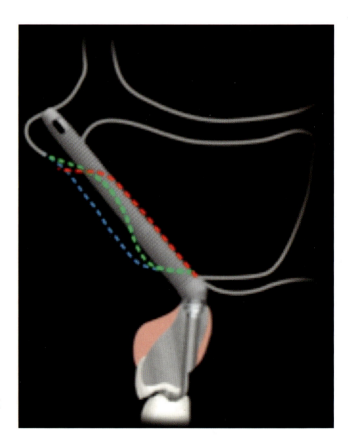

图8.11 各种不同轮廓的上颌窦侧壁与颧种植体中段和平台的关系。

在治疗计划中使用ZAGA分类法。

外科医生必须认识到，如果种植体平台与上颌牙槽骨无接合，则种植体直接位于前庭深部可能会导致黏膜的萎缩和颧种植体的暴露（图8.12）。目前只发表了少量处理这些暴露的病例报告[35-36]。在极端情况下，如ZAGA 3、ZAGA 4，或在全或部分上颌骨切除的情况下，颧种植体将直接位于前庭的软组织下方，无法避免发生软组织开裂。在其他情况下，应按照Per-Ingvar Brånemark方案尝试将种植体中段置于上颌窦内。在一期种植手术或二期手术时进行颊脂垫移植作为防止软组织裂开的"预防性"措施，只会增加患者不必要的并发症。因此，作者建议如前所述继续联合使用2颗颧种植体（ad modum Brånemark）技术，以便在患者上颌侧壁轮廓允许的情况下尽量减少软组织潜在的长期反应。

按照Per-Ingvar Brånemark教授的颧种植方案进行种植外科预备，外科医生需要长时间的练习。翻瓣暴露上颌骨后方的牙槽嵴和上颌侧壁，找到上颌侧壁经近中向远中过渡为上颌窦后壁，形成上颌窦后份的垂直"转角"处，图中用"黑色虚线"表示（图8.13）。颧种植外科预备之前，要在上颌侧壁制备一直通上颌窦的矩形骨窗，骨窗后壁的路径应与"黑色虚线"平行。

上颌窦黏骨膜［施耐德膜（Schneiderian membrane）］可从上颌窦侧壁内侧移除或推开（图8.14）。当植入颧种植体时，掌握上颌窦黏骨膜的位置并确保其不会附着在种植体上是至关重要的。将上颌窦黏骨膜等软组织带入颧骨内将导致颧种植体的骨结合失败。

使用球钻开始预备种植窝洞（图8.15），球钻通过嵴顶预备进入上颌窦。通过上颌窦侧壁的骨窗直接观察其路径。为了保持球钻的正确路径，球钻柄应与上颌窦骨窗的后壁保持平行，而后壁又平行于"黑色虚线"。球钻在颧骨底部形成一个小凹痕，以防止φ2.9mm的麻花钻产生颤动。然后，移除球钻，更换为φ2.9mm的钻头从上颌窦窦底进入，穿越上颌窦，再经上颌窦顶部进入颧骨，最后在额颧切迹处穿出。需要注意的是，φ2.9mm钻头应平行于上颌窦骨窗的后壁（图8.16）。接下来使用φ2.9~3.5mm的先锋

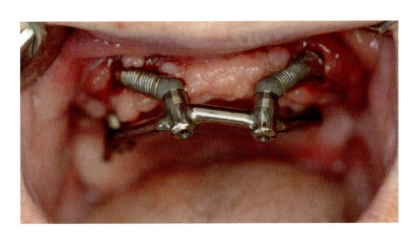

图8.12 将颧种植体放置在上颌窦外的病例，可能会出现颊侧黏膜软组织开裂。

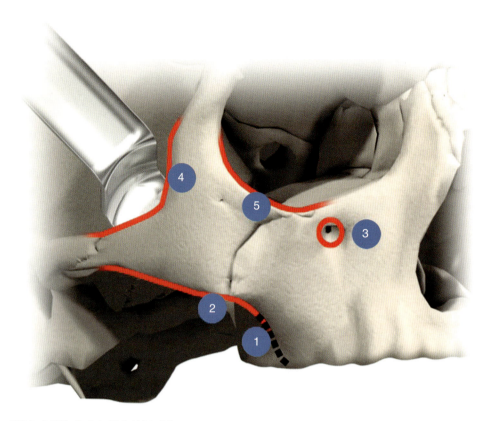

图8.13 "黑色虚线"代表上颌窦的侧后角。

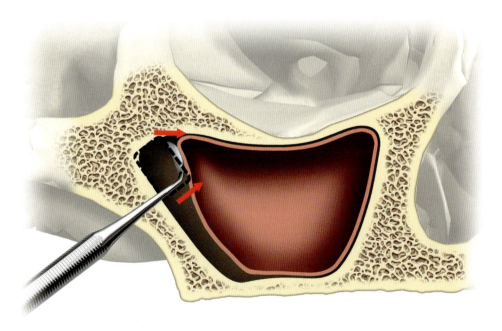

图8.14 为了直接观察钻头和种植体的路径,上颌窦黏骨膜[施耐德膜(Schneiderian membrane)]可被移除或推开。

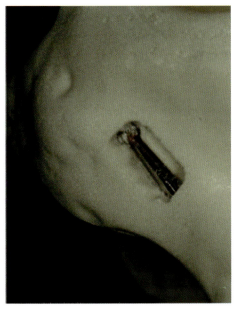
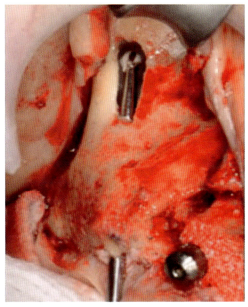

图8.15 直视下，用球钻在颧骨底部形成一个小凹痕。

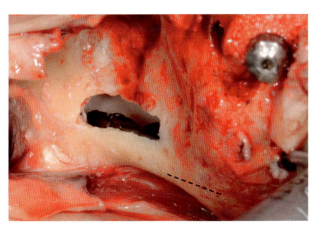
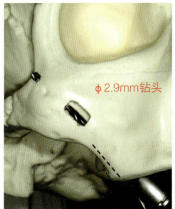

图8.16 直视下 φ2.9mm 钻头的预备路径，与"黑色虚线"平行。

钻在颧骨内预备浅的窝洞，使用 φ3.5mm 的最终钻在上颌牙槽嵴顶部和颧骨体完成窝洞预备（图8.17）。

如果确认牙槽骨宽度大于3mm，种植窝洞的牙槽嵴顶部分使用 φ4.0mm 麻花钻完成。如果牙槽嵴骨宽度和/或高度不足，则不使用 φ4.0mm 钻头。在种植体植入之前以及在种植窝洞预备过程的任何时候，都必须看到钻头和种植体的整个手术路径（图8.18）。

如果颧种植体完全植入后，其远中（根方）部位与上颌骨外侧的后壁紧密接触（图8.19），则表明其植入路径是正确的。颧种植体的平台通常位于上颌第二前磨牙或第一磨牙近中部分（图8.20）。

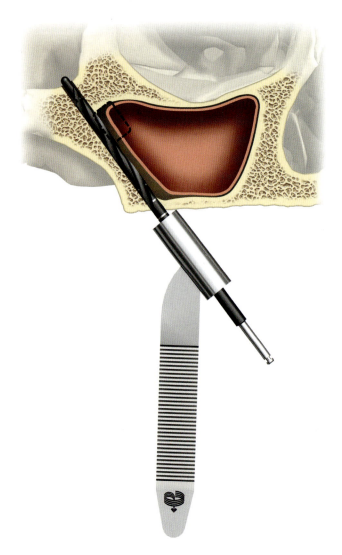

图8.17 使用 φ2.9～3.5mm 钻头在上颌牙槽嵴和颧骨处完成种植窝洞预备。

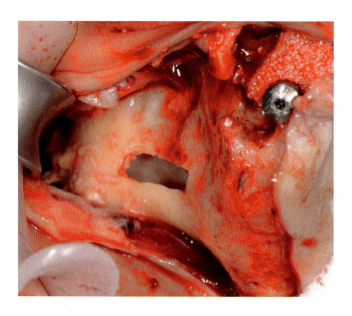

图8.18 建议在手术过程中充分暴露并能看到钻头和种植体的路径。

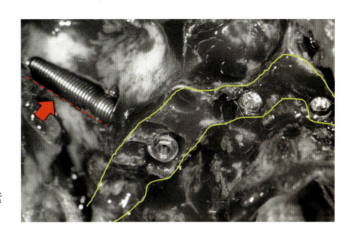

图8.19 种植体远中部分与上颌窦外侧后壁紧密接触,并与"黑色虚线"平行。

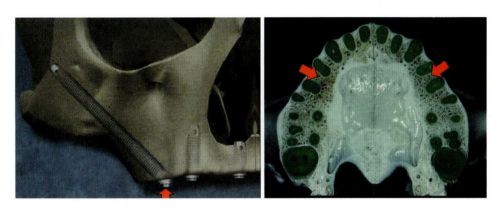

图8.20 种植体平台位于上颌第二前磨牙或第一磨牙近中部分。

为了方便植入种植体,预装的种植体携带器可使用颧种植手动扳手轻松操作(图8.21)。

颧种植体的45°角允许种植体平台与颌骨前部垂直植入的种植体处于同一平面。

为了确保倾斜种植体顶部的正确方向,使用预装的种植体携带器的螺丝头作为引导。将颧种植体植入到适当深度后,将手动螺丝刀插入种植体携带器的螺丝头内。手动螺丝刀的柄必须与无牙颌的牙槽嵴成直角,以确保植入种植体平台的正确方向(图8.22)。

在考虑即刻负重的患者中,将颌骨前部种植体的初始植入扭矩设置为20Ncm的位置。当种植手机"停止"时,再将植入扭矩增加到40Ncm,直到种植体完全植入与就位。

同样的方案也适用于植入颧种植体,配合使用颧种植手动扳手(Z手柄),将颧种植体植入至最终深度,种植体平台与上颌牙槽嵴侧壁紧密接触。颌骨前部种植体和颧种植体即刻负重的标准包括至少40Ncm的植入扭矩[37]。最少需要2颗颌骨前部种植体[38]。如果可以在1区内均匀分布,可以考虑使用4颗颌骨前部种植体(图8.23)。

在采用两阶段方案的手术中,使用4-0薇乔线缝合关闭手术伤口。义齿基托覆盖在颧

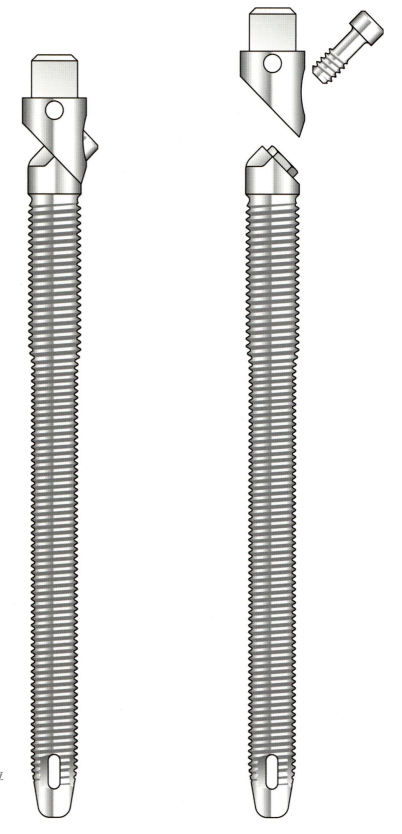

图8.21 预装的种植体携带器"拉直"了种植体,方便其植入。

8 植入颧种植体的外科方案：不植骨的无牙颌治疗方法 127

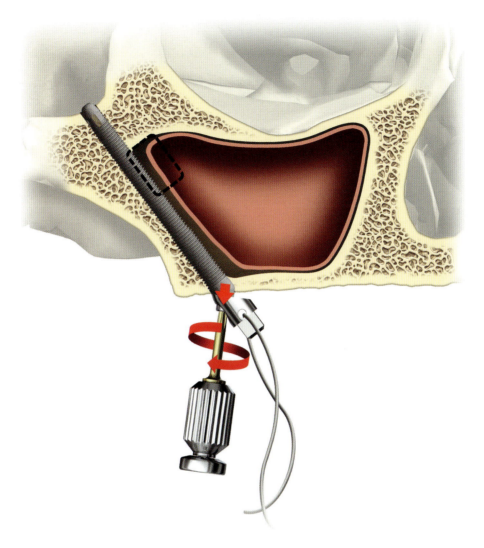

图8.22 手动螺丝刀的柄必须与无牙颌的牙槽嵴垂直，以确保植入颧种植体平台的正确方向。

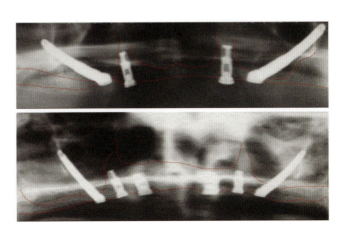

图8.23 1区2或4颗轴向种植体可沿上颌前部颌弓均匀分布。

种植体平台上方的牙龈，可减轻负重，防止伤口裂开。在采用即刻负重方案的患者中，使用3-0可吸收线关闭软组织伤口，使用复合基台和钛临时套筒将患者现有的全口义齿转换为即刻临时固定修复体（图8.24）。

8.9 修复体转换技术

为了在术后即刻戴入临时固定修复体，需对患者现有的全口义齿或新制作的即刻义齿进行转换[37,39]。术前拟用于转换的义齿应有正确的垂直距离（OVD）和排牙位置[40-42]。种植体以40Ncm的扭矩植入后，安装愈合基台。选择适宜高度的愈合基台，以便在嵴顶切口缝合后，愈合基台高于软组织1mm。复合基台就位并以35Ncm力矩旋紧（图8.25）。患者的义齿经过调整，可以被动就位，而不受到愈合基台和软组织变形的干扰。当义齿在口内就位后，在义齿中注入咬合记录材料，确保正确的咬合和中线位置；从而利用咬合记录材料复制出愈合基台的位置（图8.26）。

在丙烯酸树脂上标记与种植体相关的位置，并磨穿对应的义齿基托。必须注意避免造成过多的孔洞使义齿基托断裂。将磨好孔的义齿再次就位于口内正确的位置。使用临时钛套筒将修复体与复合基台相连（图8.27）。

使用快凝树脂将临时钛套筒冷固化到义齿基托上（图8.28）。树脂硬化后，拧松固位螺丝从患者口中取出义齿。临时钛套筒周围义齿基托组织面上的空隙用快凝树脂进一步加强，注意不要将树脂弄到钛套筒的组织面上（图8.29）。

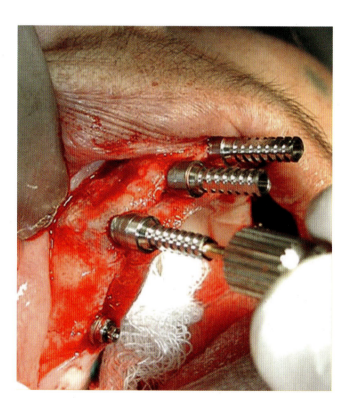

图8.24 使用钛临时套筒连接义齿与复合基台。

8 植入颧种植体的外科方案：不植骨的无牙颌治疗方法　　129

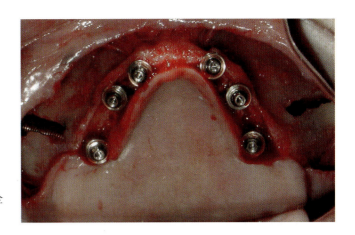

图8.25 施加35Ncm力矩使复合基台完全就位。

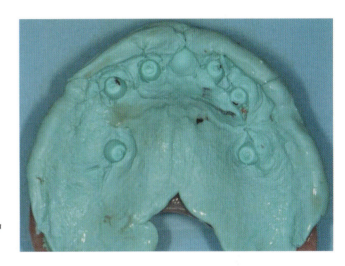

图8.26 义齿基托里复合基台的印记转移了种植体的位置。

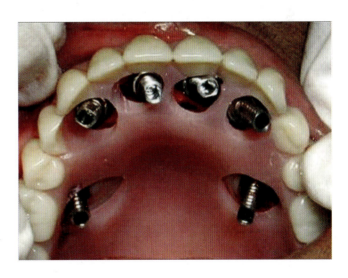

图8.27 将钛临时套筒与义齿基托黏合前，义齿应无任何干扰地被动就位。

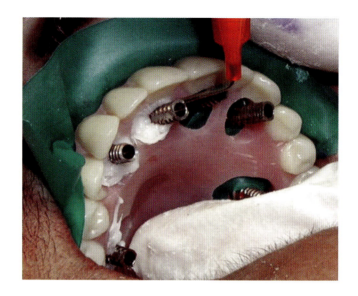

图8.28 临时钛套筒与患者义齿的黏合。

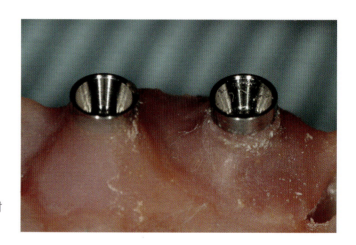

图8.29 钛临时套筒的穿龈部分应不含任何树脂材料。

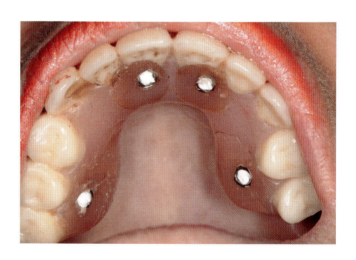

图8.30 封闭修复体螺丝通道。

去除义齿的腭板和基托。修复体上的凹面用丙烯酸树脂重新塑形,目的是去除所有凹面,这些凹面可能会积存食物残屑。检查患者的咬合情况,确保在正中咬合时整个修复体的组牙功能𬌗和均匀负重[43-44]。

为了避免侧方𬌗时的曲矩,制作临时修复体时使用牙尖斜度为0°的人工牙,并采用双侧平衡的组牙功能𬌗。使用临时材料封闭最终临时桥的固位螺丝孔(图8.30)。

8.10 术后护理

要求患者保持软食。术后头3个月不鼓励切咬食物。术后用药包括口服抗生素1周、根据需要使用止疼药。要求所有患者每晚睡前用2%氯己定冲洗20分钟。预约术后1周复诊确认咬合、伤口愈合状况和修复体的稳定性是否良好。如果螺丝松动,要检查咬合,消除选定区域的咬合高点和侧方𬌗干扰。在接下来的6个月,患者根据需要进行复诊。有时磨牙症会导致修复体折断。修复体可以在折断的部位进行口内快速修理,也可以对修复体折断的位置进行标记后取出送回技工间修理。为临时修复体制作夜磨牙𬌗垫,戴入最终修复体后继续使用新的夜磨牙𬌗垫,这可能有助于防止这些患者产生过大的咬合力。

8.11 讨论

对于外科医生而言,颧种植体的植入都必须遵循Per-Ingvar Brånemark教授所描述的唯一路径。同样重要的是要认识到Aparicio教授[26]提出了颧种植体与上颌侧壁轮廓不同解剖结构之间的关系;无论上颌解剖结构如何变化(从ZAGA 0类到ZAGA 4类),颧种植体的植入路径都不发生变化。当2区和3区的牙槽骨高度小于2~3mm时,建议采用颧种植体。在功能和时间的限制下,少量的牙槽嵴剩余骨可能会被吸收。然而,谨慎的做法是遵循联合使用2颗颧种植体(ad modum Brånemark)的技术,如Freedman和他的同事所阐述;以获得种植体的初始稳定以及更好的应力分布。

即刻负重原理
Rationale for Immediate Loading

Stephanie Yeung, Saj Jivraj

引言

即刻负重的定义是指在牙种植体植入1周内进行咬合负重[1]。从生物力学的角度看，即刻负重可获得与传统延期负重同样的种植成功率和种植体存留率[2]。此外，即刻负重可以缩短治疗周期，加速患者功能重建，提高患者满意度，极具临床应用前景[3-4]。

从生物力学的角度看，即刻负重成功的基础在于允许种植体存在一定程度的微动（幅度在50～150μm范围内），且上部设计良好的夹板式修复体可限制种植体微动[3,5]。影响种植体微动和修复效果的因素包括：手术设计、种植体植入位置、患者自身条件和修复体设计[6]。为获得最可预期的治疗效果，必须结合临床实际可操作性，考虑到临床各种限制，选择最佳治疗方案。

有多种方法制作全牙弓夹板式即刻负重临时修复体。每种方法都有其各自的优缺点。种植手术当天戴牙，可避免患者重复麻醉，并可在术后软组织肿胀之前完成修复。延后戴牙可让患者获得休息时间；但存在软组织术后肿胀覆盖愈合基台的风险，患者还可能需要二次麻醉。

即刻负重的实施和即刻修复方案涉及一系列客观和主观影响因素。客观因素包括手术设计、修复设计和治疗时机。主观因素包括术者偏好、患者选择和患者偏好。

9.1 即刻负重的要求

9.1.1 患者选择

患者是否适合即刻负重取决于多种因素。如既往有双膦酸盐、免疫抑制剂的用药史、放疗史，这几类患者通常伤口愈合困难，种植失败率较高，不推荐即刻负重[7]。吸烟和控制良好的糖尿病不是即刻负重的绝对禁忌证[7-8]。

除既往史外，还需考虑患者的行为习惯和口腔条件。有牙周炎病史、口腔副功能运动习惯并非即刻负重的绝对禁忌证[8-9]。然而，与种植体稳定性相关的手术因素，如种植体植入位点、骨质、骨量以及应力分布等，若无良好设计则可能产生负面影响[10]。因此，修复设计在保证义齿强度的同时也应兼顾咬合力的均匀分布[11]。患者依从性，如术后软食和口腔卫生维护也是影响即刻负重成功的重要因素[12-14]。

9.1.2 手术设计

在尽量分散的位点植入足够数量的种植体，其目的在于限制种植体微动，并均匀分布咬合力，这对即刻负重的成功至关重要。种植体植入的数量和位置也受骨质骨量、植入扭矩、甚至种植体长度的影响[8, 15-16]。

下颌即刻负重最少需要4颗种植体，上颌最少需要4~6颗，减少种植体数目远期效果不可预期[3, 16-18]。种植体间距过大，将增加悬臂梁长度，增加修复失败风险；距离过小则导致树脂体积不足，降低修复体强度[19]。

9.1.3 修复设计

理想的全牙弓即刻负重修复体应便于清洁，兼顾强度和美学要求，并能均匀分布咬合力。为避免影响组织愈合，修复体应具有一定突度，以便维护口腔卫生。此外，建议即刻负重修复体采用螺丝固位而非粘接固位，其目的在于避免水门汀刺激和拆卸时过大的脱位力[20]。

通过即刻负重修复体的咬合设计和人工牙及塑料基托足够的空间分配，可满足修复体美观、强度和咬合力分布的要求[8]。咬合力均匀分布对种植成功至关重要，有研究表明即刻负重修复体与天然牙相对时的种植成功率高于与种植体相对[21]。考虑到咬合力在此间扮演的重要角色，即刻负重修复体人工牙应选用平缓的非解剖式牙尖以达到咬合平衡，并缩小人工牙咬合面以减少咬合力[3]。

9.2 即刻负重：临床操作流程

无论采用何种负重形式，种植手术之前，都应进行详细的临床检查。术前信息，如影像学检查、临床检查、术前照片，都应在制订手术与修复计划时进行充分考虑。影像学检查对全颌进行锥形束计算机断层扫描（CBCT），以确定种植体的植入位置和是否需要联合其他手术。术前照片应包括正面照、侧面照和微笑相，以帮助确定人工牙的位置与术中需要考虑到的其他问题，如修复体到牙龈的转换区等。如有条件还应试排牙，以确定垂直距离、发音功能、美学效果和殆平面。

完成种植体植入后，使用复合基台将固位平面从种植体水平提升至牙龈水平，甚至高于牙龈平面，以方便临床操作。复合基台可以调整种植体穿出方向、利于修复体被动就位、便于建立清洁通道。某些情况下，如修复空间不足时则不建议使用复合基台。此外，制作或改制即刻负重临时修复体的过程中，患者口内应戴入复合基台保护帽或愈合基台来维持修复通道。

9.2.1 直接法：旧义齿口内直接重衬转换为即刻临时修复体

直接法需要在术前制作传统全口义齿或类似的可定位的可摘义齿；与其他技术不同的是，直接法可以在术后即刻戴牙，理想状态下，患者当天即可获得良好的咬合关系。义齿在口内连接复合基台上的钛临时套筒，口外进一步调改为固定修复体。值得注意的是，任何旧义齿转换之前都应事先识别口内解剖标志点，如上腭、余留牙、旧种植体，

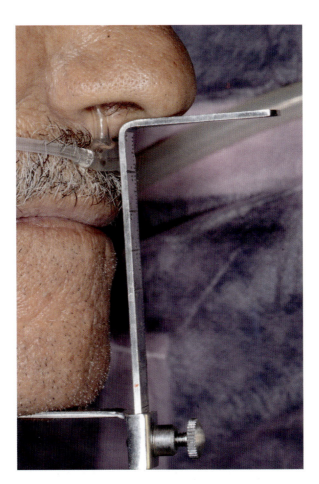

图9.1 使用Willis尺测量垂直距离。

甚至为未调改的牙槽嵴,以便后期确定义齿是否回到准确位置(图9.1)。

使用可摘义齿和快凝硅橡胶,确定种植体位置。在全口义齿组织面放置咬合记录硅橡胶,复制种植体复合基台保护帽的位置,从而确定种植体和义齿上开孔的位置。在可摘义齿上的对应位置开孔,以便在口内安装复合基台临时套筒后义齿能被动就位;解剖标志点作为相对参考点(图9.2~图9.4)。

戴入临时套筒后应拍摄X线片以检查套筒在种植体水平是否完全就位。检查临时套筒是否相互平行,必要时需要调整复合基台的角度。如果临时套筒平行度可以接受,就可以试戴开孔后的义齿,以解剖标志点作为参照,观察其是否能达到准确就位。每次检查旧义齿就位时,口内都应有多个临时套筒,以确保就位过程中每个临时套筒都没有接触与干扰。临时套筒不可与义齿表面有任何接触,如肉眼可见有接触,则应对义齿做进一步调改。临时套筒周围充分的义齿缓冲十分重要,一来可确保义齿不受干扰的就位,二来可以确保临时套筒周围有足够的空间使连接树脂可以流入(图9.5~图9.10)。

在放入连接树脂之前,应当在口内采

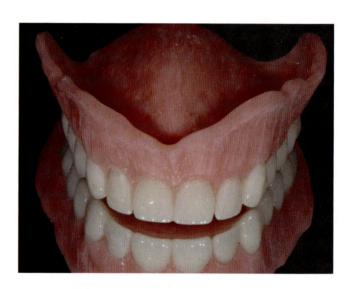

图9.2 转换前全口义齿做热处理。

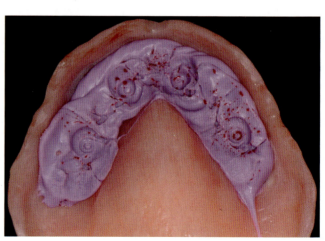

图9.3 利用咬合记录材料在义齿组织面标记出复合基台保护帽的位置。

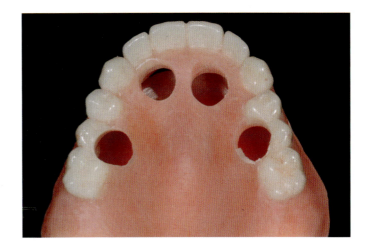

图9.4 根据保护帽的位置在义齿上开孔。

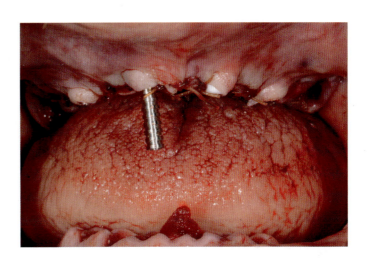

图9.5 戴入复合基台临时套筒。

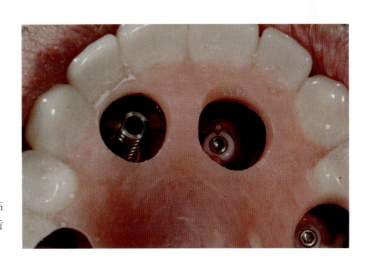

图9.6 义齿就位检查开孔位置,确保临时套筒顺利从开孔位置穿出,不干扰义齿就位。

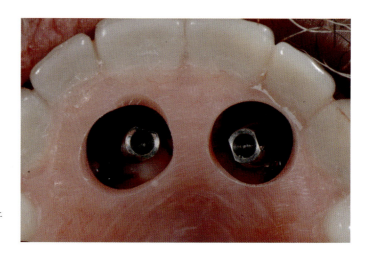

图9.7 戴入第二个临时套筒,同样不能干扰义齿的就位。

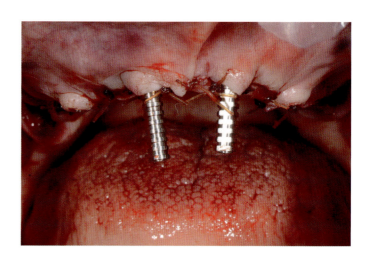

图9.8 注意临时套筒的轴向。

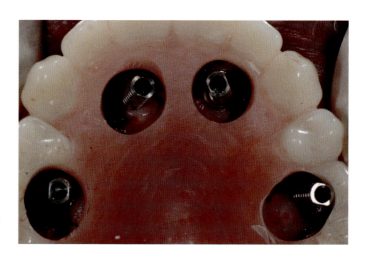

图9.9 戴入全部4个临时套筒,其轴向不能影响义齿就位。

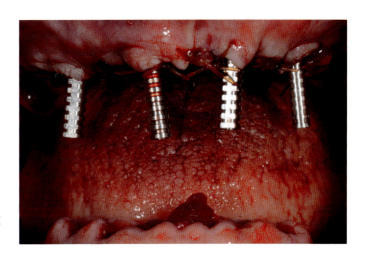

图9.10 注意套筒穿出的角度和轴向，应该在义齿开孔范围内。

取一定保护措施，以防树脂流入不恰当的区域。在临时套筒周围上橡皮障，可防止树脂流到术区甚至渗入创口。为防止螺丝通道堵塞，应事先在螺丝孔内填充占位材料，如快凝硅橡胶或者特氟龙条等。戴入义齿时应确保其在腭托区域完全就位（图9.11～图9.13）

自凝塑料可用于连接义齿和临时套筒，建议逐个连接临时套筒，以确保义齿完全就位和套筒周围树脂的强度与固位力。连接第一个套筒后，应再次确认人工牙的位置和殆平面的位置，确认合适后，继续连接剩余的套筒。当所有套筒都固位在义齿上并充足固化后，可将其一并取出，移到口外做后期处理（图9.14～图9.16）。

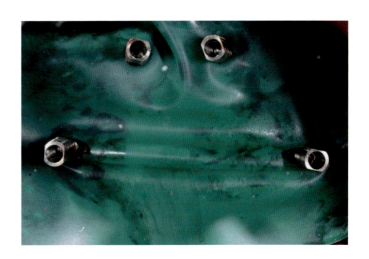

图9.11 临时套筒周围上橡皮障保护术区。

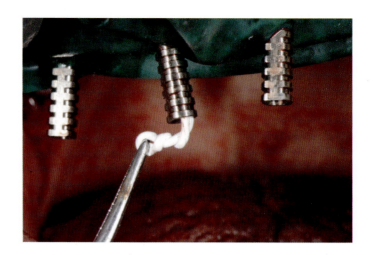

图9.12 填特氟龙条保护螺丝通道。

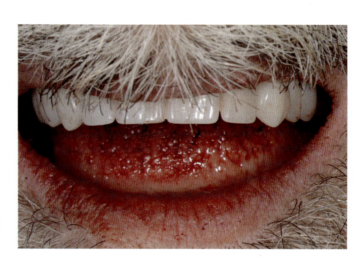

图9.13 就位义齿,检查殆平面和切缘暴露位置。

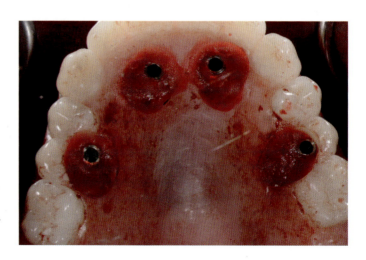

图9.14 使用快速自凝塑料将临时套筒逐个连接到义齿上。

9 即刻负重原理 141

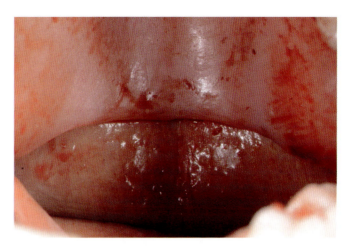

图9.15 确保腭侧基托就位。

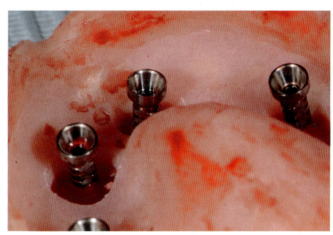

图9.16 自凝塑料凝固后,将义齿和临时套筒一起取下,在义齿组织面添加树脂。

取出义齿后应在临时套筒上连接抛光保护器,防止损伤复合基台与临时套筒的连接部位。磨除旧义齿基托的边缘伸展,直至侧面可直接看到复合基台替代体的颈圈,此举有助于形成便于清洁的凸面组织面形态。在临时套筒周围增加固位树脂以确保套筒坚固固定和足够的树脂体积,并最终形成固定修复体的形态。调磨临时套筒的穿出形态,以消除咬合干扰并平整义齿表面(图9.17~图9.20)。

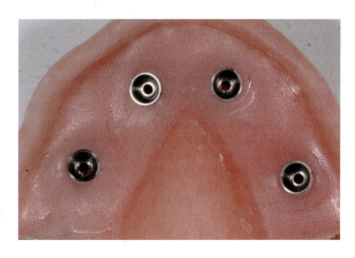

图9.17 义齿送至技工间,组织间凹陷处添加自凝树脂,高温、高压下固化。

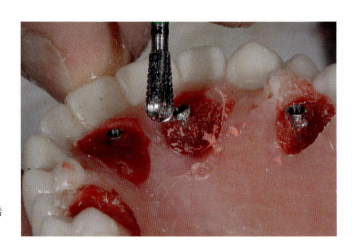

图9.18 将红色的自凝塑料替换成粉色的丙烯酸自凝树脂,高温、高压下固化。

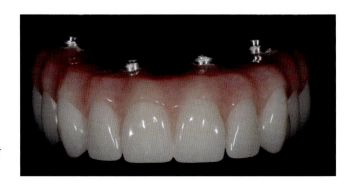

图9.19 去除悬臂梁、修复体塑形以便患者清洁。

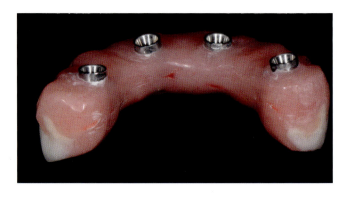

图9.20 临时套筒金属颈圈暴露约2mm,组织面精细抛光。

制作完成的义齿,通过上紧螺丝时医生的手感和X线片检查,确定其是否达到被动就位,确认被动就位后再进行调𬌗。应非常仔细地检查咬合力是否合理分布、是否存在任何悬臂梁。戴牙后牙龈不应受压发白或有组织压力(图9.20和图9.21)。

下颌采用直接重衬法进行即刻负重的难度较上颌更高。因下颌骨术中大量去骨后,义齿不能稳定就位,很难获得稳定的正中关系,同时患者术后麻木也会增加该操作的复

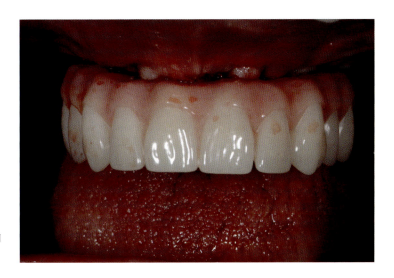

图9.21 戴牙,确定切端暴露位置和殆平面。

杂程度。

修复医生应与手术医生以及口腔技师一起决定去骨量,并大致准确的复制在模型上。

取得良好治疗效果的要点在于:

(1)与模型相似的去骨量。
(2)制作术者可参考的去骨导板。
(3)充分伸展的义齿边缘。

以下为临床治疗顺序:

(1)在义齿组织面放置咬合记录硅橡胶,将义齿放置于复合基台保护帽上方。
(2)引导患者咬至最大牙尖交错位/正中关系位,也可通过硅橡胶咬合记录辅助获得该位置。
(3)确保该颌位稳定且可重复。
(4)去除义齿前部的硅橡胶材料,口内戴入临时套筒,义齿按标记开一个孔后在口内就位。因为开孔是根据复合基台保护帽位置制备的,义齿可穿过临时套筒在口内就位。
(5)自凝塑料连接临时套筒。
(6)从口内取出已固定临时套筒的义齿。
(7)从义齿组织面去除相邻位置的硅橡胶,放置第二个临时套筒,在义齿上按第二个套筒位置开另一个孔。
(8)义齿重新在口内就位,旋紧第一个临时套筒的螺丝,义齿后方的咬合硅橡胶可保持义齿后牙区的稳定。第二个临时套筒同样不应干扰义齿的就位,使用自凝塑料连接第二个临时套筒。
(9)使用相同方法依次连接第三、第四个临时套筒。
(10)当所有基台临时套筒都连接完毕后,将其送至技工间进行后期处理和抛光(图9.22~图9.39)。

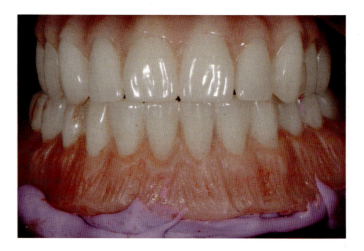

图9.22 由于修整下颌牙槽嵴后,旧义齿的固位和稳定可能会受到影响。在义齿组织面打硬质的咬合记录硅橡胶,引导患者咬至正中关系,确定垂直距离。

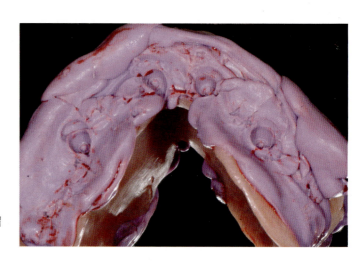

图9.23 咬合记录材料显示复合基台保护帽的位置。

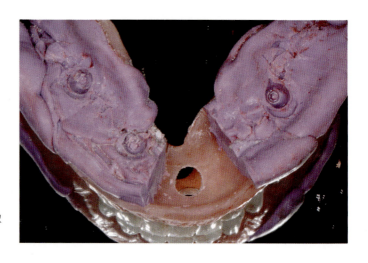

图9.24 先去除一个临时套筒处的硅橡胶,并在义齿相应位置开孔。保留剩余的硅橡胶,可引导患者咬至正中关系。

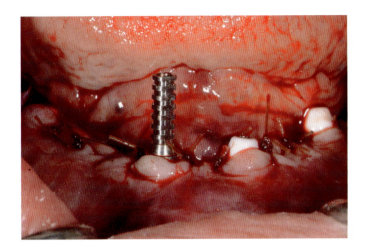

图9.25 戴入第1个临时套筒。

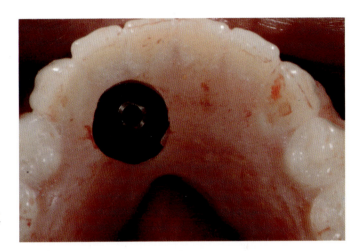

图9.26 戴入义齿,确保临时套筒不影响义齿就位。

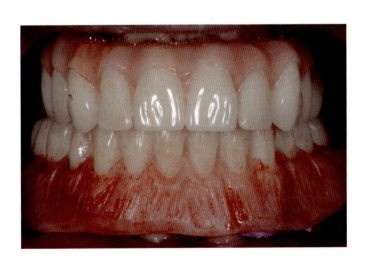

图9.27 引导患者咬至正中关系位。

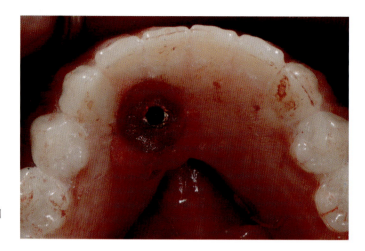

图9.28 使用自凝树脂连接临时套筒和旧义齿。

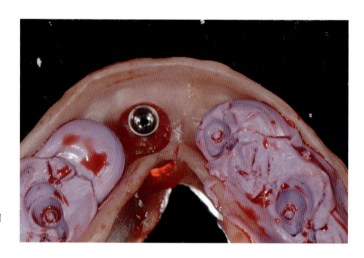

图9.29 在义齿基托组织面添加自凝树脂加固套筒和义齿的连接。

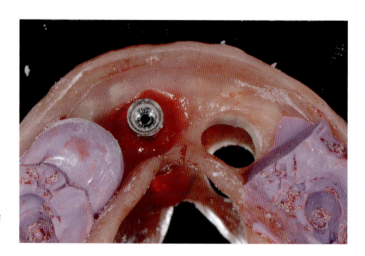

图9.30 去除第2个前牙区临时套筒周围的咬合记录硅橡胶。

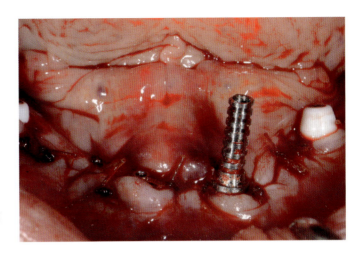

图9.31 戴入第2个临时套筒,然后戴入旧义齿,确保其就位至初始位置。

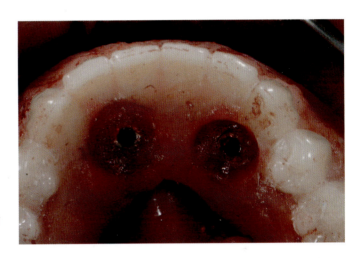

图9.32 快速自凝树脂连接第2个临时套筒。

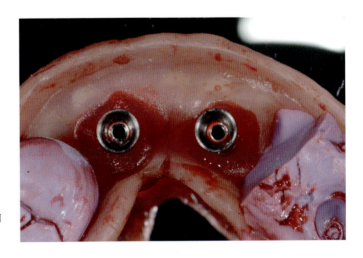

图9.33 义齿基托组织面添加自凝树脂以加强临时套筒的固位。

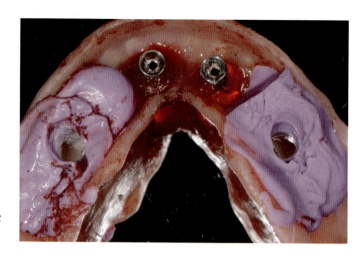

图9.34 在义齿后部的基台保护帽印记处开孔。

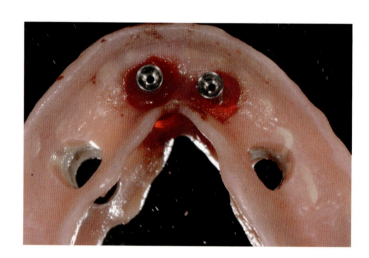

图9.35 去除硅橡胶。

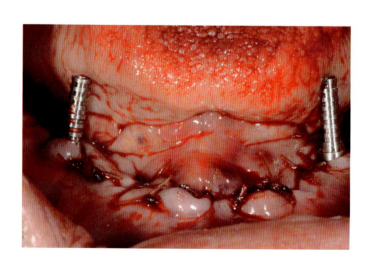

图9.36 戴入后牙区临时套筒。

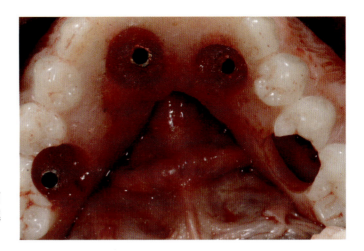

图9.37 戴入旧义齿,确保所有的临时套筒均不干扰其就位,旋紧前部临时套筒的螺丝,用快速自凝树脂连接后牙区临时套筒。

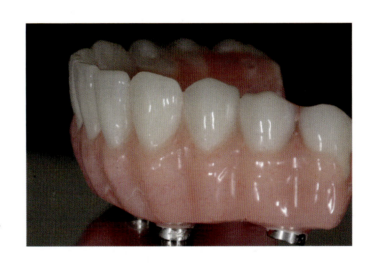

图9.38 修复体送至技工间进行后期处理,去除所有悬臂梁。

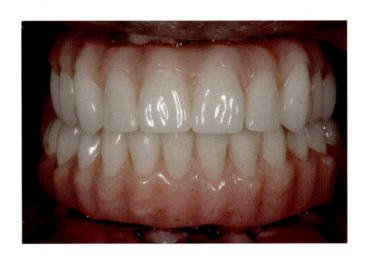

图9.39 戴牙,检查咬合关系。

9.2.2 直接-间接法：旧义齿口内取模后转换为固定修复体

直接-间接法需要在术前制作传统全口义齿或类似的可摘义齿。可将旧义齿用作个别托盘在口内制取种植体水平或复合基台水平印模，接着在口外改造成固定修复体。使用该方法时最好先将研究模型上殆架，以便获得更准确的颌位关系，和更精准的调殆（图9.40）。

该方法与直接法不同之处是获得了一个具有更精确牙龈形态的工作模型；保留了种植体位置转移中的解剖标志点。此外，如果后面即刻负重临时修复体发生折裂，临床医生利用工作模型便于修理。

用义齿和咬合记录硅橡胶标记种植体位置（图9.41）；义齿按这些位置进行缓冲，基于这些确认的解剖学标志点可以让义齿获得良好的就位（图9.42和图9.43）。将义齿准确就位于基台保护帽或者愈合基台上，适量调殆、调磨，获得良好的咬合和垂直关系后，再取颌位记录，以便灌模上殆架。

戴入印模转移杆，拍摄X线片确认就位。以解剖标记点为参照再次确认义齿能获得被动就位。印模转移杆不应与义齿有任何接触，如果肉眼观察到或者检测到有接触，则应在旧义齿印模转移杆周围进行调改。确保印模转移杆周围充分的避让及义齿的完全就位至关重要，同时允许足量的取模材料流动并包裹印模转移杆也很重要（图9.44～图9.46）。为保证万无一失，作为附加步骤，可用自凝塑料对印模转移杆进行夹板式连接，以减少取模误差。

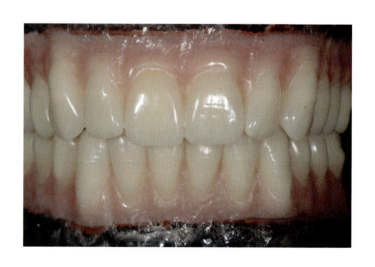

图9.40 直接-间接法从义齿热处理开始。

9 即刻负重原理 151

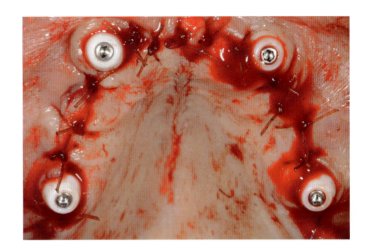

图9.41 复合基台上安放基台保护帽。

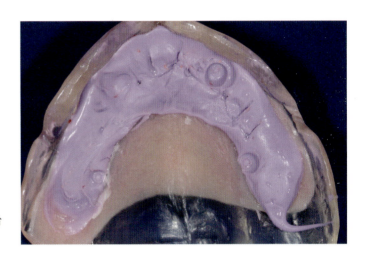

图9.42 使用硬质咬合记录硅橡胶标记基台保护帽的位置。

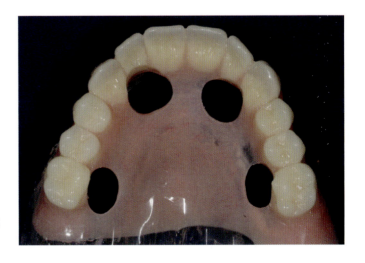

图9.43 在义齿组织面基托上开比较大的孔。

152 无牙颌不植骨种植治疗

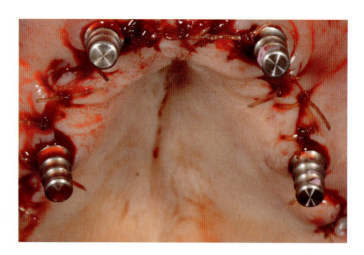

图9.44 在复合基台上安放闭口式印模转移杆。

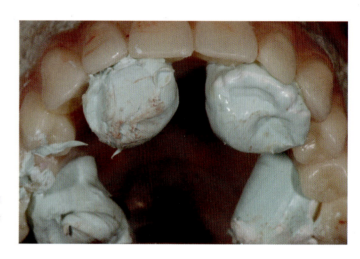

图9.45 在义齿组织面放重体硅橡胶,在印模转移杆上取模,临床医生必须确保正确的定位;确保义齿后牙区完全就位。

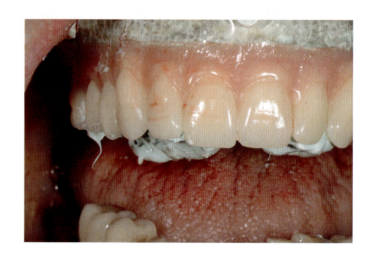

图9.46 等待印模材料固化。

灌模前在印模转移杆上连接替代体，义齿边缘伸展位置应少量灌注石膏，尽量避免进入倒凹，以方便后期脱模。石膏凝固后脱模；取出义齿中的印模材料和印模转移杆。将义齿和模型一起上𬌗架（图9.47～图9.49）。

上完𬌗架后，取下义齿，在替代体上连接临时套筒。同样需要保证临时套筒与义齿不接触，义齿能完全被动就位。调改合适后，用自凝塑料将义齿和临时套筒相连（图9.50～图9.53）。待全部临时套筒连接完毕后，修整义齿基托边缘，直至侧面可直视替代体的颈圈，这将有助于形成便于清洁的、凸起的组织面形态（图9.53～图9.56）。

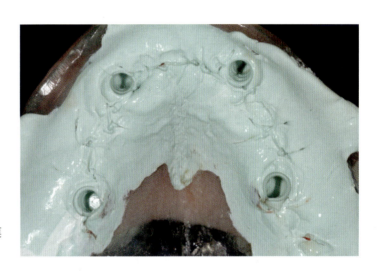

图9.47 取下利用义齿制取的印模，印模材料上应能看到转移杆清晰的阴模。

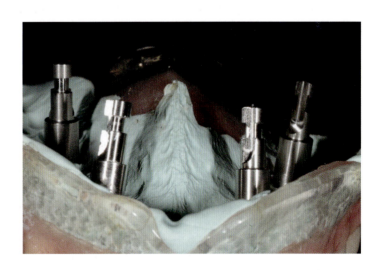

图9.48 从口内取下闭口式印模转移杆，连接替代体后，再将其回插至印模内。

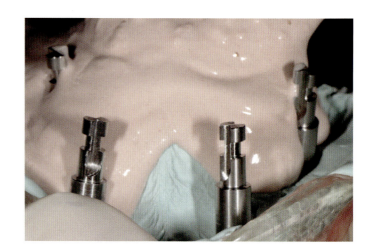

图9.49 使用低膨胀石膏灌模。

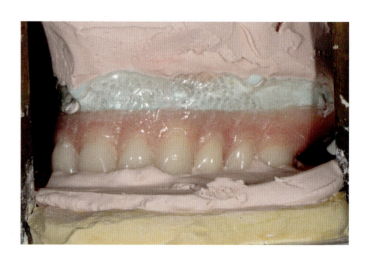

图9.50 上𬌗架后制作义齿切端导板。

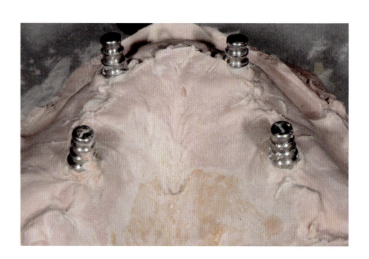

图9.51 脱模后的工作模型。

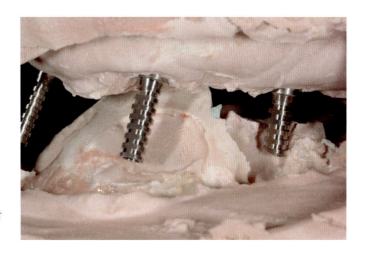

图9.52 在复合基台替代体上安装临时套筒。

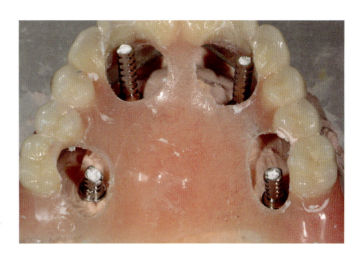

图9.53 使用特氟龙条封闭临时套筒螺丝孔。

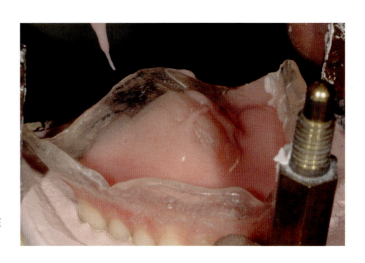

图9.54 义齿切端导板就位后,在组织面注入自凝塑料;高温、高压固化处理。

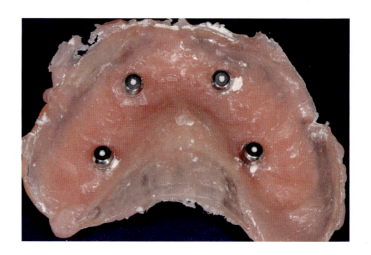

图9.55 去除多余的树脂。

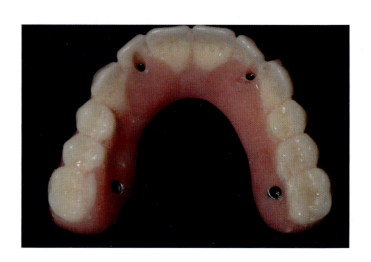

图9.56 完成临时修复体及抛光。

修复体在模型上固位后,在临时套筒周围添加树脂加强固位,获得良好的组织面形态及足够的树脂强度,并最终形成固定修复体的形态。调磨临时套筒消除干扰,在𬌗架上调整咬合。

改造完成的固定修复体,通过上螺丝时医生的手感和X线片检查,可再次确定其是否达到被动就位,确认就位后再调𬌗。一定要特别注意咬合力的均匀分布,尤其是存在悬臂梁的情况下。戴牙后牙龈不应当受压发白或形成组织压力(图9.57和图9.58)。

9.2.3 间接法:取模后口外制作临时固定修复体

理论上来讲,间接法制作即刻负重临时修复体的强度应该是最高的,因为该技术避

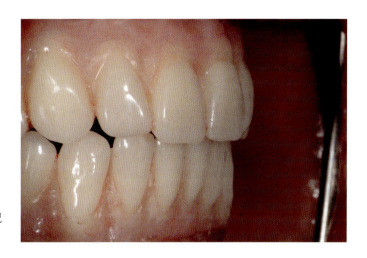

图9.57 通过上下颌同时取模和制取𬌗记录,可同时转换下颌临时固定修复体。

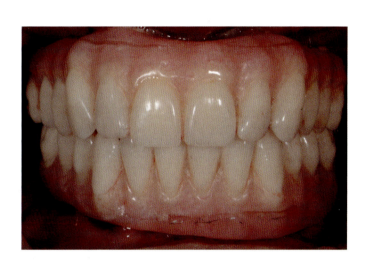

图9.58 口内戴牙,调整咬合。

免了在义齿上开孔。同时,它并不依赖现有义齿建立咬合关系。尽管这一过程相对耗时较长,但确实能获得最好的强度、美观和就位。印模制取、颌位关系记录和试排牙都是在手术当天完成的。

为了获得最大的强度,丙烯酸树脂可以利用硅烷涂层纤维(FIBERFORCE CST,Canada)进行增强,硅烷涂层纤维可通过化学方式与PMMA树脂结合。

排牙后制作硅橡胶倒模,工作模型上安放临时套筒并进行遮色处理。临时套筒使用纤维以特定方式缠绕包裹,义齿蜡型使用注塑的方式处理以最大限度减少收缩,并保证最大强度(图9.59~图9.64)。

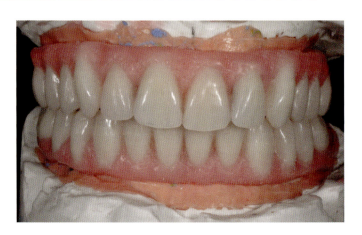

图9.59 间接法需要术后即刻取模,制取颌位记录,并完成美学蜡型试戴。

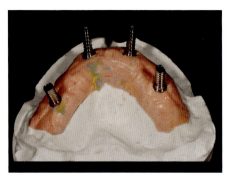 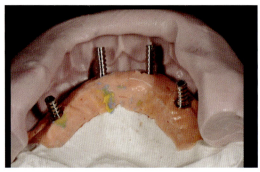

图9.60 工作模型上安放临时套筒,用硅橡胶排牙倒模来评估可用空间。

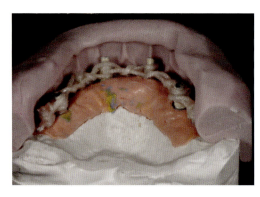 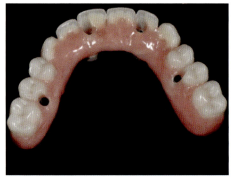

图9.61 临时套筒遮色后,使用FIBERFORCE CST纤维以特定方式缠绕加固,并对临时修复体进行热处理。

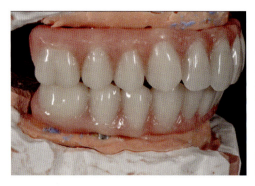 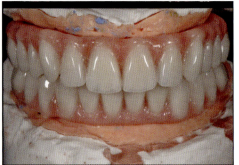

图9.62 技工间评估上下颌修复体。

图9.63 口内佩戴上下颌修复体。

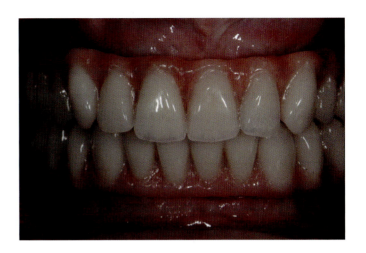

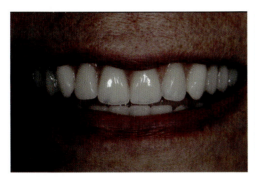 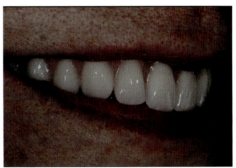

图9.64 患者微笑相。

全口种植固定修复材料的考量
Material Considerations for Full-Arch Implant-Supported Restorations

Saj Jivraj, Sundeep Rawal

引言

从传统的丙烯酸树脂&钛支架到全解剖式切削氧化锆,种植体支持的全牙弓固定修复体的材料有多种选择方案。随着技术的发展,新材料和新工艺不断应用于临床治疗。但是,关于修复材料的选择和设计尚无明确的临床指南。本章通过对上部修复体的螺丝孔设计、修复空间、对颌情况、美学、支架设计及加工等多方面进行讨论,帮助临床医生在全口种植固定修复时做出正确的临床决策。

使用骨结合种植体修复缺失牙是口腔修复领域最重大的突破之一。随着数字化设计、数字化印模以及CAD/CAM技术的发展,口腔修复学发展到了一个全新的高度。近年来,大量的新发明和重大进展不断涌现,这些都让具有高期望值的患者获益极大。很多患者并不仅仅满足于修复体的舒适及恢复口腔功能,他们还期望目前的治疗能够满足更高的美学需求、缩短治疗时间、减少就诊次数以及更简易的维护。对于即将或已经成为无牙颌并具有此类临床治疗需求的患者,种植体支持的全牙弓固定修复体是能够提供给患者的修复方案之一。

目前,在进行种植体支持的全牙弓固定修复体设计时,有多种材料可以进行选择。然而,在文献中检索关于理想修复材料选择的临床建议时,尚缺乏真正可靠的证据,没有证据表明何种修复体设计或者材料的选择会更好。大多数文献都是病例报道,病例数量有限，随访时间短[1]。尽管其可以为我们提供有用信息，但不能认为是真正可靠的临床依据。事实上，随着CAD/CAM技术的发展，新材料和设计理念不断涌现，临床医生过去熟知且长期应用的材料将被逐渐替代。

尽管技术的进步带来的上述趋势不会改变，作者依然希望通过本章的内容为读者提供关于支架设计和材料选择方面的临床指南。

上部修复体的设计包含但不限于以下几个方面：

（1）螺丝通道。
（2）修复空间。
（3）对颌牙的情况。
（4）美学需求。
（5）悬臂梁和螺丝通道处的支架横截面设计。
（6）修复体的加工和被动就位。

10.1 螺丝通道

将一体式种植体支持的全牙弓固定修复体设计为螺丝固位有明显的优势[2]，包括：

（1）可以通过单螺丝固位实验，通过影像学检查判断修复体的被动就位情况[3]。
（2）由于不需要清除多余粘接剂，螺丝固位修复体节省了戴牙时间[4]。

（3）螺丝固位修复体方便取下，具有以下优势：

①定期维护：如果需要对种植体或连接基台进行检查评估时，取下修复体非常简单。
②螺丝松动的处理：方便通过螺丝通道检查并处理松动情况。
③修复体的折断：方便取下修复体进行修理。
④修复体的改形修整：方便进行软组织塑形等调整。
⑤种植体并发症的处理：便于对失败种植体、种植体周围炎、感染等问题进行处理。

由此我们可以看出，螺丝固位修复体在长期维护方面具有明显的优势。

当螺丝通道方向不理想时，经常会碰到螺丝孔位置不易寻找的问题，医生有以下两个选择：

（1）使用角度基台：角度基台具有一定高度，需要占据一部分修复空间，必须考虑其对美学效果的影响。
（2）使用双层式修复设计：第一层支架和种植体相连改变种植体穿出方向，第二层为螺丝固位修复体。此类设计尚缺乏长期随访，需要进一步研究以验证其临床应用（图10.1~图10.5）。

10 全口种植固定修复材料的考量   163

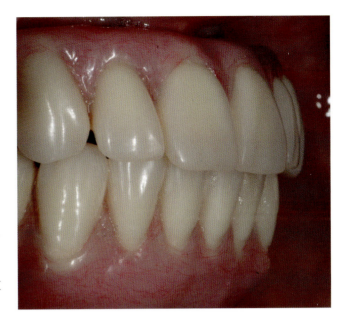

图10.1 不良的穿龈轮廓,注意修复体从种植体穿出的部位存在悬突。

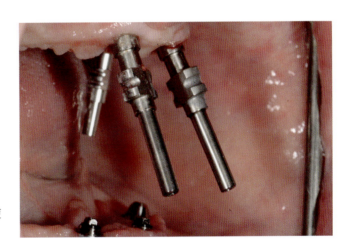

图10.2 通过修复体纠正种植体轴向,需要使用角度基台来调整种植体方向。

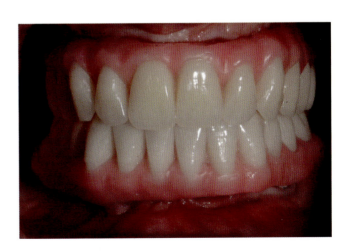

图10.3 试戴具有正确穿龈轮廓的诊断蜡型。

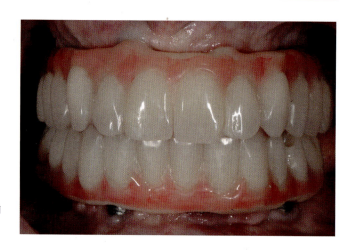

图10.4 利用临时修复体验证美学效果和发音。

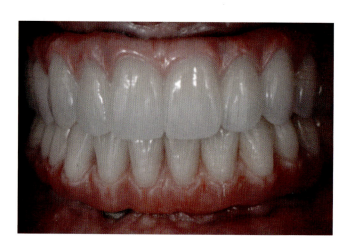

图10.5 具有正确穿龈轮廓的正式修复体。

10.2 修复空间

修复空间不足是上部修复最常见的困难[5],修复空间不足会带来两个问题:

(1)修复并发症,如材料破损、崩瓷需要修理,或者支架折断导致的修复失败。
(2)上部修复治疗计划的改变。

这些不理想的情况都可以通过外科和修复团队良好的术前沟通来避免。临床医生需要术前评估患者的牙槽骨吸收情况,判定其为轻度、中度、重度吸收,以此判断可用修复空间,选择理想的修复方式。

关于修复空间的基本指导原则:

(1)全解剖氧化锆固定修复体需要最小10mm的修复空间(种植体平台到对颌牙列)。
(2)金属烤瓷或者氧化锆支架烤瓷固定修复体需要最小12mm的修复空间(种植体平台到对颌牙列)。
(3)丙烯酸树脂&钛支架的固定修复体需要最小15mm的修复空间(种植体平台到对颌牙列)。
(4)种植体支持的覆盖义齿需要最小16mm的

修复空间（种植体平台到对颌牙列）[6]。

10.3 对颌牙列情况

文献证据已表明，种植体的本体感受能力要低于天然牙[7]，因此当对颌牙列也是种植固定修复体时，应特别注意这一点。同时，需要让患者认识到，当对颌是种植修复体时，与对颌为天然牙或可摘义齿相比，需要对种植体进行更严密的复查[8]。最常见的并发症是修复体的折断或者修复材料的𬌗面磨损（图10.6）。

另一项研究比较了贵金属、长石瓷（烤瓷饰瓷）和树脂3种咬合面设计[9]，结果显示3型和4型贵金属咬合面更有利于维持咬合接触与垂直距离的稳定。但是，患者总是更希望得到天然牙色的修复体，长石瓷曾被长期使用；但在近10年氧化锆材料被越来越多的用于修复体咬合面的制作。氧化锆材料造成对颌牙的磨耗是临床的一个重要关注点。体外实验已经表明，氧化锆材料造成对颌牙磨耗要低于长石瓷[10]。但是，尚缺乏更多的体内实验来证实此观点。

当上下颌同时需要进行种植体支持的全牙弓固定修复时，我们需要更加关注材料的选择。建议上颌使用氧化锆材料修复，下颌使用钛支架+树脂材料修复[11]。此设计具有如下优势：

（1）上颌使用陶瓷材料修复能够最大化满足美观需求，且修复体在长期使用过程中不易着色。
（2）避免了上下颌同时为瓷材料时碰撞所发出"叩齿音"。
（3）增加整体的韧性和弹性。
（4）降低花费（图10.7）。

其劣势是下颌树脂材料的不断磨耗，但这个问题是可控和容易解决的，患者需要认识到树脂人工牙的使用寿命为5～7年，需要定期更换。

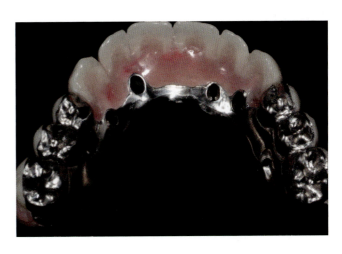

图10.6 研磨钛金属咬合面，有利于维持垂直咬合距离。

图10.7 上颌采用氧化锆、下颌采用钛支架+树脂有很多临床优势。

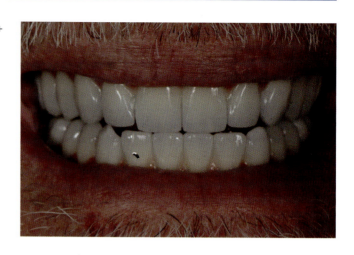

10.4 美学需求

贵金属支架和氧化锆支架的美学表现是类似的，两种支架材料都可以对光线产生类似的阻断效果和美学效果[12]。

从美学效果而言，与钛支架+树脂材料相比，贵金属或氧化锆支架上部烤瓷的修复方式都可以获得更好的美学效果，且在长期使用过程中不容易表面着色。如上所述，在上下颌都需要进行种植固定修复时，建议上颌使用陶瓷材料，下颌使用钛支架+树脂材料。

10.5 悬臂梁

悬臂梁和螺丝孔处支架横截面的设计

存在悬臂梁时，最后一颗种植体的支架远中横截面以及螺丝孔处横截面需要有足够的厚度（图10.8和图10.9）。选择的修复材料要有足够的横截面积以满足口腔环境下对材料强度和稳定性的要求。支架螺丝孔的舌侧或者腭侧材料厚度尤为重要。考虑悬臂梁设计时，不论使用贵金属合金、钛还是氧化锆，支架连接体的横截面大小都很关键。

但是，目前尚无上述材料最小横截面积的具体参考数值。当修复空间十分有限时，作者更倾向于使用贵金属支架。对于大多数无牙颌种植固定修复患者而言，都有中度到重度的牙槽骨吸收，这就意味着大多数患者都有足够的空间来满足修复支架材料横截面积大小的要求。文献表明，天然牙支持的氧化锆固定修复体，建议连接体处最小横截面积为4mm×4mm。作者建议种植氧化锆支架连接体和螺丝孔处的横截面积也不应低于$16mm^2$ [13]。

关于上颌悬臂梁的适宜长度，目前能够指导临床的研究还很少，尤其是使用氧化锆支架材料时。悬臂梁长度是导致修复失败的重要因素，一项meta分析研究显示悬臂梁长度对修复成功率的影响要远大于种植体数目[14]。悬臂梁的形变和长度相关，所以减少悬臂梁的长度能够显著减少发生修复体折断的并发症。关于氧化锆的体外研究显示：

（1）悬臂梁长度越大，导致支架折断的加载力量越小。
（2）连接体尺寸越小，导致支架折断的加载力量越小。

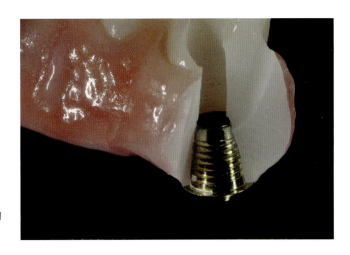

图10.8 氧化锆支架螺丝孔处厚度不足导致的支架折断。

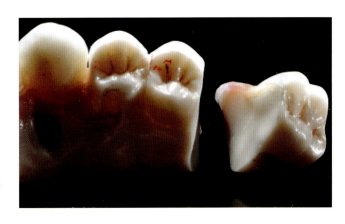

图10.9 尽量减小悬臂梁长度防止氧化锆支架折断。

（3）支架折断往往发生在末端的基台轴壁[5]。

关于悬臂梁的建议如下：

（1）减少远中悬臂梁。
（2）减少颊侧悬臂梁。
（3）增加支架最末端种植体远中悬臂梁的横截面积。
（4）悬臂梁处咬合轻接触。

10.6 修复体的加工和被动就位

通过失蜡铸造法获得支架后再进行上部烤瓷曾经是种植固定修复体加工的金标准，使用此技术可以获得可预期的成功结果[16]。后来，临床医生逐渐由上述传统工艺转变为使用CAD/CAM技术进行钛或者氧化锆材料的支架加工，其主要的原因之一就是CAD/CAM技术的价格优势。这些新技术具有更高的工作效率，进而降低了加工成本。

如何获得被动就位是螺丝固位支架所面

临的挑战。支架的加工误差往往是人为因素导致的，最常见的原因是印模的不准确以及模型灌制的误差，传统失蜡铸造法和瓷层烧结工艺导致的形变也是导致误差的原因[17]。

实现铸造支架被动就位的方式之一是将支架进行分段铸造之后再进行焊接。临床医生还可以使用粘接固位的方法通过粘接间隙的缓冲达到被动就位；但由于粘接固位支架无法方便取下，医生在选择使用粘接固位方式时需要非常慎重[18]。螺丝固位支架获得被动就位的另一个方式是在铸造支架内部每个螺丝孔位置增加一个粘接固位的套筒，通过套筒与支架之间的粘接剂来缓冲误差（KAL技术）[19]。

CAD/CAM技术消除了支架加工过程中的很多易变因素[20]。不论是使用传统印模技术还是光学印模技术，精确的印模是获得理想结果的关键。技工间的责任是确保精确的模型灌注，要特别注意正确的水粉量，并在制造商指定的时间内将石膏粉与水按准确的比例充分混合。此外，由于消除了潜在的错误，通过使用CAD/CAM技术简化了整体工作流程，这使支架可以在更少的临床步骤中完成制作，并减少了技工间的工作量[21]。

有多种材料可以借助CAD/CAM技术制作种植固定修复的上部支架，包括但不限于：

（1）钛支架上部堆塑或者研磨树脂。
（2）高强度复合体［聚醚醚酮（PEEK）］。
（3）切削钴铬合金。
（4）氧化锆（全解剖式）：

①少量饰瓷。
②氧化锆支+上部单冠的复合式设计（上部为二硅酸锂或者氧化锆单冠）。

10.7 钛支架上部堆塑或者研磨树脂

当支架材料从黄金转变为钛以后，一体式种植体支持的全牙弓修复体支架的设计发生了显著改变[22]，不同加工中心的设计方式也不尽相同。虽然新技术在不断进步发展，但是金合金支架设计的一些基本理念却并未过时。

钛支架设计的一些要点包括：

（1）足够的厚度满足强度要求。
（2）良好的自洁通道。
（3）尽量少的金属暴露。
（4）树脂材料的固位型。
（5）足够的树脂材料空间。
（6）悬臂梁处有足够的机械强度。
（7）注意横截面的设计。

目前主要有两种钛支架+树脂牙的设计方式，都需要考虑上述要点。一种是"极简主义"支架设计方式，即采用杆状支架设计，树脂材料对杆形成360°包绕，义齿的组织面也是树脂材料。这种设计的优势是可以方便地进行义齿重衬，但其长期机械稳定性尚不得而知。许多医生都遇到过此类设计方式支架折断的情况，失败的原因可能是过长的悬臂梁或者杆的横截面形态不佳，需要进一步的研究确认。第二种是"I"形或者"L"形支架设计,通过改变支架形态增加强度。这种支架设计方式的优点是在三维方向上使用较少的材料就可以达到足够的强度,这样给上部树脂材料留出了足够空间,提供更好的固位,使悬臂梁区域的树脂材料厚度最大化,但此设计方式同样缺乏循证医学证据。

尽管上述支架设计方式在很多患者口内使用状况良好,尤其是在下颌无牙颌;但这并不意味着其应用于上颌无牙颌也能取得类似的成功(图10.10~图10.12)。

作者在临床上发现义齿上颌前牙区存在人工牙反复折断、丙烯酸树脂脱落和人工牙磨损的问题(图10.13)。出现这些问题的原

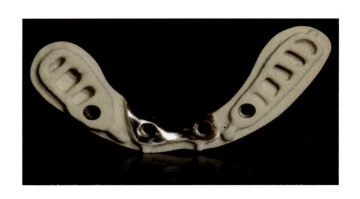

图10.10 传统的金支架形态。

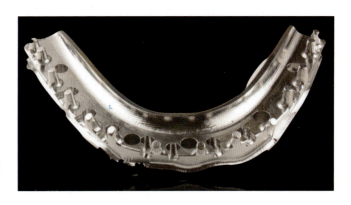

图10.11 具有与传统金支架类似设计的钛支架。

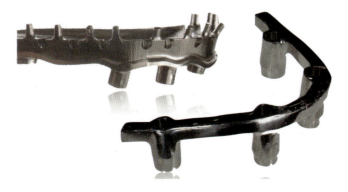

图10.12 "L"形支架和"极简主义"包绕型支架。

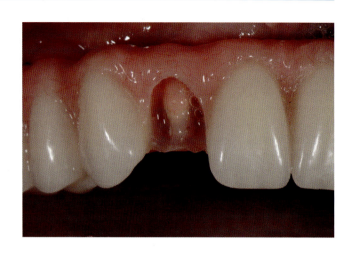

图10.13 钛支架上部树脂牙脱落。

因可能是与受力方式有关，上颌前牙区主要受到的是拉应力，而上颌后牙和下颌牙主要受到的是压应力。

夜磨牙患者更容易发生上述问题；夜磨牙患者后牙区磨损快，增加了前牙区的受力，容易导致前牙区受力过大继而发生义齿折断。为了避免上颌前牙区发生此类问题，一个可能的处理方法是将金属支架材料延伸到咬合面；在支架加工制作时，对蜡型进行选择性回切之后进行复制，然后研磨获得金属支架，将后牙咬合面设计为金属。另一个可能的处理方法是使用新的钛支架上部树脂加工工艺，先将钛支架包埋在单层多色丙烯酸树脂中，然后再进行研磨加工[23]。同传统的将人工牙通过丙烯酸树脂连接在钛支架上的方法相比，这种方法或可以避免诸如人工牙脱落、树脂基托折断等问题。但关于此新技术的文献证据尚不充分，有待进一步研究。

在不同的咬合力情况下可以使用不同的设计和加工工艺。如前所述，咬合力大的患者，人工牙磨损快，在长期使用过程中可能需要进行更换。尽管通过人工牙和粉色丙烯酸树脂可以制作出美观效果很好的修复体，但是与全瓷材料相比，在口内长期使用后会失去表面光泽，且更容易发生明显的着色。

10.8　高性能聚合物：PEEK

理论上讲，PEEK材料的减震缓冲特性可减少传导到种植体-骨交界面的应力[24]。尽管这一现象从理论上是成立的，但是尚无支持此观点的文献证据。从材料特性上看，PEEK材料的弹性模量远低于钛金属，但同时又具有足够的强度满足其刚性要求。PEEK材料的另外一个优势是可以承受长期循环力量加载，满足长期使用要求[25]。CAD/CAM技术让PEEK材料应用起来更加容易。尽管PEEK材料有上述有利的临床特性，但医生要意识到目前的临床证据大多限于个案研究[26-28]，严谨的临床研究刚刚开始[29]。

10.9 研磨钴铬合金

近年来,钴铬合金支架的应用又开始逐渐增多起来。传统铸造工艺的钴铬支架上部材料结合力差、易腐蚀等问题都由于使用研磨工艺而被消除。可以使用传统烤瓷工艺在钴铬支架的表面增加饰瓷。从美观角度讲,金属支架表面烤瓷的设计能够获得比支架+树脂更好的美学效果,其口内的长期美观优势更加明显(图10.14~图10.17)。

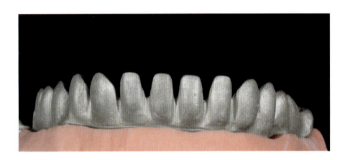

图10.14 研磨钴铬支架。

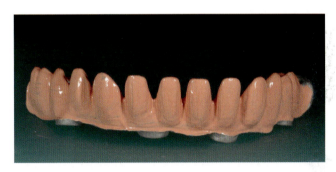

图10.15 恰当使用遮色层掩盖金属材料的灰色。

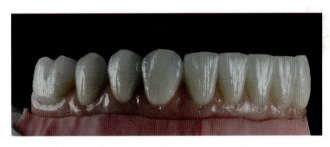

图10.16 在钴铬支架完成上部烤瓷。

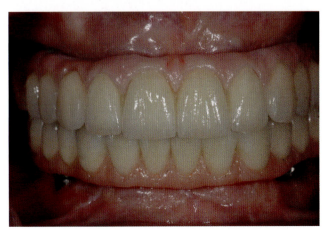

图10.17 图10.16所示下颌修复体戴入口内的情况。

CAD/CAM技术的应用可以更好地控制瓷层厚度、获得被动就位以及良好的金-瓷结合。与贵金属支架相比，钴铬合金支架刚性更高，尤其是在悬臂梁区域。当修复空间不足15mm以及后牙区有悬臂梁时，钴铬合金支架的优势更加明显，在很小的修复体厚度情况下也能承受咬合力[29]。但是，同金支架相比，价格优势是钴铬合金支架最吸引人的地方。其最大的劣势在于需要配套有研磨、烧结等技工间设备，同时需要有能够熟练掌握这些新技术的口腔技师。

10.10 氧化锆

近10年，氧化锆支架材料的发展突飞猛进，被广泛应用于全口种植固定修复体的制作。氧化锆的主要优势包括良好的生物相容性、美观以及高强度[30]。氧化锆的颜色优势能够满足前牙区的美学需求，氧化锆极佳的耐磨损性能使其在后牙区使用时具有独特优势。上述特性使得氧化锆材料在种植修复中的应用日益增多。

氧化锆具有很好的挠曲强度，非常适合作为支架材料，既可以在其表面烤瓷也可直接制作为全解剖形态。目前，尚缺乏上下颌种植固定修复体同为氧化锆支架材料方面的研究。

临床病例报道可以为氧化锆种植固定修复体的使用提供一些参考[31]，但是尚缺乏关于氧化锆支架及其临床应用的充分研究。大多数研究为病例报道，患者数目少，且随访时间有限。

氧化锆支架可以被设计为以下几种形式：

（1）整体全解剖式。
（2）局部烤瓷式。
（3）支架上部粘接二硅酸锂或者氧化锆冠的复合式。

10.11 整体全解剖式

从循证医学的角度，目前尚缺乏整体全解剖式氧化锆支架的长期研究数据，但这并不意味着不能使用此设计，而是需要在临床上选择好适应证（图10.18和图10.19）。

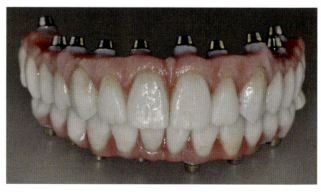

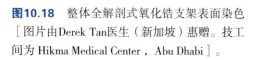

图10.18 整体全解剖式氧化锆支架表面染色［图片由Derek Tan医生（新加坡）惠赠。技工间为Hikma Medical Center，Abu Dhabi］。

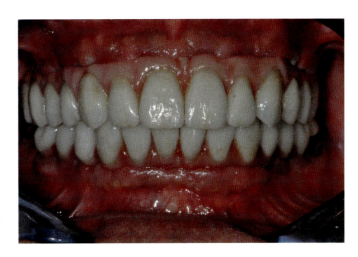

图10.19 图10.18 所示修复体口内戴入情况［图片由Derek Tan医生（新加坡）惠赠。技工间为 Hikma Medical Center，Abu Dhabi］。

10.12 局部烤瓷式

氧化锆支架表面局部烤瓷的设计方式可以同时满足强度和很高的美学要求[32]。然而，一些研究表明：没有良好基底支持的饰瓷具有很高的崩瓷风险[33]。

为了将氧化锆的强度和优异的美学性能相结合，可以在咬合接触区设计为全氧化锆，而在唇颊面美学区使用少量饰瓷。需要注意的是，有饰瓷的部位必须要有良好的基底支撑防止崩瓷，因而支架必须在理想的外形下进行回切处理[34]。

在处理崩瓷的问题时，全氧化锆和表面饰瓷的挠曲强度必须加以考虑，医生总是很关注饰瓷崩脱或者折断的问题。很多研究都表明，包括传统金属烤瓷在内的各种多层烤瓷设计，饰瓷层都是强度最薄弱的地方[35]。

不论是贵金属支架还是氧化锆支架，一定要对表层饰瓷有良好的支持[36]。有学者还研究了氧化锆饰瓷的抗剪切强度，研究结果显示不同的饰瓷材料以及氧化锆支架是否进行预染色都会影响饰瓷层的抗剪切强度[36]。作者建议，在使用氧化锆支架加表面饰瓷的设计方式时，应当严格控制烤瓷时的冷热循环参数，考虑仅在支架表面进行部分烤瓷，而咬合面部分应设计为全解剖式氧化锆（图10.20～图10.26）。

氧化锆支架设计方式的一个主要临床应用是在悬臂梁区域。例如，在上颌窦等由于解剖条件受限而无法在理想位置植入种植体时，如果使用不植骨的方案，则可能会使用悬臂梁的设计方式。但是，该设计方式可能会对种植修复体的生物力学性能产生不利影响，有可能引起机械和/或生物学并发症。目前，尚缺乏关于氧化锆支架悬臂梁位置断裂情况的可靠研究，大多为专家经验和临床病例报道，仍需要更多经过良好设计且具有临床指导意义的关于氧化锆支架悬臂梁力学性能的实验室研究。

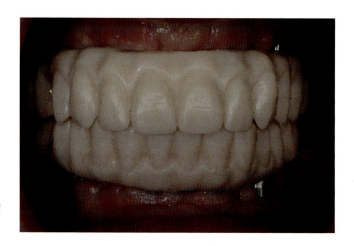

图10.20 树脂支架口内试戴，验证修复体的咬合及形态。

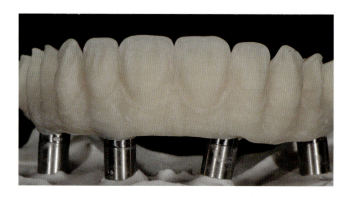

图10.21 在树脂支架上进行最少量的回切。

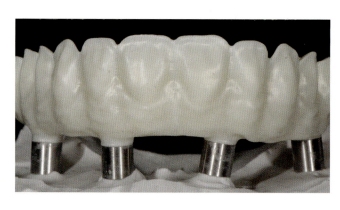

图10.22 扫描回切后的树脂支架、进行研磨，获得氧化锆支架。

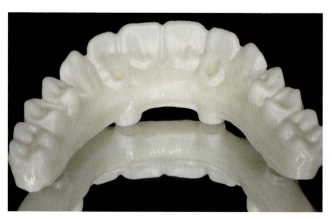

图10.23 咬合接触区域为全解剖形态氧化锆。

10 全口种植固定修复材料的考量　175

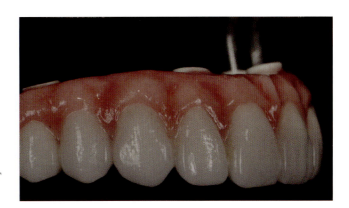

图10.24　最低限度的烤瓷（由Kenji Mizuno CDT制作）。

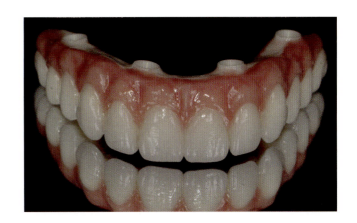

图10.25　上颌少量上饰瓷的氧化锆修复体。

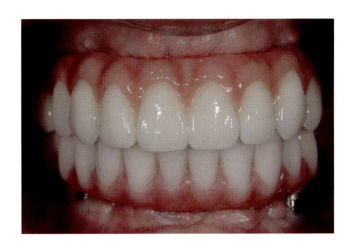

图10.26　上下颌氧化锆修复体在口内就位。

氧化锆支架设计要点：

（1）颊舌向及殆龈向有尽可能大的连接体尺寸。

（2）尽量小的远中悬臂梁。

（3）尽量小的颊侧悬臂梁。

（4）确保悬臂梁区为轻咬合接触。

（5）加厚最远端种植体螺丝孔道的侧壁厚

度，包括殆龈向及颊舌侧。

（6）确保支架全氧化锆部位的良好抛光。研究表明良好的抛光有利于保护对颌牙。

（7）尽量减少支架烧结后的调改：有利于保持材料强度，也可避免口内唾液环境下的材料老化。

（8）设计为螺丝固位：方便取下修复体维护，便于处理种植体相关问题。对于无牙颌患者，当种植体位置合适时，都可以实现螺丝固位。

（9）文献更加支持种植体与上部修复体之间是钛与钛的连接，这样可以增加修复体的最大承载力。氧化锆支架先同金属套筒粘接或者熔覆，然后再与种植体通过螺丝固位方式连接，氧化锆支架不与种植体直接相连，以补偿氧化锆支架在烧结过程中发生的三维形变。通过这种独特的设计方式，氧化锆修复体与种植体之间获得钛-钛交界面，可以获得同传统钛基台与种植体连接方式相同的可预期性[37]。

10.13　支架上部粘接全瓷单冠的复合式设计

此设计方式具有很多优势：

（1）由于支架上部是单冠设计，具有最佳的美学效果，尤其在邻接触区。

（2）通过支架对下方种植体形成稳定的跨牙弓夹板式连接，分散应力。

（3）易于处理修复并发症——如果发生单冠的折裂，可以单个替换修理（图10.27～图10.31）。

最理想的情况是在单冠上设计螺丝通道，这样在卫生维护时可以方便取下。但有时医生的良好愿望却由于患者解剖条件的限制而无法实现。

在上颌前牙区，即使使用了角度基台纠正方向，当修复体设计为螺丝固位时，也可能遇到螺丝孔位置不理想的情况。将单冠粘接固位于全解剖式支架的复合式设计方式解决了上述问题[38]。

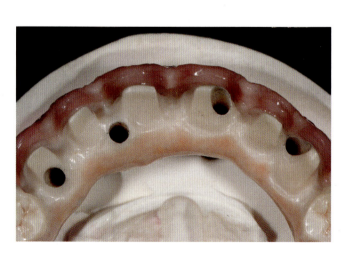

图10.27　复合式设计，当螺丝通道位置不理想时，单冠与支架之间进行粘接固位。

10 全口种植固定修复材料的考量　177

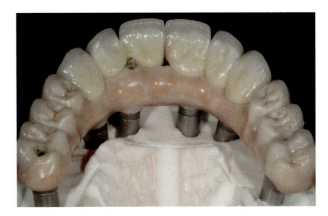

图10.28　上颌前牙区为氧化锆单冠。

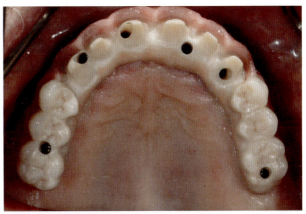

图10.29　支架在口内试戴。

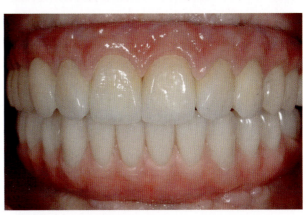

图10.30　上颌是复合式氧化锆修复体，下颌是钛+树脂修复体。

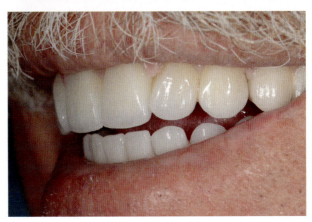

图10.31　图10.30的修复体戴入口内后的微笑相。

结论

不难看出，为了获得临床成功，种植体支持的全牙弓固定修复体材料的选择受到诸多因素的影响。支架的设计、加工方式和临床参数仅仅是其中的一部分，希望本章的内容能够为此类修复体的应用提供帮助与指导。本章给出了一些基本建议和参数，但尚需进一步的研究，深入了解更多的细节，以便在使用此类治疗方式时能够做出更有预期性的临床决策。

种植体支持的全牙弓固定修复体的临床制作步骤：金属烤瓷、氧化锆、树脂&钛

Clinical Steps for Fabrication of a Full-Arch Implant-Supported Restoration: Metal Ceramics, Zirconia, Acrylic Titanium

Udatta Kher, Ali Tunkiwala, Saj Jivraj, Aqeel Reshamvala

引言

无牙颌患者行修复重建的最终目的是实现长期的功能和美学需求。这类修复体的制作包含一系列临床和口腔技师操作步骤，中间的每个步骤都需要完美地执行才能获得理想的结果。修复体重复返工对临床医生而言是心理的挫折和金钱的浪费。因此，与口腔技师进行有效沟通非常重要。本章总结了不同材料组合制作全牙弓种植修复体的技术和修复流程。

11.1 金属烤瓷修复体

修复治疗步骤

在种植体完成骨结合之后，开始制作最终的固定修复体。尽管技术在进步，但是在世界的许多地区，种植体上部结构仍然使用传统的铸造金属烤瓷修复体。虽然单颌牙弓的修复重建可以分开进行，但最好是上下颌同时进行。我们需要将一副经过良好设计的临时修复体信息顺利过渡到最终修复体上。流程表11.1描述了种植体支持的全牙弓金属烤瓷修复体的经典修复步骤。

11.2 印模

制取印模需要精确地获取种植体的三维位置以及种植体周围软组织轮廓，是进行无牙颌患者修复重建的起始。种植体二期暴露之后2~3周开始进行印模制取。在戴入最终修复体之前，我们需要为患者提供一副制作精

良的临时修复体塑形牙龈。在一些即刻负重的病例中，可以在取下螺丝固位临时修复体之后制取印模。对于最终修复体，大约3mm的软组织是获得良好穿龈轮廓的理想厚度。愈合基台应该高于软组织1mm[1]。在一些软组织水平覆盖于愈合基台冠方的病例中，建议更换更高的愈合基台来适应软组织（图11.1）。

流程表11.2是种植修复各种印模方法的总结。

传统的金属烤瓷修复体可以直接或使

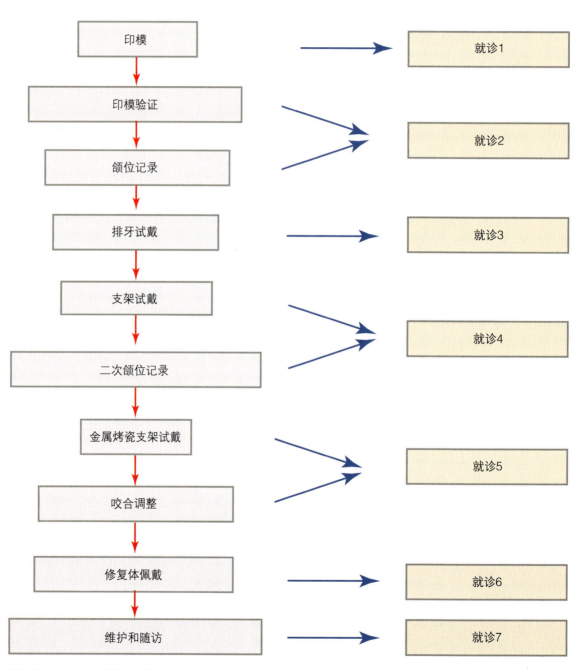

流程表11.1 金属烤瓷修复体的修复流程。

11 种植体支持的全牙弓固定修复体的临床制作步骤：金属烤瓷、氧化锆、树脂&钛

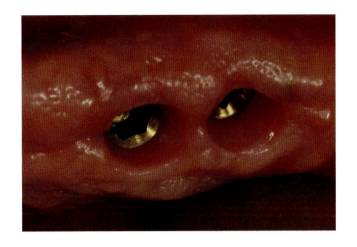

图11.1 理想的软组织过渡带高度。

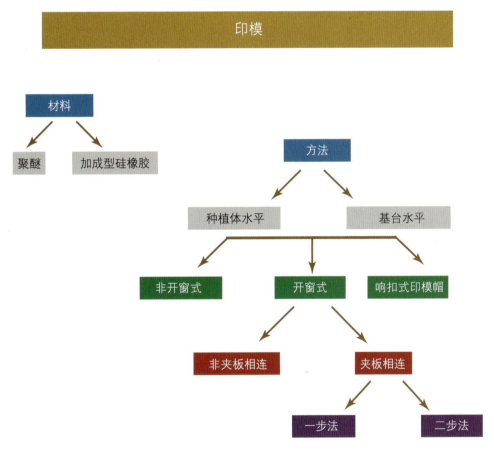

流程表11.2 制取全牙弓种植印模的考虑因素。

用中间基台间接就位于种植体上。基台水平印模是先通过扭力将复合基台连接到种植体上，之后所有的修复步骤均在基台水平进行操作（图11.2）。种植体水平印模是使用直接连接到种植体平台的修复部件进行印模（图11.3）。基台水平印模的优势在于让所有的修复步骤变得容易，如印模制取、获取颌位关系和口内试戴。修复空间的要求决定了临床医生选择何种印模方式。当修复空间有限时，种植体水平印模能够为临床医生提供额外2~3mm的空间，因此更为适用。

不考虑印模方式之间的区别，修复的步骤是相同的；仅仅是两种印模方式的修复组件不同。无牙颌种植印模技术和牙列缺损中单颗牙或多颗牙种植修复的印模方式类似。非开窗式印模技术或者间接转移技术适用于单颗牙种植或者种植体彼此平行的多颗牙缺失病例（图11.4）。开窗式印模适用于种植体植入较深以及有较厚的软组织过渡带或者种植体彼此不平行的病例（图11.5）。制取种植固定修复体的全口修复印模需要很高的精度，建议使用开窗式印模或者刚性个别托盘制取印模[2-5]。非开窗式印模技术使用啮合型印模转移杆，而全口开窗式印模技术使用非啮合型印模转移杆；这对于全口印模是必需的，因为全牙弓中种植体之间彼此不够平行，如果印模材料不发生巨大的形变，啮合型非开窗式印模转移杆会导致托盘就位之后难以取下，这也将导致全牙弓修复体就位时存在误差。

开窗式印模技术是将开窗式印模转移杆就位在种植体上，非夹板连接或通过夹板连接来形成刚性固定；然后，通过在个别托盘中放置印模材料将其直接取出的印模技术（图11.6）。文献中没有显示夹板连接或非夹板连接之间有显著性差异；但是采用夹板连接技术的标准误差要更小。作者支持临床使用夹板连接技术[6]。有许多技术可用来将印模转移杆进行夹板连接，如自凝树脂、双固化树脂、石膏、预制的树脂杆，以及将连接印模转移杆的自凝树脂断开，然后在印模转移杆口内就位后再次连接[7-9]。

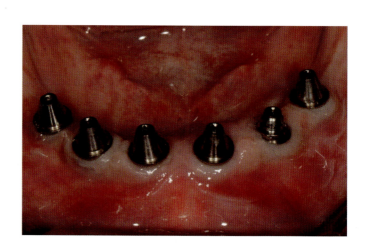

图11.2 基台水平。

11　种植体支持的全牙弓固定修复体的临床制作步骤：金属烤瓷、氧化锆、树脂&钛　　183

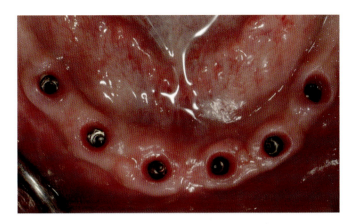

图11.3　种植体水平。

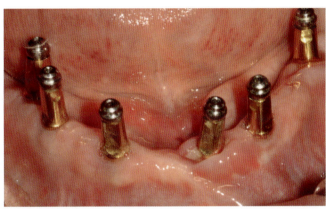

图11.4　非开窗式印模转移杆。

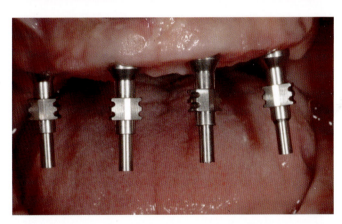

图11.5　开窗式印模转移杆。

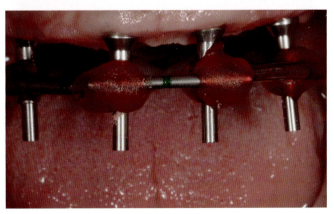

图11.6　开窗式印模转移杆进行夹板连接。

作者推荐使用自凝树脂将印模转移杆夹板相连的方法。印模转移杆的夹板可以在口外的初模型上制作。然后，将树脂夹板断开，并在其上方制作个别托盘。之后在口内用少量的自凝树脂将树脂夹板连接为整体，用个别托盘制取印模（图11.7）。

这种两步印模法节约了椅旁时间并且降低了操作难度。印模转移杆之间的夹板需要先断开并在口内利用快速成型树脂来连接，以获得所有印模转移杆的被动就位。谨慎起见，取模前最好拍摄X线片来确认所有部件均准确就位。

由于高精确度和空间稳定性的要求，推荐使用聚醚或聚乙烯硅氧烷（加成型硅橡胶）（图11.8和图11.9）制取印模[10-12]。制取印模前建议在个别托盘上涂抹合适的粘接剂[13-14]。另外，也可以使用为开窗式印模技术特殊设计的成品托盘。

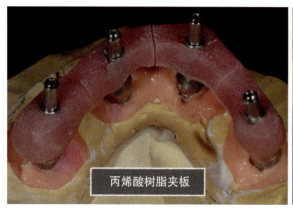
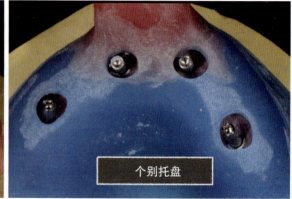

图11.7 制作丙烯酸夹板和个别托盘。

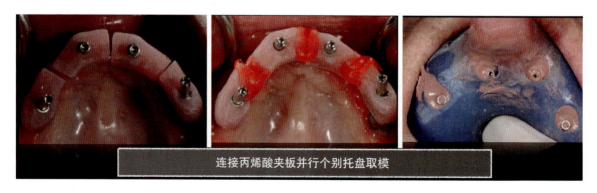

图11.8 口内将丙烯酸夹板连接，制取聚乙烯硅氧烷（加成型硅橡胶）印模。

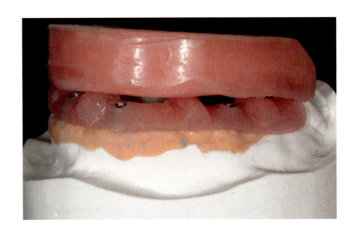

图11.9 技工间制作分体式殆堤。

11.3 颌位记录

应制作一个固定于种植体上的刚性殆托来进行颌位记录。类似全口义齿软组织支持殆托可能会导致误差，因为在记录颌位关系时会对软组织产生压力[15-16]。通常，我们制作可直接螺丝固位于种植体或基台上的殆托。但应用这一类殆托来获取颌位关系非常费力，因为需要不断地取下殆托来进行调整。

作者建议使用分体式殆托（图11.9）。主体部件是刚性的，可螺丝固位于基台或种植体，并且其上方有固位沟槽可以匹配第二部分（蜡堤）；蜡堤直接扣合于主体部件上；也可能需要使用一些义齿粘接剂。这种方法的优点在于临床医生可以调整蜡堤而不需频繁取下整个殆托。患者会感受更舒适，医生也能更方便去除获取面弓记录将上颌模型准确转移到殆架上（图11.10～图11.12）。

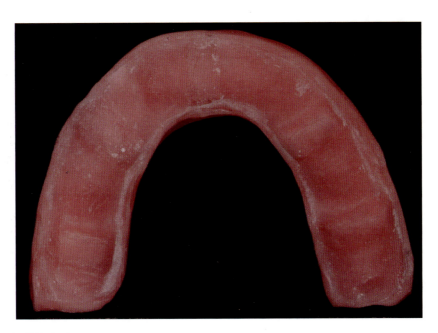

图11.10 第二部件的底面。

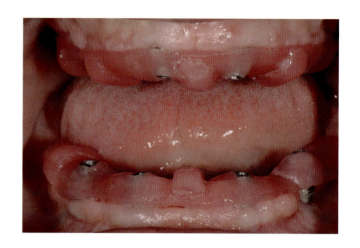

图11.11 主体部分采用螺丝固定。

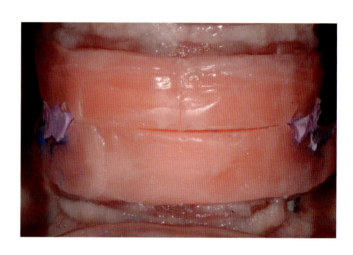

图11.12 在刚性𝑎托上获得颌位关系。

11.4 印模验证

在修复支架研磨之前对工作模型进行验证，可减少修复支架返工的概率，并能减少应力和治疗成本。这是非常关键的步骤，临床医生不应忽略。

在工作模型上制作连接所有种植体的确认夹板来验证模型的精确度[17]。这种确认夹板必须通过刚性无弹性的材料制作[18]。许多临床医生使用丙烯酸树脂夹板，但我们必须意识到丙烯酸树脂是有弹性的，会给医生一个虚假的被动就位结果。作者建议制作使用尺寸合适的印模石膏制作。这种石膏夹板必须用单个螺丝固定。石膏作为一种易碎的材料，在未就位的情况下就会发生断裂（图11.13～图11.16）。

11.5 支架试戴

在支架试戴之前，经常要制取患者口内的临时修复体的提取式印模，将软组织信息传送给口腔技师（图11.17）。制作一个受控回切的全解剖轮廓蜡型（图11.18～图11.20）。

在复杂的全牙弓重建病例中，建议进行支架试戴来验证其被动就位。修复体被动就

11　种植体支持的全牙弓固定修复体的临床制作步骤：金属烤瓷、氧化锆、树脂&钛　187

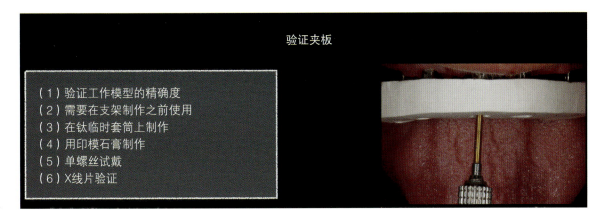

图11.13　验证夹板的目的。

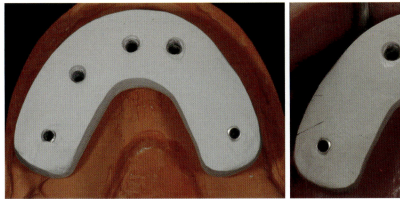

图11.14　技工间制作石膏验证夹板，并在口内验证。

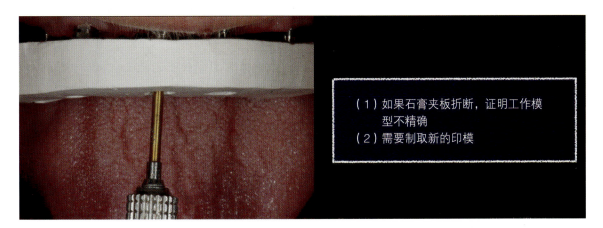

图11.15　单螺丝夹板验证试验。

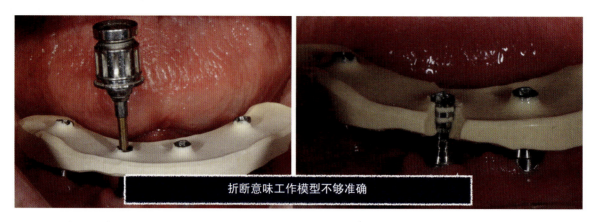

图11.16 如果石膏夹板断裂证明工作模型不够准确。

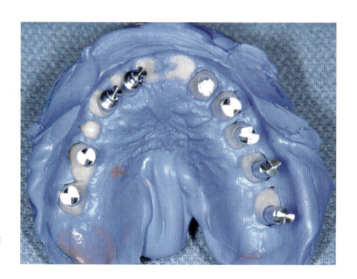

图11.17 临时修复体的提取式印模（图片由 Genevieve Guertin医生惠赠）。

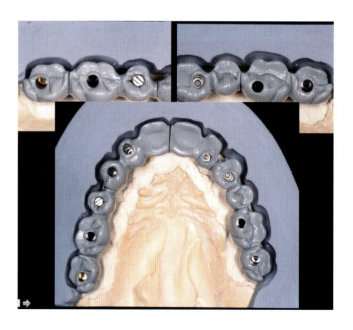

图11.18 受控回切（图片由Genevieve Guertin 医生惠赠）。

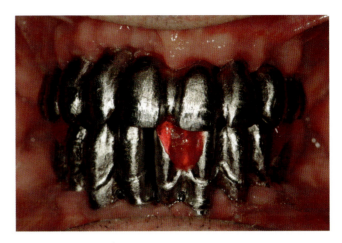

图11.19 支架试戴同时记录颌位关系，必须是刚性的记录（图片由Stephanie Yeung医生惠赠）。

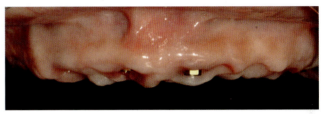

图11.20 用桥体压迫组织成形。

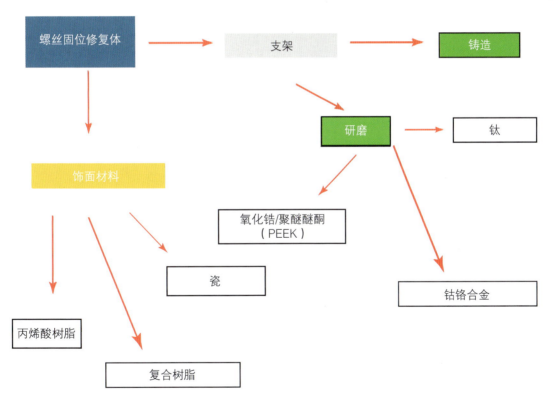

流程表11.3 用于制作全牙弓种植修复体的各种材料。

位是减少生物机械并发症的关键[19]。

在流程表11.3中列举了多种制作支架的材料。

当收到加工好的支架之后，首先要检查所有的表面是否规则。通过参考硅橡胶模型来评价回切的效果，并保证受控回切的厚度均匀。即使支架是铸造的，也应该在与基台/种植体的连接部位使用机械加工的部件，以保证修复体在基台/种植体上就位良好。

取下愈合基台或临时固定修复体之后；戴入支架来验证其被动就位。首先将最远中的螺丝完全旋紧，拍摄对侧的X线片来检查对侧支架是否与种植体/基台就位贴合。如果X线片或单螺丝测试发现有不就位（Sheffield测试）[19]，则证明印模制取不精确。铸造支架如有不就位，需要截断支架，放射线检查就位良好后，在口内通过成型树脂连接，然后转给口腔技师进行焊接。

但这种处理方式对于研磨支架的病例是不行的。对于纯钛或氧化锆支架，整个支架可能需要重新制取印模、重新研磨。

11.6 二次颌位记录

在支架试戴时，建议通过二次颌位记录再次确认颌位关系。但这是有挑战性的临床操作，因为垂直距离有可能在新的咬合记录时发生不经意的改变，减少了口腔技师为饰瓷预留的空间。因此，最好在一个前牙增颌片（anterior jig）的帮助下进行记录，前牙增颌片是在𬌗架上根据需要的垂直距离制作好的，同时在后牙区使用硬的咬合记录材料。或者，口腔技师在制作支架时制作出3个金属咬合止点；然后，用咬合记录材料确定颌位关系。在准确的垂直距离下，模型重新上𬌗架并进行咬合接触的微调。

11.7 金属烤瓷支架试戴

在支架试戴中已经检查了关于修复体就位和精确度的所有事宜，但在金属烤瓷支架试戴阶段仍需再次进行验证。另外，通过更详细的方法来确认美学参数，确定唇部运动中牙齿的位置以及患者的笑线。

在理想的正中关系位仔细检查以获得最大的牙尖交错𬌗。双侧必须获得相等强度的均匀接触，并且有效的前牙引导能提供后部所需的空间和咬合分离[20-22]。前牙引导需要在功能范围内并遵循咀嚼路径，从而避免任何咬合干扰[23]。

然后，必须对修复体的组织面进行评估，以验证种植体之间的缺牙区组织接触是否良好。在上颌前牙区如果缺少良好的接触会导致在发音过程中出现气流逸出，导致特定的语音障碍。建议在修复体的桥体区域选择改良盖嵴式或者卵圆形桥体。在后牙区域必须要有这种类似的设计来避免修复体下方的食物嵌塞。

当把修复体用螺丝固定在种植体上后，通常会有一定程度的软组织压迫发白。在一定范围内组织发白是允许的，并且能够在几分钟内消失。过度发白并且持续较长的时间可能会导致组织坏死[24]。在这种情况下，需要减小种植修复体的穿龈轮廓。

修复体的组织面在经过任何调整之后必须进行高度抛光。

评估咬合接触并与口腔技师进行沟通。

口内的咬合接触应与𬌗架上的模型是相似的。在技工间可通过加瓷来进行微小的咬合调整。如果咬合明显不同，就需要一个新的咬合记录。

11.8 修复体佩戴

在戴入修复体时，种植体周围软组织外观应是干净健康的（图11.21）；并在种植体周围软组织中涂布氯己定凝胶[25]。

螺丝固位修复体

最终修复体仔细就位于种植体之上后，根据厂家推荐的扭矩值加力旋紧所有的修复螺丝。如果正确进行了金属烤瓷支架的试戴；除了轻微的咀嚼路径调整，将不会需要任何多余的咬合调整。

螺丝孔道先用聚四氟乙烯（PTFE）填充，然后用复合树脂封闭螺丝孔[26]（图11.22～图11.24）。

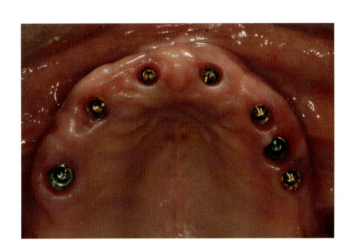

图11.21 种植体周围健康的软组织。

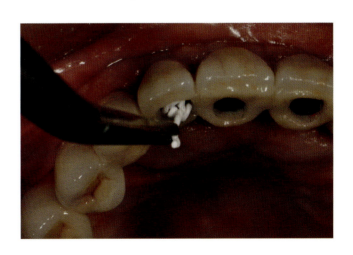

图11.22 将聚四氟乙烯填充入螺丝孔道中。

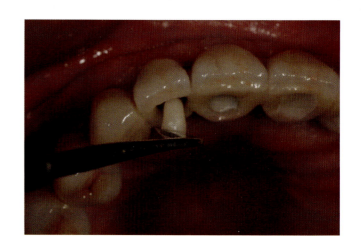

图11.23 复合树脂封闭螺丝孔。

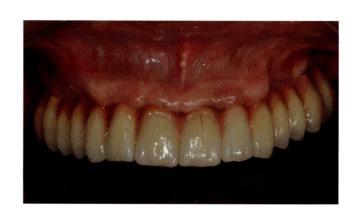

图11.24 戴入最终修复体。

11.9 术后指导和随访

对患者进行口腔维护宣教,指导其正确使用牙线、牙间隙刷(图11.25)以及冲洗器械。患者在术后1周、3个月、6个月复诊,以后每年进行一次复查。评估口腔卫生和修复体的生物力学完整性。在口腔预防治疗时选择塑料尖端的刮匙来操作,避免划伤种植体表面。修复体应每年应取下一次进行维护,并清洁其组织面。

氧化锆基全牙弓修复体

基于良好的生物相容性、强度以及杰出的美学效果,氧化锆基修复体的使用变得越来越广泛[27]。

文献显示氧化锆基支架的折裂很少,但饰瓷折裂以及崩瓷是更常发生的问题[28-29]。

有许多技术被提出以减小氧化锆基修复体的折断率。一种特殊的方法是制作切端和咬合面为整体全解剖式的氧化锆修复体。这种方法综合了氧化锆的强度以及长石质饰瓷材料的美学特性[30]。

我们也可以制作全牙弓整体全解剖式修复体。由于在咬合功能区域去除了较薄弱的饰瓷,因此这种修复体非常耐用。但这种修复体的美学表现不能与有饰瓷的修复体相

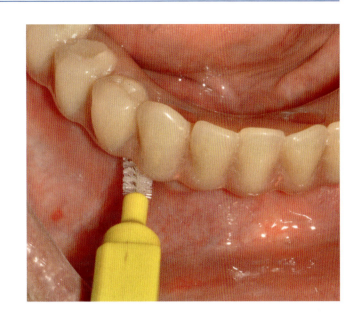

图 11.25 使用牙间隙刷来维护口腔卫生。

比,并且长期随访结果仅限于病例报道。

如前面所讨论,传统的修复原则依赖于所制作的临时修复体;CAM以及复制研磨的技术用于制作最终修复体。通过将钛基底粘接到支架中来确保被动就位,从而消除了所有由于支架制作而产生的误差。

利用预制夹板在口内连接印模转移杆后,聚乙烯硅橡胶制取开窗式印模。在印模中灌注低膨胀石膏获得工作模型。

为了确认工作模型的准确性,用石膏夹板连接钛临时套筒来制作一副验证夹板。这种夹板可在技工间进行制作,在模型上通过印模石膏将钛临时套筒连接,然后在口内进行单螺丝Sheffield测试。首先旋紧最远中的螺丝来验证其他临时套筒与种植体/基台的就位情况。若无法获得被动就位,石膏的易碎性会导致验证夹板发生折裂,其次建议用X线片验证确认部件是否精确就位。

通过分体式殆托来获取颌位记录。确保将主体部件螺丝固位于种植体/基台上,第二部件(蜡堤)卡扣到第一部件之上。这种方式使获取颌位记录的过程更高效。

通过口内试戴蜡型来评估牙齿位置、垂直距离以及正中关系。确认了美学和发音之后,以试戴的蜡型为模板制作最终修复体原型(图11.26和图11.27)。

在口内进行最终修复体原型的试戴及咬合调整(图11.28和图11.29)。

如果临床医生同时制作一个双颌的氧化锆修复体,最好先佩戴单颌来减少咬合调整的量。氧化锆修复体中需要采用这种最低限度咬合调整的方式。尽管CAD/CAM钛基底的精度很高,但仍要粘固在支架的组织面;这会导致咬合差异。如果每次只限于单颌牙弓,这种咬合差异是最小的。如果双颌修复体同时戴入,那么咬合调整会很明显。对于氧化锆材料而言,任何调磨传导到材料内部的能量都可能导致氧化锆向单斜晶体像发生相变。

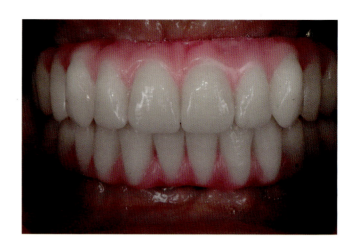

图11.26 口内蜡型试戴验证美学和发音。

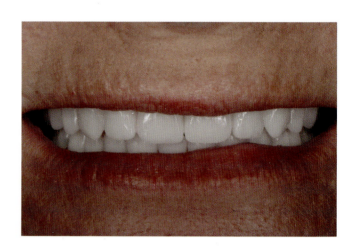

图11.27 患者验证微笑相。

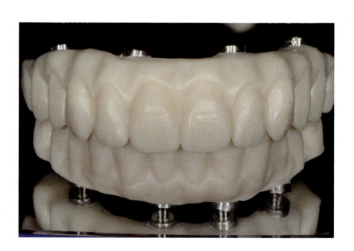

图11.28 根据口内试戴蜡型制作修复体原型。

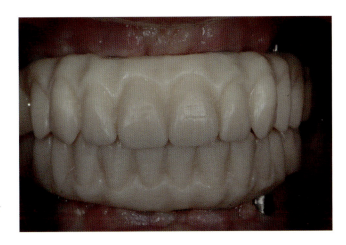

图11.29 口内试戴修复体原型以及咬合调整。

在这个阶段,仔细地确认切牙长度并标记需要回切的量来容纳最薄的饰瓷。

在修复体原型唇侧回切约0.6mm的材料以提供饰瓷的空间,其他部分保持整体全解剖氧化锆状态(图11.30)。

扫描修复体原型和工作模型,使其数字化并使用氧化锆块进行研磨。必须在氧化锆支架中预留有一定的粘接间隙来获得被动就位,并弥补烧结后的形变(图11.32)。

研磨支架的特点是使用金属氧化物,然后进行支架的干燥及烧结(图11.31)。

在回切区域上长石质饰瓷;重点是热膨胀系数要相互匹配(图11.32和图11.33)。

最后的步骤是将钛基底粘接到氧化锆支架中。使用磷酸基树脂水门汀完成粘接。

将最终修复体戴入到患者口内,进行最低限度的咬合调整。根据厂家建议的力矩将修复螺丝旋紧,螺丝通道用聚四氟乙烯带和复合树脂进行封闭。最后,拍摄X线片确认就位并为患者制作𬌗垫(图11.34)。

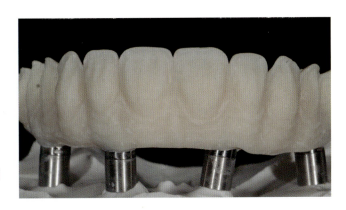

图11.30 少量回切修复体原型以便添加饰瓷。

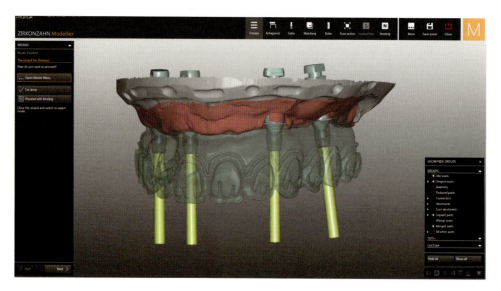

图11.31 修复体原型扫描及数字化。

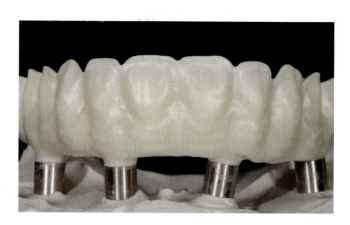

图11.32 根据修复体原型复制出的氧化锆支架。

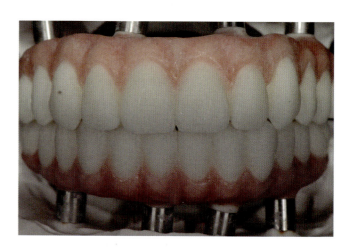

图11.33 试戴金属支架烤瓷。

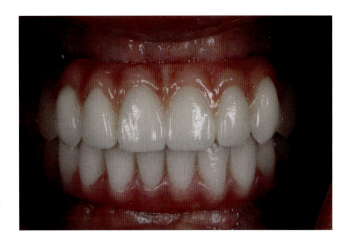

图11.34 最终修复体口内相,仅需少量调磨。

11.10 丙烯酸树脂&钛修复体

该类型的修复体是不植骨方案中最常选择的方式。优点包括成本低、组织收缩后可进行重衬、制作及维修方便。缺点包括长期美学效果欠佳、树脂牙磨损以及丙烯酸树脂本身的多孔特性,时间长易于积存微生物。

另外,长期以来关于这种复合型修复体的文献最多[31]。

设计该类型修复体需要有充足的修复空间,并且所制作的修复体应具备良好的生物力学性能以及方便患者维护口腔卫生。通常当修复空间不足,而种植体轴向良好时,不选择复合基台可额外获得2~3mm修复空间。

修复空间不足会导致两种后果:

(1)修复体折裂。
(2)更改治疗方案,选择其他材料以适应修复空间。

经过充分的设计则会避免上述风险。在大多数病例中,患者会有下颌前牙的过度萌出,我们需要在种植体植入前在去骨导板引导下进行牙槽嵴修整。

临床制作程序与前面所描述的方案相同。

将印模转移杆夹板相连后制取开窗式印模。作者建议在行非开窗式印模后再采取这种技术,这对于经验不足的临床医生预期性更好。

对于经验不足的医生,必须制取初印模并制作初模型。

制取初印模有下列目的:

(1)制作个别托盘。
(2)决定使用何种类型的穿龈基台,或者现有的穿龈基台是否需要调整轴向到更理想的位置。
(3)制作终印模所需要的丙烯酸树脂夹板:制作马蹄形的树脂夹板,然后用切片将种植体之间的丙烯酸树脂断开以释放应力。

将印模转移杆安装到种植体/基台之上并用树脂夹板整体连接后制取最终印模。临床医生必须保证印模杆精确就位。如果是种植体水平印模，最好拍X线片验证印模转移杆是否就位。临床医生必须保证印模转移杆上的树脂夹板不干扰邻近的印模转移杆。不同树脂夹板之间必须有少量间隙。确认所有印模转移杆就位后，使用成型树脂和毛刷将所有印模转移杆上的树脂夹板连接成一个整体。然后，口内试戴涂有粘接剂的个别托盘，并保证就位无干扰。最后用聚乙烯硅橡胶材料制取印模。

灌注低膨胀石膏并制作咬合记录𬌗托。

制作分体式𬌗托获取颌位记录。将主体部件螺丝固位于种植体/基台之上，并将第二部件（蜡堤）卡扣于主体部件上。这种记录颌位关系的方式更加便捷。获得正中关系、垂直距离并进行面弓转移后，确定牙齿的颜色和后牙形态（图11.35～图11.39）。

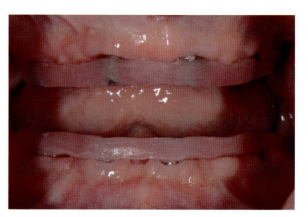

图11.35　𬌗托主体部件就位。

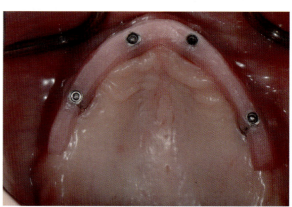

图11.36　上颌𬌗托主体部件用螺丝固定。

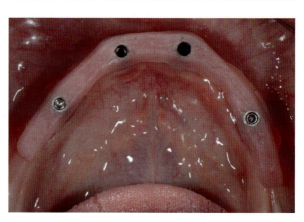

图11.37　下颌𬌗托主体部件用螺丝固定。

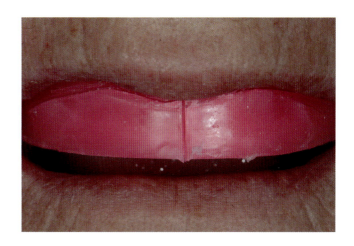

图11.38 标记中线和高笑线。

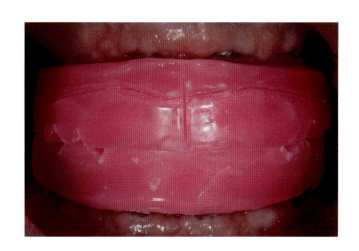

图11.39 通过硬质材料记录颌位关系。

通过口内试戴蜡型来评估牙齿位置、垂直距离以及正中关系。确认了美学和发音之后,将蜡型返回给技工间并开始制作支架。

以下内容应向技工间说明:

(1)悬臂梁长度:悬臂梁越短越好,以减少对种植体的不良作用力。大多数文献建议悬臂梁长度为1.5~2倍A-P距。
(2)必须注意悬臂梁区域支架的尺寸:该区域的支架必须有充足的体积来保证最大的强度。
(3)支架需要给丙烯酸树脂充足的固位。
(4)螺丝通道应位于金属支架中。
(5)修复体应有适宜的尺寸与轮廓:在组织压迫区域应有凸起的组织面形态。腭前部应该是倾斜的,以允许良好的发音。支架越向后部变得越宽以容纳前磨牙和磨牙;口腔技师应保证在最终修复体中没有悬突来阻碍卫生通道。
(6)应预留牙间隙刷的清洁通道。

如今钛支架已取代金支架。主要是因为成本的考虑以及CAD/CAM技术的应用。应该注意的是，目前可用的许多钛支架与金支架的设计特性相比并不理想。这应归因于扫描和研磨的限制（图11.40~图11.47）。

根据前面所阐述的方案进行支架试戴。如果支架不能就位，则需要重新制作。钛支架不能进行锡焊或者激光焊接。

通过最后的试戴以验证美学、发音和颌位关系，并将意见反馈给技工间以完成最终修复体的制作。

戴入最终修复体前，取下临时修复体，

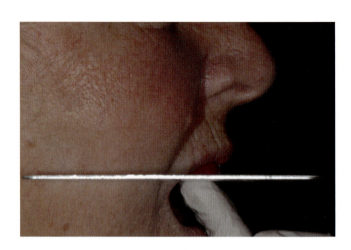

图11.40　确认𬌗平面以及面弓转移。

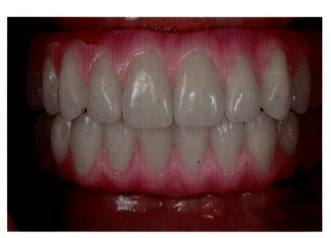

图11.41　试戴蜡型。

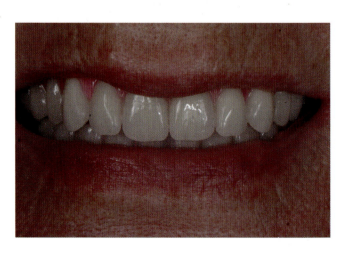

图11.42　微笑评估。

11 种植体支持的全牙弓固定修复体的临床制作步骤：金属烤瓷、氧化锆、树脂&钛 201

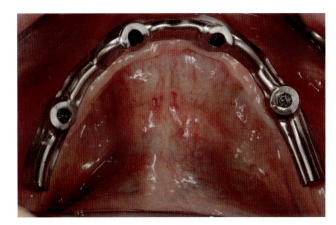

图11.43 应用CAD/CAM技术进行钛支架设计及切削。

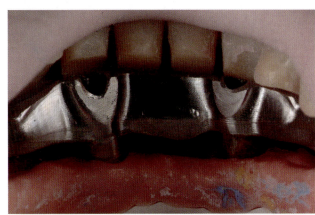

图11.44 必须保证丙烯酸树脂的充足空间。

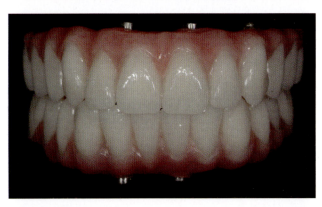

图11.45 口外评估。

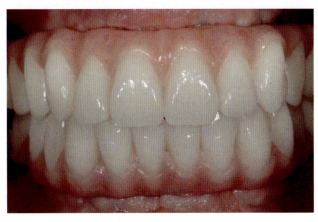

图11.46 在静态和动态关系下进行口内试戴以及咬合调整。

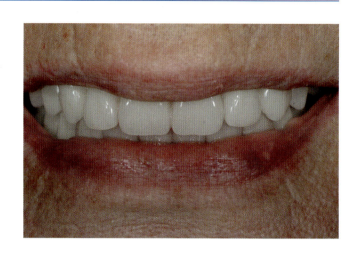

图11.47 最终的微笑相。

用葡萄糖酸氯己定液漱口。用手旋紧修复体，咬合检查后进行调𬌗，确保在正中和侧方运动咬合接触良好。

咬合调整的目标是：

（1）在尽可能大的范围内分散负荷。
（2）保证侧方运动时后牙咬合分离。
（3）限制悬臂梁区域的负重。
（4）前牙轻接触。
（5）在最大牙尖交错位（MIP）时有均匀接触（MIP=CR）。

修复体佩戴之后组织发白的情况应在数分钟内消失。如果不能消失，需要调整修复体组织面。采用厂家推荐的扭矩旋紧修复螺丝；给予患者口腔卫生和维护指导（见第16章）。

结论

精确反映种植体三维位置的印模及完美的𬌗位关系记录是制作种植体支持的全牙弓修复体的关键步骤。我们需要一系列的验证和试戴来避免对最终修复体进行过多的调整。技术的进步简化了修复体的制作过程，但也不可避免地增加了技工间的制作成本。医生需要熟悉这些临床步骤并与口腔技师密切合作来避免修复体返工，为患者提供一副良好设计的修复体。

固定修复的发音和面部美学考量
Speech and Facial Aesthetic Considerations for the Contour of Fixed Prostheses

Glen Liddelow, Graham Carmichael

引言

无牙颌与终末期牙列需要通过外科和修复治疗恢复功能。这些干预措施对支撑口周组织和面下部具有积极影响。患者可能表现为支撑组织的严重缺失，需要进行修复。理想情况下，干预措施需要在诊断阶段确定，以便更好地达到患者的预期效果，获得患者的认可。牙齿位置和修复体外形的变化会影响发音。本章旨在为修复体轮廓和操作技术的效果提供参考，以提升美学效果和最大限度地适应发音。

在制订单、双颌无牙颌或终末期牙列患者的治疗计划时，临床医生要面对诸多挑战。将足够多的种植体植入到可用的骨组织中，并制作实现咀嚼功能的修复体并不难。但是，患者也非常关注外貌及其社会接受度。处于终末期牙列状态的患者可能已经历了多年牙科恐惧及发音、进食困难的状态。几乎所有患者都对自己微笑还是闭唇状态的外表不满意。很多男性患者蓄须遮盖不美观的牙齿，还有很多患者很少微笑以避免暴露牙齿。

因此，详细记录患者现在的情况并讨论患者可以接受及需要改变的方面至关重要。需要明确患者的美学期望；可以通过照片（如患者过去的照片或是期望达到效果的照片）帮助临床医生了解患者对治疗效果的期望并制订治疗方案，或是尽早发现患者的期望值是否已超出主诊医生的能力范围。医患双方坦诚地讨论可以确认能达到的实际效果以及是否需要转诊。治疗前留存照片或视频不仅在诊断阶段起到重要作用，在治疗后的评估中同样重要。

虽然已有很多规范的口腔检查方案，但与常规口腔评估相比，口腔颌面外科医生或面部整形外科医生更熟悉整个颌面区域的评估。1979年以来，整形外科领域已报道使用三维成像记录面部轮廓[1]。口腔医生可通过固定或可摘修复体显著改善患者的颌面美学和口面轮廓。因此，检查过程必须包括对口面轮廓的评估，以便在治疗中进行适当的维持或调整。修复体对微笑及面部轮廓的对称性很重要；但自然状况下完美的面部对称并不常见，且在重建中难以实现这一理想目标。因此，需要引导患者制订临床可实现的目标。

人体测量学被定义为"一种研究人体测量和比例的科学"[2]，在口腔领域的应用主要集中于正畸研究中监测面部生长，唇裂、腭裂等先天性疾病，以及外伤、肿瘤的重建方案。传统的人体测量学关注直接测量参考点之间的距离和角度，因此缺乏对形状的测量。在自然面部形态中解剖曲率具有重要意义，Karina等[3]将面部的解剖曲线定义为沿着面部表面的嵴、槽和沟的连线，而非单个点。解剖曲线可以更准确地记录，并完整地评估整体面部特征，包括面部表面区域的角度、表面弧度和体积，与简单的点线相比，可提供更多更有意义的诊断信息。

过去通过制取面部藻酸盐印模研究面部曲率；但与使用卡尺在面部可识别的软组织标志点直接测量相比，通过三维摄影进行测量精度更高[4]。通过量化面部尺寸，对现有面部组织或正常解剖形态的测量，可以更容易地制订重建面部组织缺损或缺失的治疗计划。一旦制订了基本治疗计划，临床治疗的开展及与技术辅助人员的沟通会更有侧重。

随着利用CBCT或CT进行计算机辅助设计（CAD）重建技术的不断发展，可评估及量化面部曲度和空间随着时间的变化[5]。Nanda等[6]使用三维摄影图像定量测量，确立了人类学和基因学软组织数据平均值。可对比患者与解剖标准，完善诊断及治疗计划。注重三维摄影，可避免因CBCT或CT检查造成的反复辐射暴露。面部图像与解剖标准进行叠加比较可应用于口腔正畸学、整形及颌面外科手术以及提供年龄相关变化的信息[6]。

可避免面部外形轮廓评估中要承受的辐射暴露，这一点非常受青少年的欢迎。正畸学中，三维立体摄影测量可鉴别出不同性别和唇厚度的患者去除托槽后下唇突度变化的统计学差异[7]。但监测到的变化程度可能低于临床相关性,因为随着面部肌肉张力和唇部位置的变化也可引起下唇突度的变化。由于这些变量可能引起潜在误差,与反复辐射暴露相比,通过多次立体摄影进行图像测量明显更安全。

种植手术前,利用三维放射影像评估牙槽骨量是诊断评估的金标准[8-9]。准确识别重要结构,如下牙槽神经管、上颌窦、鼻底、颏孔及颌下腺窝,对于安全地植入种植体至关重要,而二维图像不足以准确诊断[10]。评估牙槽骨形态及可用骨高度和宽度有助于选择合适的种植体以及适宜的植入位点,取得良好的修复效果[8]。对一些重要特征的诊断评估,如上颌切缘位置、垂直咬合距离、适当的息止颌间隙,以及对转化区过渡线的设计可提高治疗的可预期性和患者满意度。

使用三维虚拟治疗设计软件(如NobelClinician®诺保科),使牙齿位置和牙槽骨可视化,实现种植体虚拟植入设计[11]。预先设计的修复体形态和位置有利于外科手术中控制种植体位置和角度,并确定是否需要去除部分骨组织,以便为修复体提供足够的高度,达到材料强度和美观要求。如何隐藏天然软组织和修复体之间的过渡线是一个美学挑战,如果修复体要恢复牙齿及牙龈组织,最好将交界线放置于唇线根方以便隐藏修复体;如果修复体仅恢复牙齿,则牙龈边缘即为过渡线,需要注意重建牙龈解剖形态来形成修复体牙齿的外形。种植体一旦植入,术后将无法改变其位置,因此需要术前进行三维方向的修复设计,如有必要考虑骨改形,而非简单参考现有牙槽骨高度进行种植(图12.1~图12.7)。

Cawood和Howell[12]描述了无牙颌上颌骨与下颌骨解剖形态的变化及其潜在萎缩导致面部形态的变化。口周肌肉及升颌降颌肌群的塌陷可明显改变面部形态。上颌牙列与牙槽骨支撑的丧失导致上唇的后退和移位,进而引起口角向中线聚拢,从而在视觉上加剧了组织体积的减少。固定或可摘修复体可起到

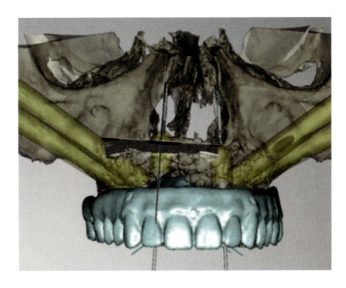

图12.1 NobelClinician®软件在萎缩的上颌骨设计植入4颗颧种植体,并显示了修复体牙齿的位置。

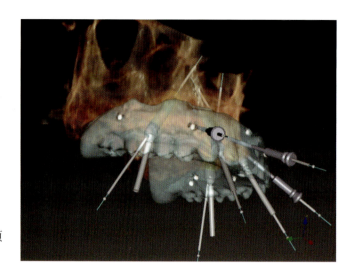

图12.2　在NobelClinician®软件上设计上颌All-on-4®种植体和修复体牙齿的位置。

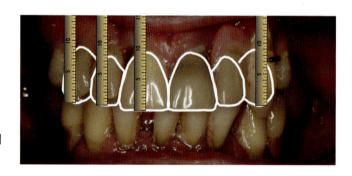

图12.3　数字化微笑设计模拟最终修复体牙列的位置。

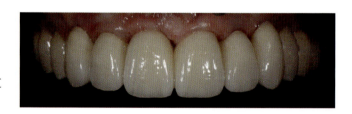

图12.4　牙槽骨高度少量丧失，面部组织的支撑主要来自冠修复体。

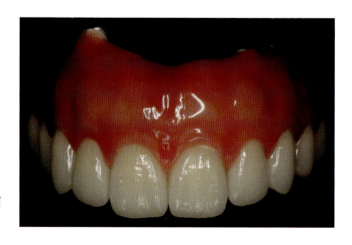

图12.5　较大范围的组织缺损，主要通过大面积的牙龈色树脂获得面部支撑。

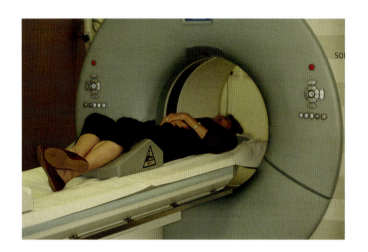

图12.6 患者佩戴放射导板，进行CT扫描。

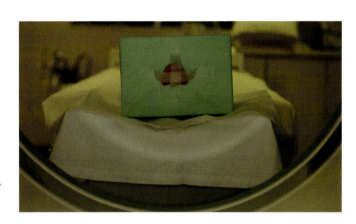

图12.7 在同一位置对放射导板进行CT扫描。

支撑组织的作用，为唇和面部组织提供支撑进而改变面部形态。可摘义齿可通过义齿基托起到支撑作用，但固定修复体需要依靠种植体位置和桥体设计获得最大限度的组织支撑。必须重视口腔清洁，以确保种植固定桥或种植覆盖义齿中种植体周围组织的稳定性。

12.1 切牙位置

相比于严谨的科学，上颌切牙的位置与外形设计更依赖于艺术和美学技巧[13-14]。传统修复中，全口义齿患者的切牙排列在更靠近剩余牙槽嵴的位置，有利于减小杠杆力，提高组织支持的稳定性。牙槽骨吸收是朝向腭侧发展的，随着年龄增长切牙位置也向腭侧改变。唇部支撑减少，伴随着年龄增长软组织的胶原蛋白减少。外观上，面部轮廓变得凹陷。通过增加基托丰满度去除上唇垂直向褶皱通常引起唇珠暴露的减少，因此临床医生应首先通过切牙位置获得软组织支撑效果，其次再通过义齿软组织部分实现更精确的支撑效果。

嘴唇突度，尤其是唇珠的突度和显露依赖于切牙的位置。种植义齿的固位理念不同于传统义齿，传统义齿前牙可以排列在任意所需位置。实际上，对于长期戴用义齿的患者而言，若将切牙排在年龄相近人群天然牙列相对应的位置上，则会产生很大的变化。

近期，Coachman等[15]提出了数字化设计患者现有前牙牙列变化的程序。医生通过"数字化微笑设计"程序，使用数字化照片和演示软件向患者展示面部相关变化以征询患者的意见。将改变的程度进行量化，有利于医技沟通，可以更准确地传递信息，有利于获得更好的修复效果。一般而言，在诊断和治疗设计上花费更多时间，可以减少不良后果并提高整体治疗效果。

牙齿缺失多年以后，前牙位置尤其难以量化，目前各种形式的微笑评估有助于提高诊断阶段与患者之间的沟通。经典的全口义齿文献是非常有价值的[16]，临床医生开展复杂种植修复咬合重建之前必须掌握全口义齿修复的技能。使用传统的语音测试和其他诊断手段可以缓解很多患者过渡期的不适应。尽管种植技术可将修复体放置于任一位置，但如果牙齿位于特定患者适应范围之外，则言语和舒适度会受到影响。常见的例子是在典型的Ⅱ类牙槽骨基础上构建Ⅰ类切牙关系。该类患者已经习惯在切咬和发S音时前伸。而"矫正"可能导致变化程度过大，患者很难适应，会抱怨被"锁定"或受到限制。Ⅲ类关系也存在类似问题。

12.2 面部支撑的确定

12.2.1 颌骨萎缩的后果

据报道拔牙后最初的12个月内牙槽嵴宽度减少50%。而约2/3的宽度减少发生在拔牙后的前3个月[17]。水平向的骨丧失更多的发生在上颌骨前牙区，因此很大程度上需要通过修复体支撑唇部及口周肌肉组织。

之前的旧义齿或口腔治疗会加剧咬合垂直距离的减少。随着牙槽骨体积的减少，三维方向的上下颌关系趋向于下颌逐渐前伸，在设计种植体植入方向时需考虑这一点。

12.2.2 唇部支撑

在诊断评估及临时饰面（mock-up）后制作诊断排牙蜡型，综合美学、发音及修复体唇部组织支撑等各方面因素将牙齿排列在最佳位置，无论最终修复体是组织还是种植体支持的，都需要复制这一位置。在手术前需要确定最终的修复方案，以便种植体位置适应修复的需要。三维的种植手术设计及导板引导下的种植体植入有助于临床医生实现这一目标[18]，修复诊断及治疗阶段使用立体摄影测量可进一步提高可控性。使用计算机引导的外科手术导板（如NobelGuide®诺保科），能够根据NobelClinician®软件设计[19]，高精度地植入种植体[20-21]。诊断阶段需要制作诊断排牙蜡型，依据患者的需求及种植体植入设计模拟理想修复效果。佩戴放射导板进行CT扫描，然后单独对放射导板进行再次扫描，将导板和解剖结构在软件中进行配准。

使用不同成像设备和数据格式来获取面部骨骼、口外软组织、牙列及牙列周围软组织的信息，将如此多的成像设备与不同数据格式用单一的方案及流程进行统一构建是一个挑战[22]，结合使用立体摄影测量等非侵入性技术将有益于患者的治疗结果。该技术在口腔修复领域可应用于固定及可摘修复体，如图12.8所示，分析患者原有义齿和临时义齿修复后的体积变化有助于确立最合适的唇部支撑与面部组织外形。

利用三维图像叠加热成像技术量化义齿佩戴前后的变化程度，有助于不懂解剖或口腔技术的患者理解这一过程。建议任何改变都制作临时修复体或试戴蜡型展示给患者，这样就能在患者正式接受治疗方案前做修改。

一旦临床医生和患者就治疗方案达成一致，即可将其复制到最终修复体中。如图12.9所示，诊断修复体和最终修复体的叠加三维摄影图像之间的差异很小。

在口腔修复治疗设计中，患者的个性化

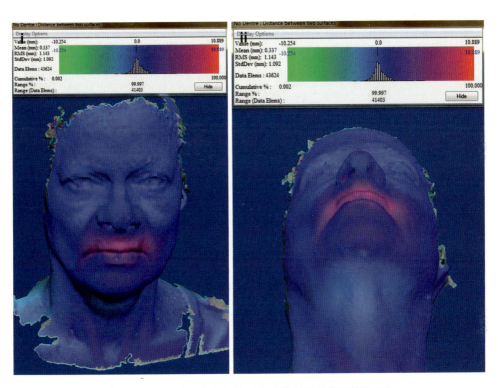

图12.8 通过三维摄影和图像的叠加可记录旧义齿与临时义齿修复后组织的体积变化。

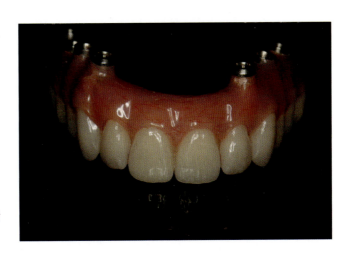

图12.9 重建牙齿和牙槽组织缺失的上颌临时种植修复体。

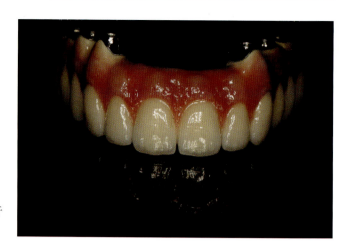

图12.10 模仿临时修复体设计，重建牙齿和牙槽组织缺失的上颌最终种植修复体。

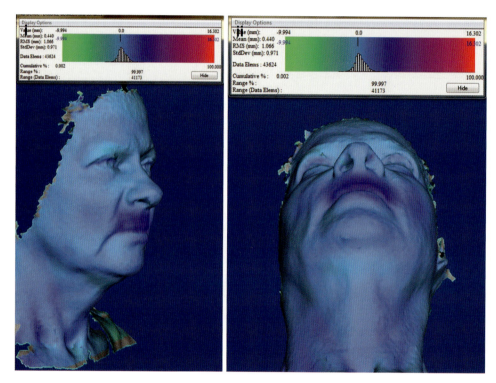

图12.11 图12.8中戴入重建牙齿和缺损牙槽组织的临时及最终上颌种植修复体后引起的组织体积变化。

美学需求起着关键作用[23]；但是由于存在解剖变异，可能无法按照预期达到满意效果。立体摄影测量有助于评估唇部位置和组织支撑效果，有利于与患者沟通交流。图12.8所示上颌可摘义齿对上唇及整个面下部体积变化的显著影响。图12.12显示现有义齿和诊断蜡型佩戴后热成像体积变化，该诊断蜡型旨在增加上唇支撑和补偿牙槽嵴不断吸收导致的垂直距离丧失。图12.13显示诊断蜡型和最终修复体之间的微小体积变化，变化的大小或许能被患者接受，或者提示了修复治疗的局限性，可考虑使用可注射充填物进一步恢复面部轮廓。

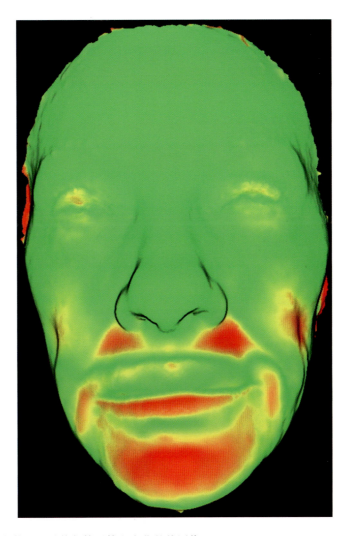

图12.12 佩戴现有修复体和试戴修复体后体积变化的热图像。

12.3 口腔颌面美学的临床建议总结

（1）术前进行修复设计。
（2）制作临时修复体评估临床医生和患者的接受度。
（3）从美学及发音角度出发优化上颌切缘位置设计。
（4）将修复体过渡线隐藏在上唇根方。
（5）修复体外形为唇部提供足够支撑。
（6）修复体不能限制唇部运动。
（7）在注射充填物之前确定种植修复方案。

12.4 发音

产生可理解的语音涉及大多数口面肌肉组织和组成结构。由面部感觉运动皮层协调，产生的一系列声音，称之为语言[24]。辅音的发音取决于唇部、牙齿、舌头和上腭。从前到后，声音可通过双唇（P，B，M，W），唇齿（F，V）、舌尖-牙槽突（T，D，N，L，R，S，Z）、上腭（J，SJ，ZJ）、软腭（K，G，NG，NJ）和声门（R，H）产生（图12.12）[25]。

摩擦音（S）发音最为复杂，需要舌尽可能向前靠近切牙而不接触，下颌轻微开口，舌背扁平并压在前磨牙和磨牙的腭侧[26]。发音可能受到从切牙到磨牙，以及垂直距离和腭部形态等口腔解剖结构轻微变化的影响（图12.13～图12.15）。

发音系统对结构变化非常敏感，甚至可以小到单颗牙齿的修复[27]。干预越大，影响越大。Van Lierde等[28]报道与种植固定修复体相比，患者传统的可摘义齿的发音满意度差一些。因此，上颌无牙颌的修复重建对发音的潜在影响很大。尽管具有潜在影响，但很少有人注意到义齿干预对发音的影响。

Jacobs等[29]的一项关于上颌无牙颌修复方法的研究中，研究比较了138例上颌全口义齿和种植固定修复体的发音情况，其对颌为天然牙列，两颗种植体的覆盖义齿和固定义齿。作者发现，在很长一段时间内，不同修

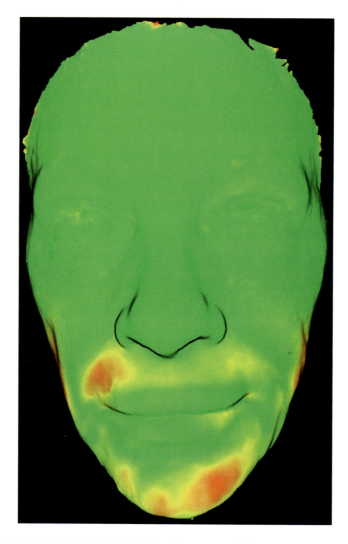

图12.13 试戴修复体和最终修复体之间体积变化的热图像。

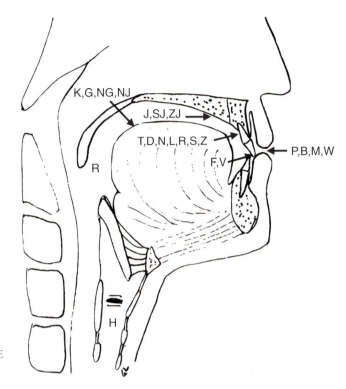

图12.14 通过口面部空间的各个区域产生辅音。

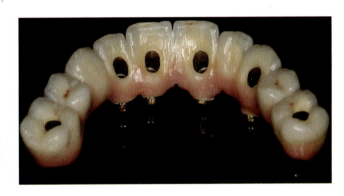

图12.15 以修复为导向植入的种植体位置使螺丝开孔在舌隆突区,因此可以减少对舌空间的侵占,修复体也更类似于天然牙。

复设计之间无统计学差异。Heydecke等[30]的一项患者自身对照研究中,比较了杆式覆盖义齿和固定义齿患者的发音,以及有腭托和无腭托覆盖义齿患者的发音。2个月的研究结果表明,与固定义齿相比,佩戴覆盖义齿患者的发音辨识度更高。覆盖义齿有/无腭托没有统计学差异。这些患者都是既往戴用全口义齿,且后续随访研究时间较短的。因此,与固定义齿相比,佩戴覆盖义齿所需的适应量相应小一些。

荷兰的一项对照研究[27]显示,87%使用4颗种植体的上颌固定修复体受试者在平均7.3个月后出现辅音发音失调的问题,对照组为0。同样,Jacobs等[29]的研究显示,84%的不同修复方式的受试者在治疗后平均9年内存在发音障碍问题,而对照组(天然牙列)为

52%。瑞典的一项研究中[31]，上颌固定修复前具有发音问题的为37%，治疗后3~6个月增加至60%。Bothur的研究[32]显示6名颧种植体修复患者在治疗后4个月时有5名出现发音障碍问题。

齿间间隙的存在，如较高的基台引起义齿组织面和剩余牙槽嵴之间出现空隙，尽管医生和患者认为穿过该空隙的"气流"影响发音，但两项研究[30,33]中均未证明这种空隙是影响语音辨识度的因素。

Lundqvist等[33]发现治疗后患者的发音障碍与听力丧失的相关性更大。尚未有研究显示语音变化具有性别差异；但Van Liede等[27]报道女性患者的总体满意度更高。

通过修复体的设计及治疗后的干预措施改善发音还缺乏证据。Collaert等[26]的一项相关研究中，10名患者接受上颌固定义齿修复，3周后其中7名患者出现语音问题。这些临时修复体是通过患者之前的义齿改造而来的。将前磨牙腭侧部分减量，外形接近尖牙，5名患者恢复到基线水平，其余2名患者也得到了改善。不调整切牙外形，保持临时修复体组织面与牙槽嵴之间的空隙便于清洁。作者强调必须制作易于调改的临时修复体以促进语音适应的重要性。

腭侧的外形轮廓取决于种植体的位置及修复体材料的选择。因此，种植体的植入需要精确地以修复为导向，以便螺丝孔的位置及基台空间都被限制在修复体牙列范围内。这样修复体可以尽量做得薄一些，不侵占舌的空间。颧种植体位置应更偏颊侧，以便种植体顶端对应修复体咬合面，而不是位于传统的偏腭侧的位置。修复导向的种植治疗需要充分的放射检查和外科引导手术。

适应新修复体过程中口面环境的任何变化都可能引起患者的神经可塑性变化。适应牙齿特定变化的能力依赖于M1和S2面部感觉运动皮层内的神经可塑性[24,34]。Yan等[35]的功能性磁共振（MRI）研究表明，种植固定修复后，感觉运动皮层内的神经发生的变化与全口义齿明显不同，且更接近天然牙列。作者得出以下结论，最终修复体越能恢复原始功能，感觉运动系统就越容易重建其原始特征[35]。

神经发生变化进而适应修复体的时间随干预程度和个体的固有适应能力而变化。这种适应性受环境因素影响，如疾病、心理、遗传因素、内在过程和咀嚼成分[36]。适应时间从3个月至3年[22,25,33]。大多数患者实际适应时间为3~6个月。在治疗前需要告知患者，适应新的修复体需要一段时间，且具体时间存在个体差异。练习说各种疑难句子及绕口令可促进对新义齿的适应。录音或与其他人对话得到反馈也有助于微调。对于某些患者来说语音的辨识度非常重要，临床医生不应低估。患者需要明白，如果义齿调改及精细调整不成功，仍需咨询语言治疗师[25]。

12.5 语音适应的临床建议总结

（1）以修复为导向的种植形成体积较小的修复体。
（2）制作临时修复体有利于进行调改。
（3）减少舌侧空间，纠正垂直距离。
（4）发音练习。

（5）适应时间：多数患者需要3～6个月适应。

（6）若远期仍存在语音问题，需要咨询语言治疗师。

结论

上颌种植修复重建可能是最复杂的治疗方式之一。现在的患者受教育程度更高也更挑剔。口腔种植治疗的不断发展，已经远远超越了对骨结合及单纯功能的理解。临床医生应该意识到口面部结构丧失及后续可能的重建技术的影响。修复体的设计和随后的戴用应该考虑到面部外形，有利于改善美观并同时促进语音适应。

种植体支持的全牙弓固定修复体的技工间制作
Laboratory Fabrication of Full-Arch Implant-Supported Restorations

13

Kenji Mizuno, Aram Torosian, Saj Jivraj

引言

全口种植固定修复的成功离不开医生与口腔技师之间清晰明了地沟通、交流。医生有责任向口腔技师提供一份完备、明确的加工单，口腔技师也有责任按照医生的要求制作修复体。

除了加工单，医生还需要提供准确的印模、颌位关系记录以及面弓转移。

口腔技师需要制作准确的诊断蜡型和工作模型，在每一步操作中都精益求精，减少临床医生的椅旁工作时间。

完善的分工协作关系、良好的团队意识，将有助于准确高效地完成治疗。

本章将从技工间角度讨论3种种植体支持的全牙弓固定修复体常用材料的技工间流程。

不论使用何种工艺及修复材料，精确的印模制取、模型准确性的验证、正确的颌位关系记录都是获得理想治疗效果的关键。准确可重复的颌位关系记录需要稳固的𬌗基托。作者建议使用分体式𬌗堤：主体部分以螺丝固位形式固定在种植体/基台上，第二部分是可以拆卸修整的（图13.1~图13.8）。

K. Mizuno, C.D.T. (✉)
Anacapa Dental Art Institute, Oxnard, CA, USA
e-mail: kenji.anacapadental@gmail.com

A. Torosian, C.D.T., M.D.C., A.S.
Ronald Goldstein Center for Esthetic and Implant Dentistry, Dental College of Georgia at Augusta University, Augusta, Georgia
e-mail: atorosian@augusta.edu

S. Jivraj, B.D.S, M.S.Ed.
Herman Ostrow USC School of Dentistry, Los Angeles, CA, USA

Eastmann Dental Institute, London, UK

Private Practice, Oxnard, CA, USA
e-mail: saj.jivraj@gmail.com

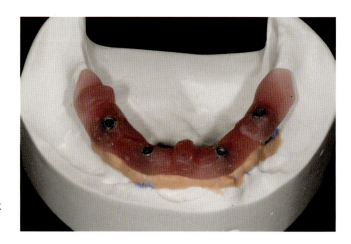

图13.1 具有三点支撑的下颌𬌗堤的主体部分。

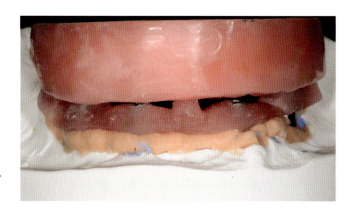

图13.2 𬌗堤的第二部分：蜡堤，与主体部分嵌合。

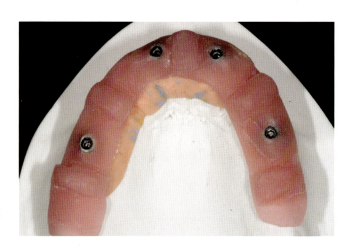

图13.3 上颌𬌗堤的主体部分具有3个支撑点。

13 种植体支持的全牙弓固定修复体的技工间制作 219

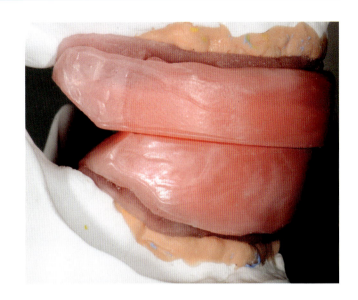

图13.4 上下颌蜡堤平分颌间距离。

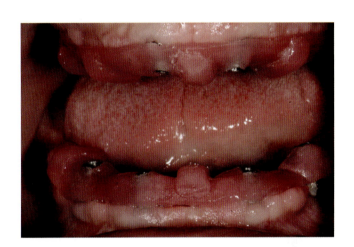

图13.5 𬌗托的主体部分用螺丝固位于口内。

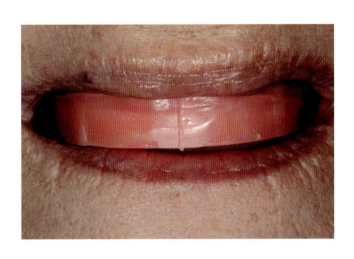

图13.6 在上颌蜡堤标记中线位置。

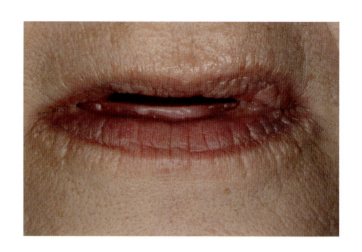

图13.7 确定下颌殆平面。

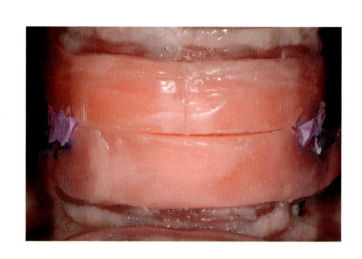

图13.8 记录垂直距离和正中关系。

13.1 高性能聚合物：聚醚醚酮（PEEK）

15年前，高性能聚合物聚醚醚酮（PEEK）首次作为负重生物材料被应用于脊柱融合术（invibio biomaterials solutions），这标志着医用PEEK聚合物成为一种成熟的生物材料。直到最近，PEEK材料在口腔医学中仍被局限应用于制作愈合帽和临时基台。PEEK材料的杨氏弹性模量（4GPa）非常接近于颌骨（2~12GPa），这一特性可能是其作为修复体支架材料的最主要原因。PEEK材料具有足够的强度和抗循环疲劳能力，而且具有轻微的弹性，重量轻，可以有效地分散应力，因而非常适合制作修复体支架。正是这些与天然骨组织类似的特性，使得PEEK材料成为一种具有良好生物力学性能的支架材料。

PEEK材料的弹性模量（4GPa）和丙烯酸材料的弹性模量（2GPa）接近，远低于钛的弹性模量（100GPa），同时仍具有足够的硬度维持其形态的稳定。与丙烯酸树脂相比，PEEK材料具有足够的强度（PEEK材料的挠曲强度为120MPa，丙烯酸树脂为40MPa）和优良的抗挠曲疲劳性能，能够满足口内永久修复体的临床性能要求。PEEK材料优良的抗挠曲疲劳性能可能有利于避免悬臂梁并发症的发生。有实验室研究表明，PEEK材料的远中悬臂梁设计为19mm时仍然具有良好的抗折性能[1]。

缓冲测试已证实，种植上部冠的阻尼特性和冠的材料有很强的关联性[2]。多项研究表明，聚合材料的缓冲能力优于瓷和金属材料。最近的研究比较了钛、钴铬、氧化锆、二硅酸锂、聚甲基丙烯酸甲酯（PMMA）和PEEK材料，结果表明加载在PEEK材料冠部的力量与传递到种植体表面的力量差值最大[3]。PEEK支架材料的这一特性可能会提高患者的舒适性，更适用于有口腔副功能的患者。PEEK支架材料的密度也显著低于钛支架材料（5g PEEK材料的体积与17g钛材料相同）。

近期，还可以利用CAD/CAM技术加工PEEK支架作为永久修复体。但是，目前仅有临床病例报道的研究数据[4-6]，尚缺乏具有长期随访的前瞻性研究[7]。

13.2 技工间加工流程

可以参照如下原则设计PEEK材料种植体支持的全牙弓修复体支架[8]。通常情况下，聚合物支架的任何部分都应当避免有尖锐的边角、凹槽等不圆滑的外形，这些沟、槽或者勺形的形态会成为潜在的薄弱部分，引起折裂。如果无法避免此类外形设计，则需要此处材料的厚度至少为2mm，角度必须大于45°。

解剖外形支架（anatomical implant substructures）

PEEK支架如果采用螺丝固位方式，应当将金属基底粘接在下方联合使用。如果不使用金属基底，PEEK支架与种植体的连接界面和固位螺丝的设计需要有特殊考虑。例如，如果固位螺丝头部的形态为锥形且直径小，固位螺丝直接与PEEK支架接触，则容易下沉嵌入支架内部。因此，当不使用金属基底时，螺丝头应设计为大直径；基台侧壁最小厚度为1mm。目前临床建议，支架前牙区颊舌向的最小宽度为8mm，后牙区最小宽度为9mm。支架殆龈向最小厚度为5mm，种植体位置支架材料的颊侧最小厚度为1.5mm，舌侧最小为2mm。

杆（implant bars）

杆的最小垂直向高度为4mm，后牙区颊舌向厚度最小为6mm，前牙区颊舌向厚度最小为5mm。基台周围最小厚度为1mm。

PEEK支架的其他设计要点如下[9-11]：

（1）选择适宜的处理剂、粘接剂和粘接树脂：与PEEK材料配套使用的粘接剂和饰面材料与传统材料不同，应当遵循厂家建议进行选择。

（2）粘接前对材料表面进行正确的处理非常

重要。可以通过喷砂等方法粗化材料表面、增加表面积、增强机械固位能力。

多种传统工艺可以使得PEEK支架获得良好的美学效果。例如，在PEEK支架表面堆塑复合树脂的烤塑工艺，或者在支架外部注塑树脂加人工牙排牙，或者支架上部使用单冠（长石瓷、氧化锆或二硅酸锂材料）的复合式设计。

修复体支架完成前的打磨修整虽然简单，但不同材料之间会具有一定的细微差别，因此不论使用何种打磨修整方法，都应当严格按照厂家建议进行（图13.9～图13.18）。

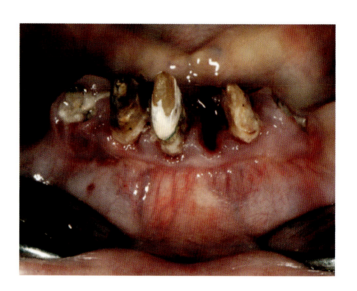

图13.9　无法保留的牙齿。

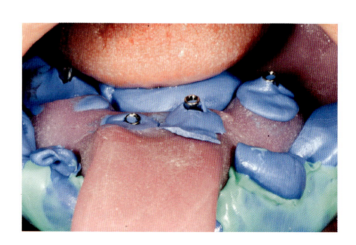

图13.10　骨结合后使用个别托盘取模。

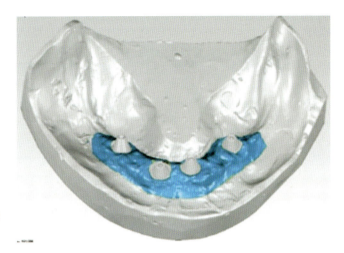

图13.11 数字化工作模型及技工间种植体替代体。

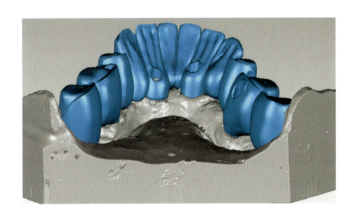

图13.12 数字化工作模型及支架设计。

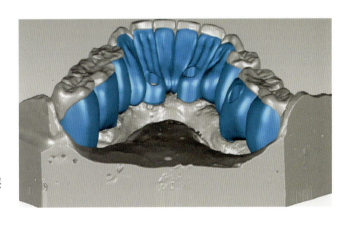

图13.13 数字化工作主模型,支架和饰面层设计。

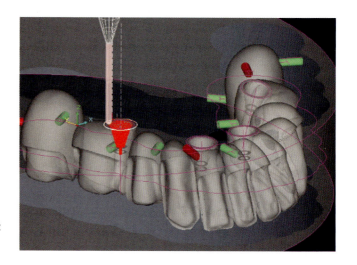

图13.14 嵌套支架的CAD/CAM切削路径规划。

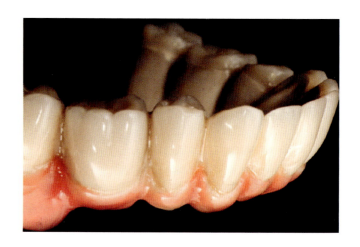

图13.15 具有饰面材料的PEEK支架侧面观。

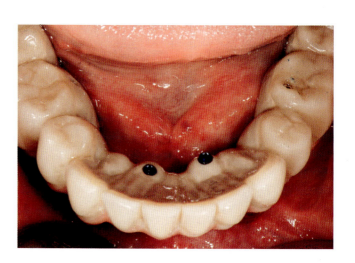

图13.16 PEEK修复体支架戴入后的殆面观。

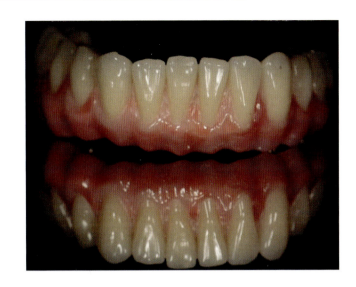

图13.17 PEEK修复体的最终美学效果。

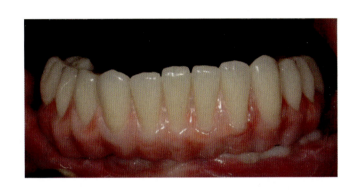

图13.18 图13.17所示修复体的口内相。

13.2.1 丙烯酸树脂&钛支架复合桥

Brånemark团队最初使用Ⅲ型金合金进行支架制作,但由于其高昂的成本,近年来逐渐被银钯和金钯合金取代。这些材料很难达到良好的被动就位,其原因是多方面的,包括各部分的加工公差、印模材料的变形、石膏的凝固膨胀、热处理过程中支架蜡型和金属材料的膨胀收缩等[12-13]。

获得支架被动就位的常用方法是将支架切开后再进行焊接,或者分段铸造后在工作模型上进行焊接。其他方法可以在铸造支架内部应用粘接固位的金属套筒,通过粘接补偿的方法获得螺丝固位支架的被动就位(KAL技术),此方法通过传统工艺技术消除了许多临床和技工间误差[14-17]。

通过CAD/CAM技术可以消除很多误差,获得高精度的支架,其前提是医生制取准确的印模,技工间精心的模型灌制。

在进行CAD/CAM流程前,需要有精确的印模、准确的颌位关系记录,并进行口内蜡型试戴。支架的设计需要以最终修复体的牙齿位置为指导（图13.19）。

自从支架材料由金转换为钛，支架的设计发生了很多变化（图13.20）。不同的生产厂家具有不同的设计要求。由于扫描和研磨切削工艺的限制，即使该领域的发展非常快，但尚无任何厂家的设计能够优于传统铸造工艺。

金属支架的设计必须要遵循下列原则，包含但不限于下列原则[18]：

（1）足够的厚度以满足强度要求。
（2）良好的自洁通道。
（3）尽量少的金属暴露。
（4）丙烯酸树脂的固位。
（5）足够的丙烯酸树脂的修复空间。
（6）支架悬臂区足够的厚度。
（7）横截面的形态设计。
（8）尽可能短的悬臂梁。

目前主要有两种钛支架类型：

（1）包绕式设计——丙烯酸树脂包绕在钛支

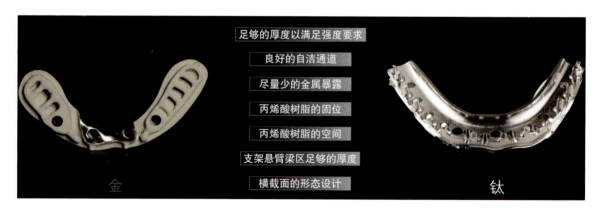

图13.19 传统金支架和钛支架的比较。

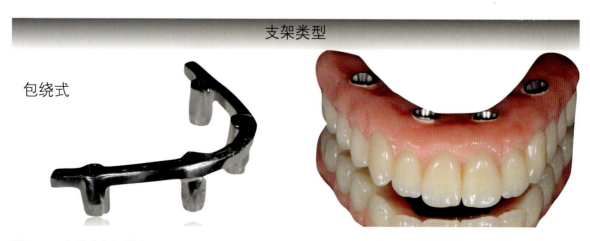

图13.20 包绕式支架设计。

架周围，钛支架体积最小。龈方的丙烯酸树脂可以方便地进行重衬。生物力学长期稳定性并不明确。根据作者的经验，此类设计的最常见问题是杆的折断，但尚无法明确杆的折断是由于支架太细还是悬臂梁太长造成的（图13.20）。

(2) I形或L形设计——此设计可以最大限度增加支架刚性，有良好的丙烯酸树脂固位能力和修复空间，同时在悬臂梁区还具有足够的材料厚度（图13.21）。

下列原因可能导致修复体的远期失败：

（1）杆折断。

（2）修复材料的折裂。

（3）人工牙的磨耗。

悬臂梁过长是导致修复体失败的最主要原因。修复体的形变量与悬臂梁长度、横截面厚度相关。悬臂梁长度的少量增加即会显著增加形变量。大多数文献建议悬臂梁长度不超过A–P距的2倍。作者建议应当尽量减小悬臂梁的长度，并尽可能减少出现悬臂梁[19]。

利用CAD/CAM技术，可以研磨出金属𬌗面，保持咬合垂直距离，解决修复体磨耗的问题（图13.22）。

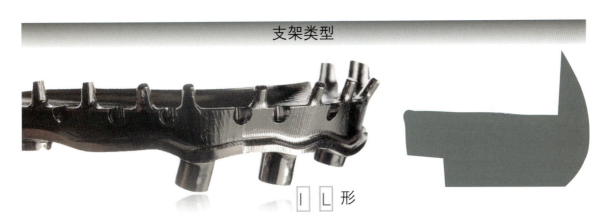

图13.21　L形支架。

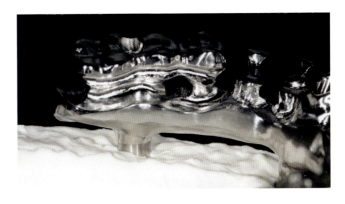

图13.22　研磨的金属𬌗面，利于保持垂直距离。

13.3 技工间加工流程

第一个要注意的细节就是模型灌制时要使用低膨胀石膏，并严格按照厂家建议的水粉比和时间进行真空搅拌。口腔技师应当在工作模型上使用印模石膏制作验证夹板，供临床医生验证工作主模型的准确性。验证夹板必须是脆性材料，在口内使用单颗螺丝进行试戴；如果夹板断裂，则意味着工作模型不准确，需要重新制取印模。不建议使用丙烯酸树脂制作验证夹板，丙烯酸材料的弹性可能导致医生错误的临床判断。使用分体式刚性𬌗托进行颌位关系记录后，在口内试戴蜡型进行评估。

必须要通过蜡型验证美学参数、发音、𬌗平面、垂直距离和正中关系。

支架需要根据牙齿排列位置进行设计，必须满足下列要求：

（1）足够的材料厚度满足强度要求——I形或者L形杆具有更高的刚性。如果设计为包绕式，横截面最小为4mm×4mm。支架螺丝孔处的侧壁厚度至少为0.65mm。

（2）良好的口腔卫生维护通道——义齿的组织面应当设计为凸面，对软组织具有一定压力。种植体或者基台周围必须有足够的清洁通道，便于患者使用牙间隙刷。

（3）尽量减少金属暴露——需要在支架设计时考虑到这一点，合理放置终止线。

（4）丙烯酸树脂的固位——支架上需要设计足够的固位结构，防止树脂的崩脱。

（5）足够的丙烯酸树脂厚度——丙烯酸树脂需要有足够的厚度才能满足强度要求，理想厚度为2～3mm。

（6）悬臂梁——悬臂梁的设计要基于A-P距进行考量，以便具有更好的生物力学性能。

（7）横截面形态——最末端种植体的远中位置是受力最大的位置，需要注意此处支架横截面的形态，尽可能减少悬臂梁的弹性。

支架设计时需要考虑上述设计要点；很多口腔技师喜欢使用CAD软件来进行支架设计。当下的软件尚无法将上述所有设计要点全部实现，经常需要在支架研磨切削完成后进行修整。支架的设计需要为丙烯酸树脂和人工牙提供足够的固位，仍然需要经过许多模型操作来完成义齿制作。

（1）在𬌗架上使用油泥型硅橡胶材料制作试戴蜡型的硅胶导板A（图13.23～图13.26）。

（2）使用油泥型硅橡胶材料制作试戴蜡型的颊侧和切端硅橡胶导板B（图13.27）。

（3）使用软的油泥型硅橡胶材料制作导板B的舌侧部分（图13.28～图13.30）。

（4）从蜡型上移除人工牙，完整保留下方基底蜡（图13.31）。

13 种植体支持的全牙弓固定修复体的技工间制作 229

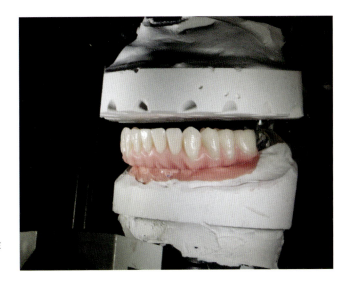

图13.23 下颌蜡型在𬌗架上就位，准备制作硅橡胶导板。

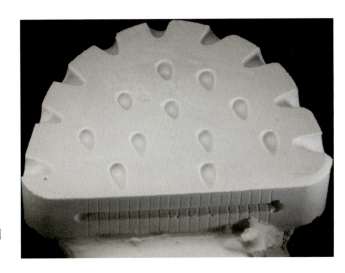

图13.24 𬌗架石膏模型底座上的凹槽用于引导硅橡胶导板就位。

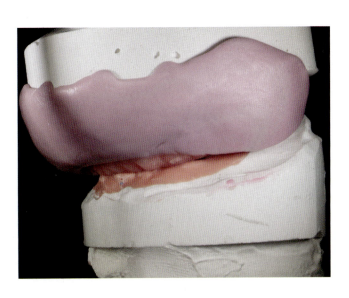

图13.25 硅橡胶导板A就位于上颌石膏底座上。

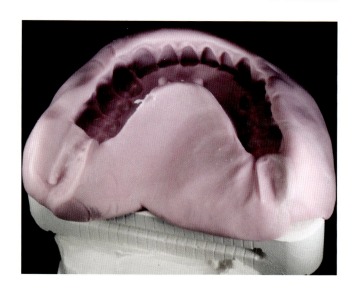

图13.26 硅橡胶导板A的组织面。

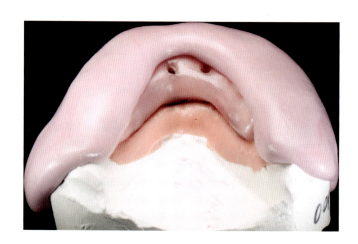

图13.27 颊侧和切端硅橡胶导板B。

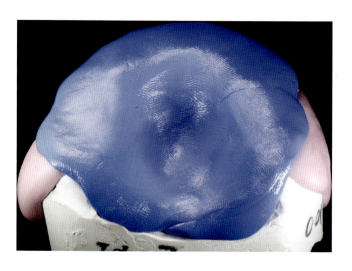

图13.28 舌侧硅橡胶导板。

13 种植体支持的全牙弓固定修复体的技工间制作　　231

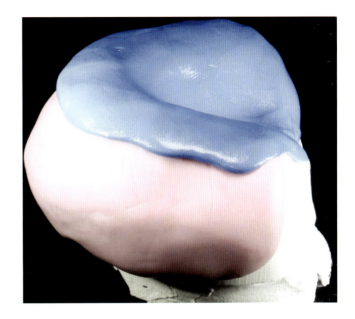

图13.29　舌侧硅橡胶导板的侧面观。

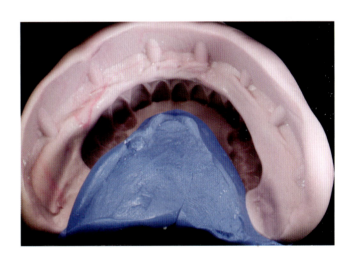

图13.30　舌侧导板的组织面。

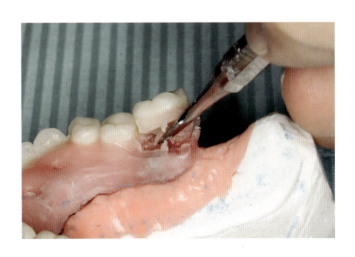

图13.31　从蜡型上移除人工牙。

（5）人工牙就位于导板B后在石膏模型上复位（图13.32）。

（6）人工牙下方红蜡的空间就是钛支架可以利用的空间。评估修复空间是否足够容纳钛杆、丙烯酸树脂和人工牙。如果空间不足，需要调磨人工牙获得更多空间（图13.33a，b）。丙烯酸树脂需要3mm空间，钛杆必须有足够的厚度才能满足强度要求。

（7）使用蜡将人工牙固定在硅橡胶导板B中（图13.33c）。

（8）在舌侧硅橡胶导板上打两个孔。将硅橡胶导板B和舌侧硅橡胶导板在模型上就位并使用皮筋固定（图13.34和图13.35）。

（9）将轻体印模材通过舌侧硅橡胶导板的孔洞打入，轻体硅橡胶占据之前蜡的空间，轻体硅橡胶成为组织面导板（图13.36）。

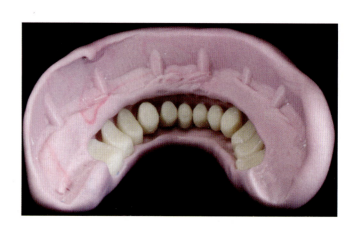

图13.32 人工牙就位于导板B。

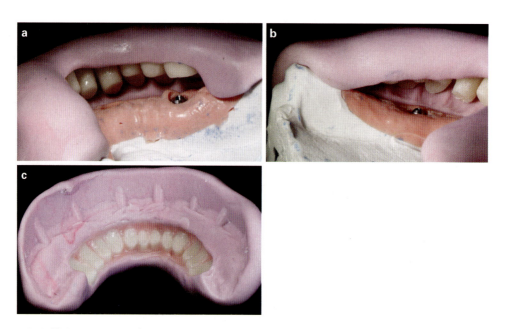

图13.33 （a）带有人工牙的硅橡胶导板在模型上就位评估修复空间（右侧观）。（b）带有人工牙的硅橡胶导板在模型上就位评估修复空间（左侧观）。（c）使用蜡将人工牙固定在硅橡胶导板B中。

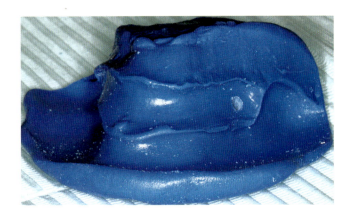

图13.34 在舌侧硅橡胶导板上打孔。

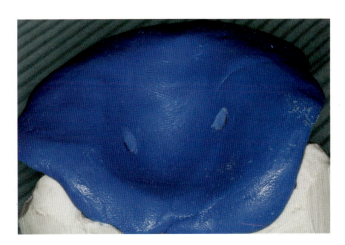

图13.35 打孔后的舌侧硅橡胶导板在模型上就位。

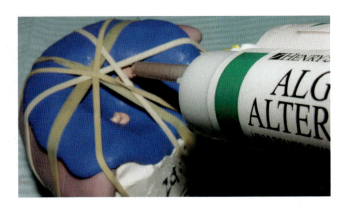

图13.36 将轻体硅橡胶通过舌侧硅橡胶导板的孔洞打入,获得硅橡胶导板B和人工牙的组织面形态。

（10）组织面导板修整后进行扫描，供设计制作钛支架时使用（图13.37～图13.40）。

（11）将工作模型进行扫描，以便CAD软件能够识别种植体平台。

（12）使用CAD软件进行钛支架设计（图13.41～图13.46）。

（13）切削支架（图13.47～图13.49）。

（14）通过硅橡胶导板检查支架，将硅橡胶导板A和钛支架在工作模型及𬌗架上就位，检查丙烯酸树脂的修复空间，如果空间不足可以适当调磨人工牙（图13.50）。

（15）支架脱脂，使用丙酮清洁。

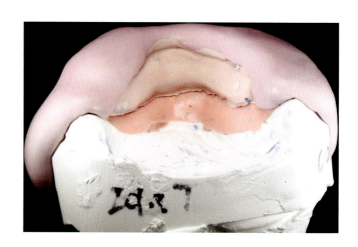

图13.37　去除舌侧导板，可见组织面导板。

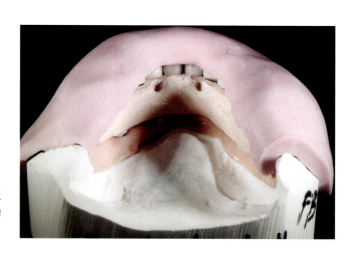

图13.38　修整组织面导板，通过组织面导板检查人工牙和硅橡胶导板A之间是否有足够的修复空间。

13 种植体支持的全牙弓固定修复体的技工间制作　235

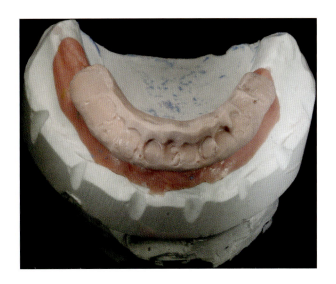

图13.39　将被扫描的组织面导板。

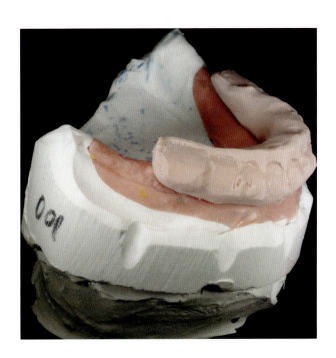

图13.40　组织面导板的侧面观。

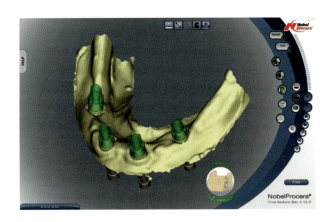

图13.41　扫描后的工作模型。

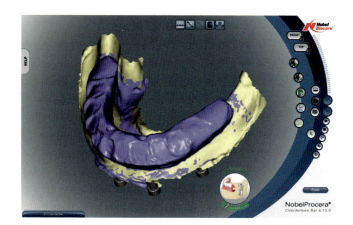

图13.42 扫描后的组织面导板。

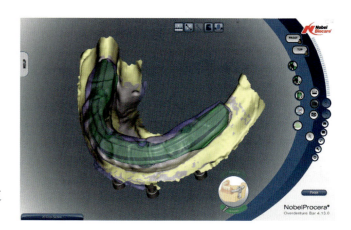

图13.43 参考组织面导板设计支架,以修复为导向的支架设计。

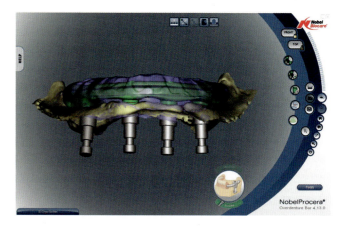

图13.44 支架设计的颊侧观。

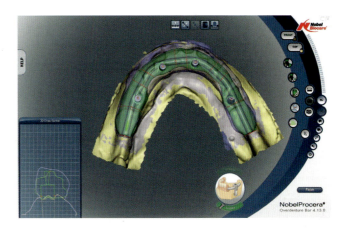

图13.45 支架设计的殆面观。

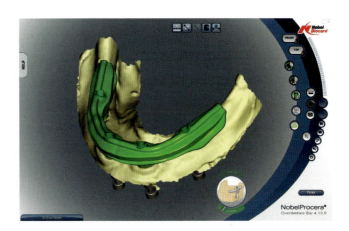

图13.46 最终的支架设计。

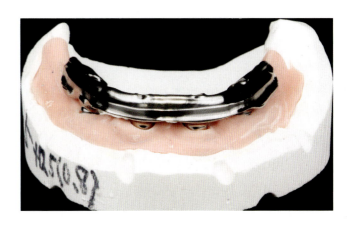

图13.47 技工间完成切削的支架颊侧观。

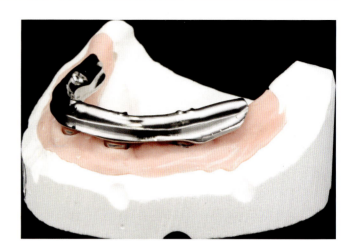

图13.48 支架侧面观。

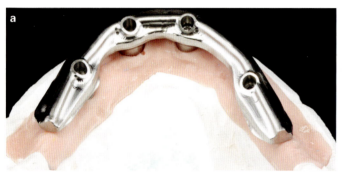
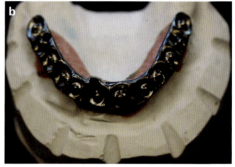

图13.49 （a）支架𬌗面观。（b）增加辅助固位结构的其他支架设计形式，同样的设计流程。

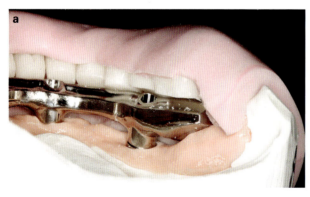
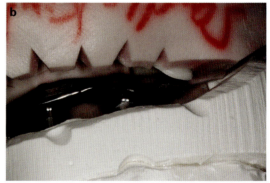

图13.50 （a）将硅橡胶导板B和钛支架在工作模型上就位，检查丙烯酸树脂的修复空间。（b）将硅橡胶导板A和钛支架在工作模型上就位，检查丙烯酸树脂的修复空间。

（16）50μm氧化铝对支架的喷砂处理（图13.51）。

（17）涂布金属处理剂（图13.52）。

（18）涂布第1层遮色层，它具有很强的金属遮色能力，在遮色层表面喷洒聚合物粉末，增强表面粘接力（图13.53～图13.55）。

（19）涂布第2层遮色层，这层具有一定牙龈色的效果，在遮色层表面喷洒聚合物粉末，增强表面粘接力（图13.56）。

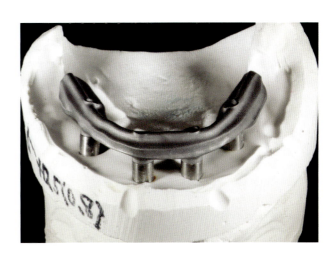

图13.51 使用50μm氧化铝对支架喷砂处理。

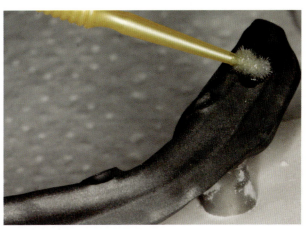

图13.52 涂布金属处理剂。

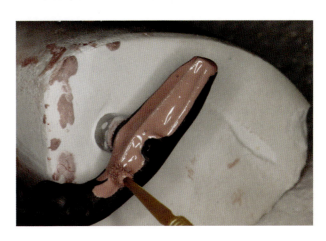

图13.53 涂布第1层遮色层。

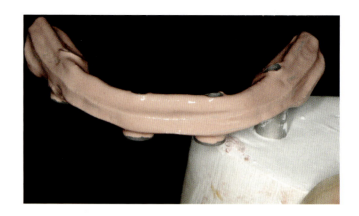

图13.54 涂布第2层遮色层。

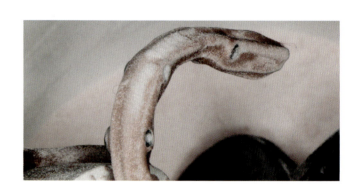

图13.55 喷洒聚合物粉末,增强表面粘接力。

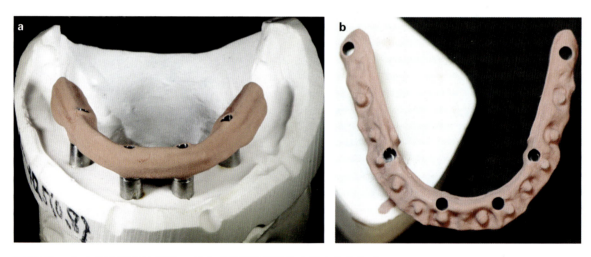

图13.56 (a)完全遮色的支架。(b)其他设计类型的支架完全遮色后。

(20)在钛支架上部排牙,制作修复体蜡型。

(21)包埋人工牙龈部分,热凝树脂装胶(图13.57~图13.61)。

(22)开盒、修整、抛光,上𬌗架调𬌗。

13 种植体支持的全牙弓固定修复体的技工间制作　241

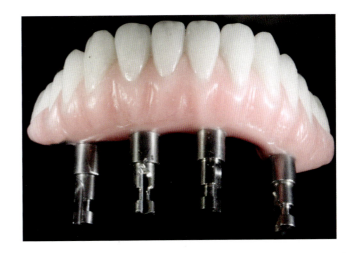

图13.57　蜡型完成。

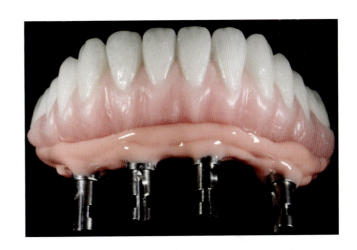

图13.58　根据人工牙龈制作蜡型组织面。

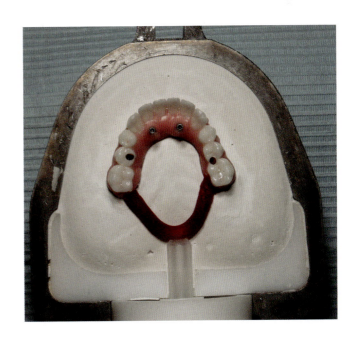

图13.59　蜡型包埋注塑。

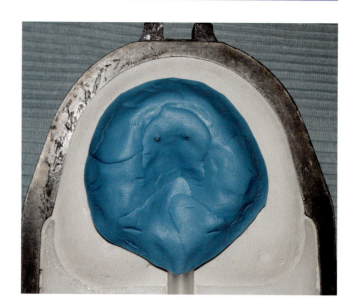

图13.60 硬质油泥型硅橡胶覆盖蜡型殆面。

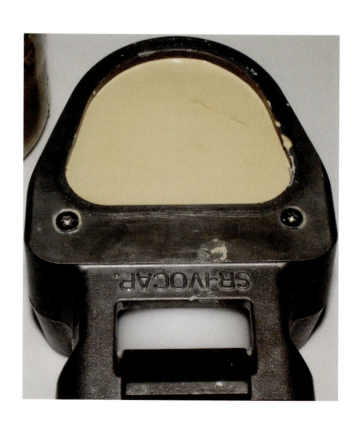

图13.61 石膏灌注型盒,等待热处理。

13.3.1 氧化锆

氧化锆具有良好的生物相容性、强度和美观效果,因而被广泛应用。虽然氧化锆是一种优良的材料,但经常被误解。经常出现对氧化锆的不当处理导致的崩瓷和折断,却被误认为是氧化锆材料本身的原因。

如果能够严格遵守重要的临床参数,种植体支持的氧化锆全牙弓修复体的成功和长期稳定是可以实现的。

修复体的设计制作需要考虑以下几个方面[20]:

(1)加工便利性。
(2)支架的被动就位。
(3)种植体/基台界面。
(4)咬合/磨耗。
(5)支架设计。
(6)饰瓷。
(7)美学。
(8)戴牙/可拆卸。

13.4 加工便利性

制作全牙弓种植修复体支架的传统工艺包括蜡型制作、铸造及表面烤瓷。上述工艺已经应用了许多年,并且被认为是制作种植固定修复体的金标准。通过上述方法制作的修复体已经被验证是成功且具有良好可预期性。传统工艺需要口腔技师具有高超的操作技巧,并且蜡型制作和铸造辛苦、耗时。随着金价的上涨,临床医生开始由传统工艺转变为更多应用现代化的CAD/CAM技术,以及氧化锆和钛等新材料。这些技术依然需要很高的技巧,但是加工过程耗时更少。

13.5 修复空间

修复体必须有足够的修复空间满足生物力学性能的要求。选择何种氧化锆支架类型取决于缺损类型(仅有牙齿缺损还是牙齿与和组织缺损并存)。为了避免转换区的暴露,经常需要去骨降低骨高度并且使用牙龈瓷。如果考虑使用牙龈瓷,需要种植体平台到切端的距离最小为14~16mm。这一空间要求由以下几部分组成:2mm的钛交界面,2~3mm牙龈瓷空间,10~11mm的牙冠长度。如果修复空间小于12mm,仍然可以使用氧化锆支架,但是不能有牙龈瓷部分,此时要注意连接体的尺寸[21]。

13.6 被动就位

众所周知,螺丝固位夹板式种植修复体支架很难获得被动就位。种植修复体支架的不准确由多种因素造成,包括修复体组件的加工公差、印模材料的形变、石膏硬固膨胀、合金与蜡型的膨胀收缩、支架在热处理和烤瓷过程中的变形等[22]。

通常解决支架被动就位的方法是将支架切开后重新焊接或者采用粘接固位。虽然粘接固位方式逐渐被医生接受,但是其仍然具有修复体难以拆卸的缺点,另有研究表明即使医生尽最大努力也很难避免粘接水门汀残留，而这会导致生物学并发症。另一个解决螺丝固位支架被动就位的方法是在支架铸造完成后，在其下方粘接金属套筒，而金属套筒和种植体之间是螺丝固位（KAL技术）。此方案的优点是弥补了很多传统工艺在临床和技工间的误差。

如果医生制取精确的印模，口腔技师进行正确严格的石膏模型灌制，CAD/CAM技术可以消除支架加工过程中的很多误差，精确性很高。如果使用了钛基底还可以进一步弥补烧结过程中的误差，氧化锆支架的准确性会更高[23-24]。

13.7 种植体/基台界面

使用传统技术时，先铸造金支架，然后在下方粘接基台套筒，此时基台和种植体的交界面为钛-钛的连接。随着氧化锆材料和CAD/CAM技术的进步，很多氧化锆支架的基台部分也是氧化锆，因此种植体和基台的连接变成了钛-氧化锆的连接。由于氧化锆和钛材料的化学成分不同，长时间后会发生微动磨损，材料的磨耗表现与材料的硬度密切相关。一项研究报道了氧化锆和钛交界面之间的磨耗，尤其是外连接设计时，在种植固定体修复体上模拟500次咀嚼循环后，可以发现基台螺丝的轻微松动。

临床上表现为种植体与其上部修复体发生了患者无法察觉的微动。当比较钛-钛连接和钛-氧化锆连接两种连接方式时，氧化锆基台对外连接种植体的磨耗明显更严重，种植体的外连接接口处会磨损变圆钝，还可以发现被瓷基台磨损产生的钛屑。临床上需要对这种磨耗导致的抗旋能力的下降予以关注。带有钛基底的氧化锆基台设计，通过熔覆或者粘接的方法将二者进行连接，这种独特的设计可以实现金属-金属的连接方式，产生等同于金属基台与种植体连接同样稳定的效果。

13.8 咬合/磨耗

种植固定修复患者的本体感受能力下降，修复体容易受到更大的咬合力。

修复体咬合面可以被设计为贵金属、长石瓷，或者丙烯酸树脂。一项临床研究比较了不同咬合情况的长期稳定性，分别是：种植体对种植体、种植体对天然牙、种植体对活动义齿。结果表明如果患者的咬合情况为种植体对种植体发生修复体折裂的风险更高，咬合面的磨耗更重。为了获得更加稳定的咬合接触，有医生更倾向于使用金属咬合面，而不是瓷或者丙烯酸树脂咬合面。但是，出于美观需求，患者通常更喜欢牙色材料而选择长石瓷。

近期，临床医生开始使用氧化锆咬合面修复体。氧化锆材料与对颌的磨耗的问题引起医生的关注。一项体外研究评价了全解剖形态氧化锆全冠的临床可行性，比较了氧化锆材料和长石瓷材料的磨耗性能，结果表明，经过抛光处理的氧化锆与对颌牙的磨耗低于长石瓷材料，氧化锆材料更有利于对颌牙的保护。此方面的研究数据尚不充分，有待进一步研究。

13.9 支架设计

悬臂梁区域支架的厚度需要格外注意，不论是传统的贵金属还是氧化锆支架，连接体位置必须有足够的厚度。氧化锆支架的最小厚度尚无确切数据[25-26]。

13.10 饰瓷

全氧化锆和氧化锆＋表面饰瓷设计方式的挠曲强度是经常被关心的问题。临床医生非常关注潜在的饰瓷崩瓷和折裂问题。很多研究表明，包括传统的金属烤瓷（PFM）技术在内的所有多层瓷材料系统中，饰瓷层都是最薄弱的环节。不论是使用贵金属支架还是氧化锆支架，饰瓷层都必须要有良好的基底承托。

关于饰瓷和氧化锆基底之间的剪切强度的研究表明，饰瓷与基底的结合强度取决于使用的瓷粉种类以及氧化锆基底是否进行了染色处理。作者建议，当使用氧化锆支架时，应当选择配套的饰瓷瓷粉，严格控制冷热循环。减少饰瓷的使用，设计全氧化锆咬合面，有利于减少崩瓷的发生[27-28]。

13.11 美学

对于优秀的口腔技师，不论是制作传统贵金属支架还是氧化锆支架，都可以获得很好的美学效果。从通透性的角度看，不论贵金属还是氧化锆都是遮光性的。口腔技师可以通过在氧化锆支架表面进行染色，使支架达到类似于天然牙的颜色效果，之后再进行表面饰瓷，达到更好的美学效果。而传统的贵金属支架由于其灰色的金属底色和遮光性，无法达到同样效果。

13.12 戴牙/可拆卸性

种植体支持的整体式全牙弓修复体采用螺丝固位具有明显的优势，可以通过单螺丝实验及X线片验证螺丝固位修复体的精密度，戴牙时间短，不用清除多余粘接剂。

可拆卸性具有如下优势：①便于定期维护；②出现螺丝松动容易处理；③发生修复体折断时，容易取下；④下方牙槽嵴吸收导致组织面不贴合时，便于取下修复体进行调改、修理。

因此，螺丝固位修复体具有明显的安全优势。

13.13 技工间流程

全牙弓氧化锆种植修复体

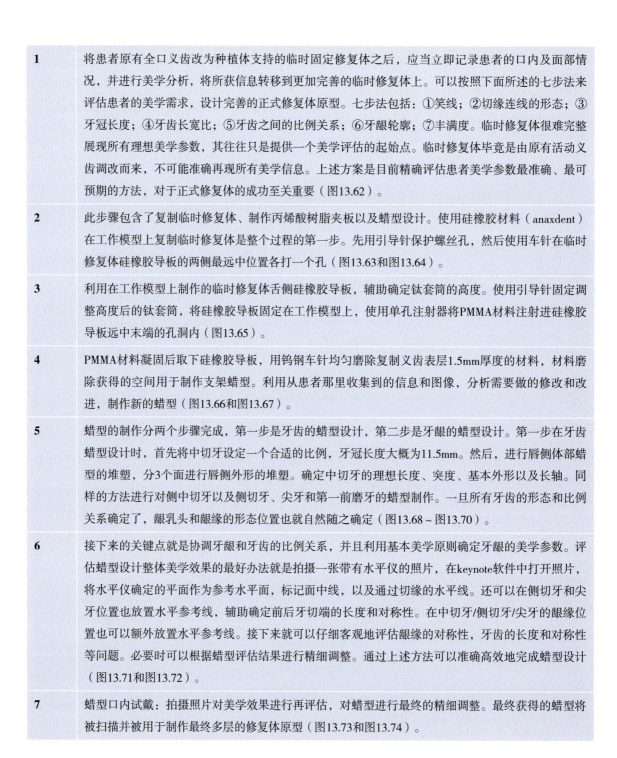

1	将患者原有全口义齿改为种植体支持的临时固定修复体之后，应当立即记录患者的口内及面部情况，并进行美学分析，将所获信息转移到更加完善的临时修复体上。可以按照下面所述的七步法来评估患者的美学需求，设计完善的正式修复体原型。七步法包括：①笑线；②切缘连线的形态；③牙冠长度；④牙齿长宽比；⑤牙齿之间的比例关系；⑥牙龈轮廓；⑦丰满度。临时修复体很难完整展现所有理想美学参数，其往往只是提供一个美学评估的起始点。临时修复体毕竟是由原有活动义齿调改而来，不可能准确再现所有美学信息。上述方案是目前精确评估患者美学参数最准确、最可预期的方法，对于正式修复体的成功至关重要（图13.62）。
2	此步骤包含了复制临时修复体、制作丙烯酸树脂夹板以及蜡型设计。使用硅橡胶材料（anaxdent）在工作模型上复制临时修复体是整个过程的第一步。先用引导针保护螺丝孔，然后使用车针在临时修复体硅橡胶导板的两侧最远中位置各打一个孔（图13.63和图13.64）。
3	利用在工作模型上制作的临时修复体舌侧硅橡胶导板，辅助确定钛套筒的高度。使用引导针固定调整高度后的钛套筒，将硅橡胶导板固定在工作模型上，使用单孔注射器将PMMA材料注射进硅橡胶导板远中末端的孔洞内（图13.65）。
4	PMMA材料凝固后取下硅橡胶导板，用钨钢车针均匀磨除复制义齿表层1.5mm厚度的材料，材料磨除获得的空间用于制作支架蜡型。利用从患者那里收集到的信息和图像，分析需要做的修改和改进，制作新的蜡型（图13.66和图13.67）。
5	蜡型的制作分两个步骤完成，第一步是牙齿的蜡型设计，第二步是牙龈的蜡型设计。第一步在牙齿蜡型设计时，首先将中切牙设定一个合适的比例，牙冠长度大概为11.5mm。然后，进行唇侧体部蜡型的堆塑，分3个面进行唇侧外形的堆塑。确定中切牙的理想长度、突度、基本外形以及长轴。同样的方法进行对侧中切牙以及侧切牙、尖牙和第一前磨牙的蜡型制作。一旦所有牙齿的形态和比例关系确定了，龈乳头和龈缘的形态位置也就自然随之确定（图13.68~图13.70）。
6	接下来的关键点就是协调牙龈和牙齿的比例关系，并且利用基本美学原则确定牙龈的美学参数。评估蜡型设计整体美学效果的最好办法就是拍摄一张带有水平仪的照片，在keynote软件中打开照片，将水平仪确定的平面作为参考水平面，标记面中线，以及通过切缘的水平线。还可以在侧切牙和尖牙位置也放置水平参考线，辅助确定前后牙切端的长度和对称性。在中切牙/侧切牙/尖牙的龈缘位置也可以额外放置水平参考线。接下来就可以仔细客观地评估龈缘的对称性，牙齿的长度和对称性等问题。必要时可以根据蜡型评估结果进行精细调整。通过上述方法可以准确高效地完成蜡型设计（图13.71和图13.72）。
7	蜡型口内试戴：拍摄照片对美学效果进行再评估，对蜡型进行最终的精细调整。最终获得的蜡型将被扫描并被用于制作最终多层的修复体原型（图13.73和图13.74）。

8	此步骤需要使用3Shape的预备体扫描功能对钛临时基台进行扫描,然后扫描设计蜡型。在之前工作模型上制作的舌侧硅橡胶导板的辅助下调磨钛临时套筒至合适高度。使用导向针固定钛临时套筒。用蜡将钛临时套筒表面的倒凹/沟槽填平。由于钛临时套筒不抗旋,因此需要在定位器辅助下,使其在扫描后能够在同一位置就位。使用光固化树脂(primopattern)连接钛临时套筒(图13.75～图13.77)。
9	在3Shape软件中生成订单,选择种植体位点,在"支架"一栏中选择"蜡型"图标,然后在"桥"一栏中选择"桥蜡型"图标。现在系统已经可以开始进行钛临时套筒以及蜡型扫描了。为了获得每一个钛基台的高分辨率图像,在进行扫描前,应当小心地对金属基台表面进行喷砂,并使用蜡填平表面凹槽使其形成光滑表面(图13.78和图13.79)。
3Shape设计步骤	
10	确定边缘线;为了避免就位道不一致,需要小心设定每个单位的就位方向(确定每一个单位的边缘方向),为每一个单位逐个设定就位方向(图13.80～图13.82)。
11	确定每一个单位的边缘线和就位方向。请注意,在第二步中,每一个单位的就位方向可能和边缘线方向不同,解决此问题的关键点在于在确保各个方向上都是绿线,没有红色边缘线(图13.83～图13.85)。
12	在代型界面处可以对每一个代型的粘接间隙进行调整。针对每一个病例,可以根据需要对粘接间隙和额外粘接间隙进行调整,钛基台粘接间隙的经验数值是0.20,额外粘接间隙的经验数值是0.40;边缘宽度为1mm时,边缘线间隙的经验数值是0.20。不同切削设备或者切削中心的钻针直径和钻针类型可能有所不同(图13.86～图13.88)。
13	此步骤进行支架设计(支架蜡型)——设计者需要将蜡型、临时套筒的扫描位置和表面信息进行融合,每一个预备体选择动态切割拼合线。通过拼合线(绿线)可以很简单地将"蜡型扫描"和"预备体扫描"进行拼接。需要注意的是,拼接口应当具有圆滑的外形线,四周具有一致的间隙大小(图13.89～图13.91)。
14	完成所有基台单元的拼合线的设计之后进行支架设计(雕刻)。目前,桥架已经和预备体完成了拼接,可以准备进行雕刻。在此步骤,使用"蜡刀"雕刻菜单里的泪滴状工具选项对扫描数据的锐利位置进行光滑处理,同时又不改变其轮廓外形(图13.92～图13.94)。
15	在此步骤设计螺丝固位桥架的螺丝孔,此步骤只能手动完成。依次点击"支架设计(frame design stage)"—"雕刻(in sculpt)"—"雕刻工具(sculpt toolkit)"—"附件设置(attachment settings)",可以看到3个选项:组(group)/附件(attachment)/默认方向(default orientation)。选择孔洞(holes)—孔洞(holes)3.0mm×5.0mm—视角(view direction)。此时可以进行手动设置/雕刻出精准的桥架孔洞,这个位置在支架切削后就是螺丝孔通道。将桥架设置为透明视窗,从殆方观察,就可以将螺丝通道方向调整到和接口方向一致,使用附件功能可以在Y轴和X轴上进行手动的个性化调整(图13.95～图13.97)。
16	将附件放置在理想位置后就可以点击"开始"按键,软件就开始移除程序,形成螺丝通道(图13.98～图13.100)。

17	完成桥架和接口表面扫描，雕刻，螺丝孔通道设置，生成STL文件，可以开始准备切削具有钛基底的螺丝固位的多层PMMA支架原型（图13.101）。
18	切削PMMA多层支架原型（义齿生成）：在切削出的桥架原型的牙龈位置使用0.5mm的定深车针进行回切，形成均一厚度的牙龈空间。具体操作时，先在表面划线做标记，在初步形成少量定深沟后，在定深沟之间制备出更多定深沟，最后使用钨钢车针对定深沟之间部分进行打磨。完成打磨后，牙龈部分就可以准备进行内染色和树脂堆塑了（图13.102和图13.103）。
19	Opti-bond FL（Kerr）可以用于牙龈位置增加PMMA和牙龈树脂的粘接效果。树脂堆塑前，进行红/白/蓝等相结合的染色，模拟血管、牙龈颜色和视觉立体效果。有3种颜色的树脂（深粉、浅粉、橙粉）可供使用；红色染色树脂和深粉树脂共同形成染色/树脂复合层。
20	在外展隙和牙槽嵴位置联合使用多种颜色的树脂。深粉色树脂用于与软组织相邻近的位置，浅粉色用于表层外形的堆塑，少量的橙粉色用于膜龈联合的位置。用系列金刚砂车针修整牙龈和牙齿的外形。邻面和切外展隙的位置使用金刚砂切盘进行修整，使用带有毡轮的抛光套装手动抛光牙龈和牙齿外表面（图13.104和图13.105）。
21	评估种植体支持的全牙弓螺丝固位PMMA修复体原型戴入口内的面相和面下1/3微笑相；修复体原型给了我们一个可摘戴的最终修复体参考，可以评估美学和功能情况。目前做出的任何改变都可以体现在最终氧化锆修复体上（图13.106和图13.107）。
22	使用如前所述的将临时修复体转化为蜡型的复制注射方法制作支架蜡型。
23	使用Noritake A–D比色系统进行牙齿比色（图13.108）。使用Noritake比色系统进行牙龈比色（图13.109），拍摄同时带有多个牙龈色块的口内相，辅助口腔技师在烤瓷时确定天然牙龈的粉色、深粉、橙色以及高亮度的区域。
24	对于无牙颌病例，支架的设计参数非常重要。为了获得可预期的结果，需要遵守一些基本原则。最基本的原则就是支架的精确性和支架的定量调磨。当修复体设计为仅在唇侧进行少量回切，舌侧为全锆时，唇面的回切量为0.7~1.0mm。为了获得最大的强度和饰瓷支撑，唇面的回切边缘应终止于切端位置，切端不进行回切，并保留至少0.5mm的颊舌侧厚度。牙龈位置也要进行均匀一致的回切。使用0.5mm的定深车针进行两步法回切，可以精确控制回切量。第一步，在牙齿的中线位置将牙面二等分，做垂直向定深沟，之后在两侧邻牙之间做水平向定深沟，定深沟纵横相交形成"井"字形。第二步，去除定深沟之间的部分。为了保证回切厚度的均匀一致，定深车针需要按照牙面唇侧外形分3个平面进行制备（图13.110和图13.111）。
25	完成对树脂支架原型的修整后，进行扫描，设计钇增强型多晶氧化锆（Y-TZP）支架（Procera implant bridge，Nobel Biocare诺保科）的方案。第一步：扫描组织面；第二步：扫描种植体，扫描杆获取种植体位置；第三步：从殆方扫描。然后，将所有扫描数据重叠，准备进行支架的设计和切削（图13.112~图13.115）。
26和27	受研磨工艺以及车针直径的限制，支架切削完成后仍然需要进行修整，尤其是切外展隙的位置。氧化锆支架外展隙位置的形态应当参照支架原型的外形进行修整（图13.116~图13.118）。

28	口内试戴支架，验证支架的密合性。
29	使用纯白色的氧化锆支架的一大挑战就是其颜色问题，即使使用了目标色的饰瓷材料，依然很难达到想要的目标色效果。解决方案就是使用氧化锆材料内染色粉（Noritake CZR），取得类似目标色的饱和度和亮度。经过内染色的氧化锆材料的另一个优势是能够帮助口腔技师在有限的材料厚度下再现饱和度、控制亮度以及塑造出立体效果和个性化特征色。因此，饰瓷空间有限是氧化锆材料内染色的临床适应证。内染色可以和增亮/稀释瓷粉联合使用，软化或者降低饱和度。使用遮色牙本质瓷粉进行涂刷。烤瓷初期的最主要目标是在颊侧堆塑牙本质瓷建立牙齿外形，边缘嵴和切端1/3使用半透明瓷粉。发育叶瓷粉被用于近切1/3的位置塑造内部特征色。第一次烧结前需要确保压实瓷粉，使用西伯利亚貂毛毛笔（Smileline USA）刷压瓷粉颗粒，过程中需要保证瓷粉的湿润度。烧结前，使用非常薄的刀片（Smileline USA）将牙齿邻接处进行分割，达氧化锆基底，避免瓷层的撕裂或者不均质收缩（图13.119～图13.121）。
30	内染色是塑造氧化锆支架自然结构特征和颜色的一部分：这项技术是由Hitoshi Aoshima先生发明的，其提出使用Noritake（Noritake Japan）材料进行内染色，塑造出类似天然牙的个性化特征。内染色共分为三步：第一步，涂染饱和度和亮度；第二步，涂染白色条带和所有水平向个性特征色；第三步，涂染垂直向个性特征色。厂家会提供内染色的配色建议，口腔技师可以根据个人偏好进行调整。对于此病例，使用了简单有效的组合染色塑造个性化特征。切1/3位置使用了切端蓝色1号和切端蓝色2号塑造半透明性与立体效果，颈部1/3位置使用了稀释的颈部2号色塑造更高的饱和度。白色内染色瓷粉混合发育叶1号色瓷粉并进行稀释，用于塑造发育叶效果和内部裂纹。
31	亮色区域通过白色瓷粉和稀释瓷粉的混合瓷粉进行颜色再现，内染色的深浅可以通过调整染色瓷粉和稀释瓷粉的混合比例进行调整。关键点是要通过将内染色瓷粉和稀释瓷粉混合后柔化内染色，并与周围区域形成颜色对比。所有染色都必须在涂布后与周围区域巧妙地融合在一起（图13.122和图13.123）。
32	在此次烧结程序，使用透明瓷粉LT0、LT1以及Auga蓝色2号瓷粉形成表面层，完成最终牙齿外形的堆塑，并柔化内部颜色效果。用细马克笔标记理想龈缘的位置，然后使用低转速金刚砂车针进行标记。在牙龈瓷堆塑时，这些标记作为牙龈瓷的边界参考点。在完成了牙齿外形的调整后，使用同一套瓷粉进行牙龈部分的分层堆塑（图13.124和图13.125）。
33	对天然牙龈解剖的理解是成功塑造自然、和谐人工牙龈的关键。为了达到良好的美学效果，侧切牙的龈缘需要比中切牙低1～1.5mm。龈乳头的充盈高度为切牙长度的40%。中切牙龈高点的位置位于牙齿中线远中1mm处。侧切牙龈高点的位置位于牙齿中线远中0.3～0.5mm处。尖牙龈高点的位置则正好位于牙齿中线处。在转换区位置使用红色和遮色瓷粉模拟附着龈。在所有龈乳头位置使用添加了红染的深色组织瓷粉。牙根区域使用更亮、更浅色的粉色瓷粉，而外展隙区域使用饱和度更高的红粉色瓷粉。牙龈位置可以轻度过量塑形，补偿烧结收缩。外展隙区域使用5号组织瓷粉，并一直延伸到龈缘位置。1号、2号、3号组织瓷粉被用于牙龈外形的堆塑。游离龈位置使用2号、3号组织瓷粉。在比较明亮的区域，需要混合使用A1牙本质瓷粉和3号组织瓷粉（图13.126和图13.127）。

34	此步骤是上釉之前的烧结，确定牙和牙龈的最终外形。这是最重要的一次烧结，因为在此次烧结中，龈缘位置、龈乳头比例、龈高点的位置可以通过添加少量牙龈瓷粉进行完善美化。在此次烧结过程中还可以在人工牙龈位置少量添加瓷粉更好地模拟天然牙龈。游离龈位置可以使用透明瓷粉和牙龈瓷粉的混合瓷粉，比例为1∶1或者1∶2或者2∶1，具体的比例取决于游离龈的通透性。在比较亮的附着龈和附着黏膜位置，可以使用1∶1的牙本质瓷粉和牙龈瓷粉混合。高饱和牙本质瓷粉可以用于塑造天然牙牙龈常见的橙色。关键是要呈现出一种非对称的随机自然但又不失协调性的效果。与牙齿和谐统一的牙龈形态和比例关系是人工牙龈达到天然牙牙龈美观效果的最重要前提。创造自然的、类似天然牙龈效果的人工牙龈，关键在于参考天然牙石膏模型塑造牙龈外形，并在加工过程中加入个人灵感。表面纹理塑形后，使用灰色硅胶轮和粉色硅胶轮先后柔化牙槽嵴表面。必要时，可以使用金刚砂砂轮修整调改硅胶轮的形态。随后，使用颗粒状表面车针和毡轮进行表面处理，形成哑光表面。最后一步，使用灰色硅胶轮在边缘嵴和外形突出位点形成高光反射面。使用不同粗度和形状的抛光轮的优势是能够形成具有不同光泽度、高光区域、哑光区域以及不同纹理的义齿表面。不同表面位置的不同反射效果可以模拟出天然牙表面的效果（图13.128～图13.130）。
35	在染色/上釉阶段，可以通过使用低熔点材料控制义齿外形和质地的改变。为了在上釉过程保持表面质地，上釉/染色的循环温度低于高温瓷粉烧结温度30°～50°。在此阶段，使用点彩笔利用掸粉技术可以更快完成表面处理过程。上釉完成后，使用橡皮轮套装（Shofu, Edenta）在义齿牙龈表面形成哑光和高光区域，模拟天然牙牙龈效果。游离龈和牙根凸起部位使用高亮度硅胶轮（Shofu）进行高度抛光（图13.131）。
36和37	最终修复体的口内相和口外相（图13.132和图13.133）。

13 种植体支持的全牙弓固定修复体的技工间制作 251

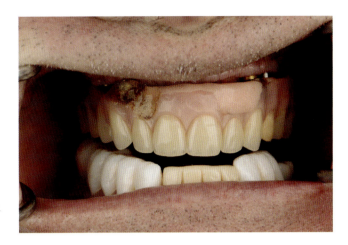

图13.62 将活动义齿转换为固定临时修复体（口内相）。

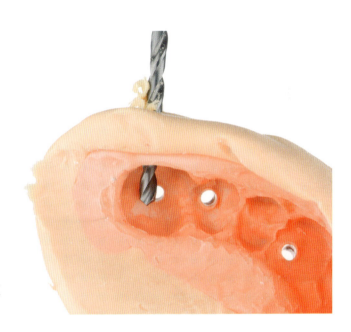

图13.63 在油泥型硅橡胶导板上打孔用于复制临时修复体。

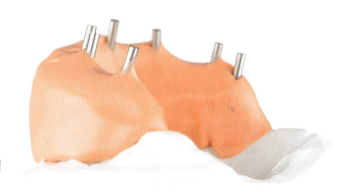

图13.64 油泥型硅橡胶导板和引导针在模型上就位。

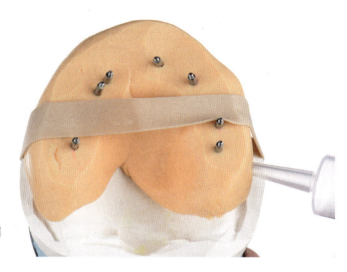

图13.65 将PMMA注入油泥型硅橡胶导板用于复制临时修复体。

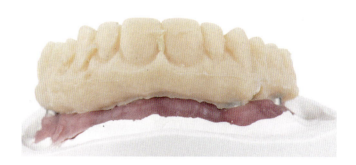

图13.66 临时修复体的丙烯酸材料复制品。

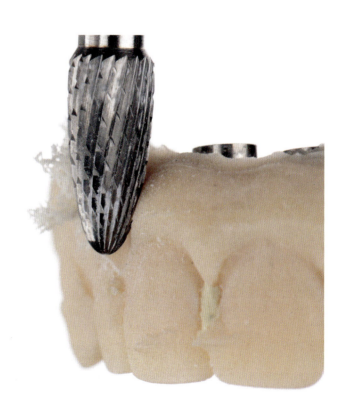

图13.67 丙烯酸复制品做回切，为制作蜡型做准备。

13 种植体支持的全牙弓固定修复体的技工间制作 253

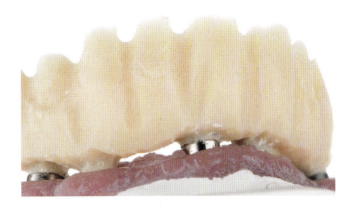

图13.68 回切完成后的丙烯酸基底。

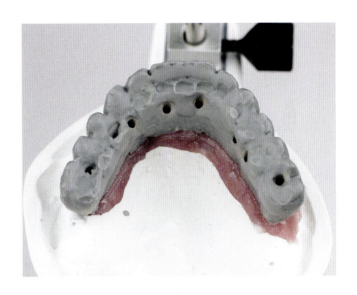

图13.69 原始蜡型。

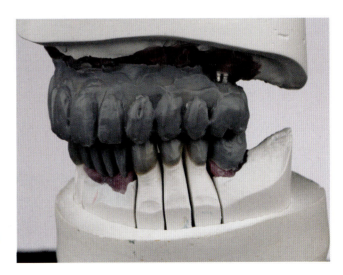

图13.70 在丙烯酸基底上制作的蜡型侧面观。

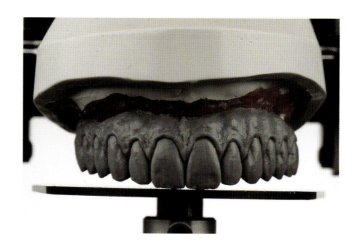

图13.71 蜡型正面观，评估美学效果。

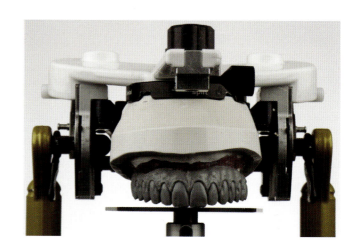

图13.72 蜡型在殆架上（正面观）。

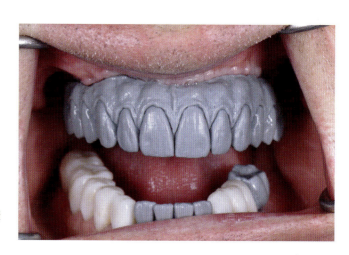

图13.73 蜡型口内试戴，以决定是否需要进行额外调改。

13 种植体支持的全牙弓固定修复体的技工间制作　　255

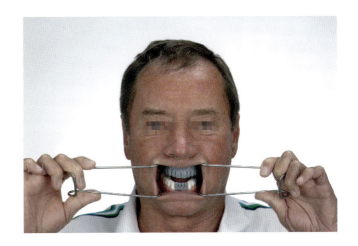

图**13.74**　正面观，评估殆平面。

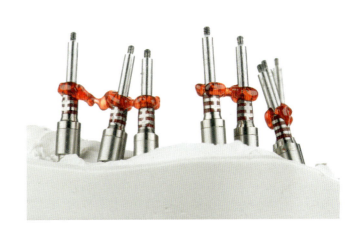

图**13.75**　利用导向针固定临时套筒。

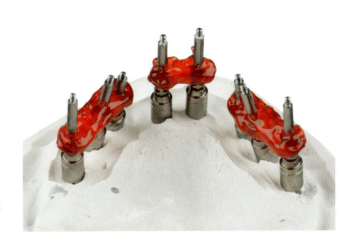

图**13.76**　由于临时套筒不抗旋，需要定位器辅助就位。

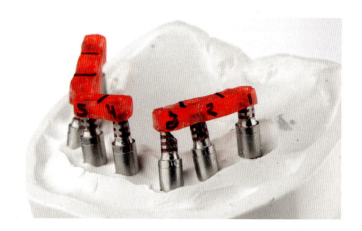

图13.77 完成后的树脂夹板。

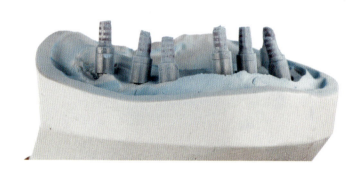

图13.78 使用预备体模式扫描钛临时套筒。

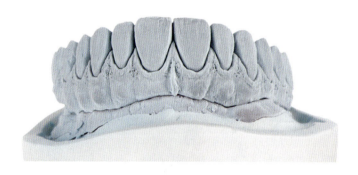

图13.79 扫描后的蜡型。

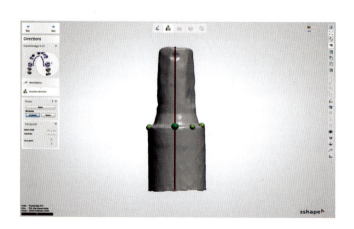

图13.80 在软件中标记边缘。

13 种植体支持的全牙弓固定修复体的技工间制作 257

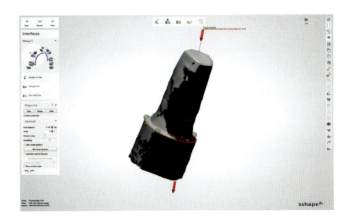

图13.81 选择每一个单位的边缘方向。

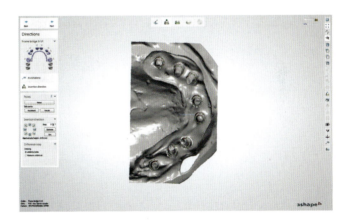

图13.82 确定每一个单位的就位方向。

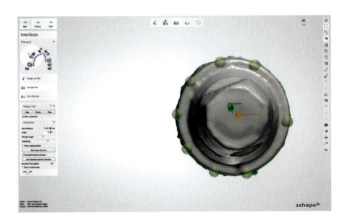

图13.83 确定每一个单位的边缘线和就位线。

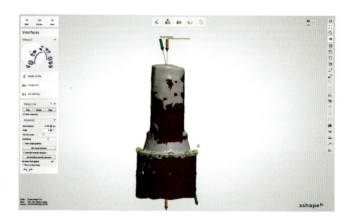

图13.84 就位方向可能和边缘线方向不一致。

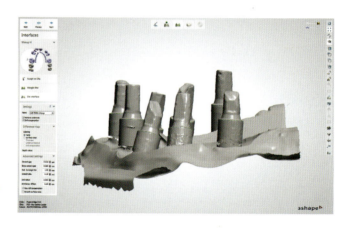

图13.85 边缘线应当都是绿线,没有红色边缘线。

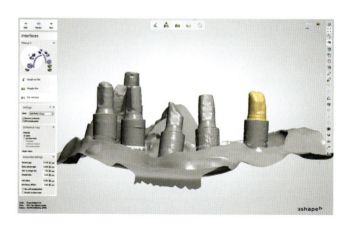

图13.86 代型界面可以调整粘接间隙。

13 种植体支持的全牙弓固定修复体的技工间制作　259

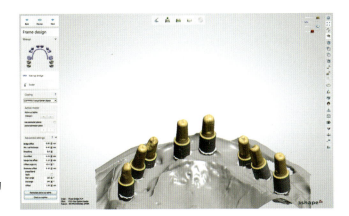

图13.87　粘接间隙的大小根据每一个病例的需要确定。

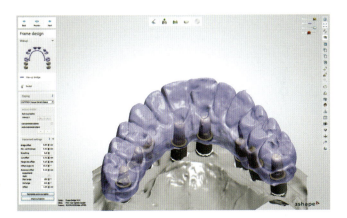

图13.88　每个套筒的粘接间隙可能需要逐个调整。

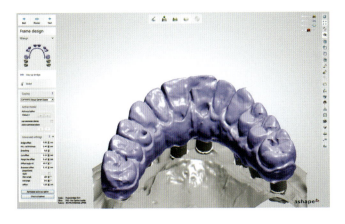

图13.89　临时套筒和蜡型的扫描结果进行重叠匹配。

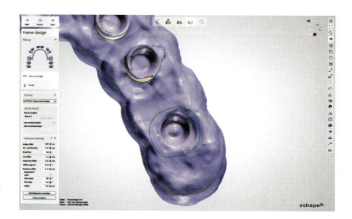

图13.90 蜡型扫描结果和预备体扫描结果拼接。

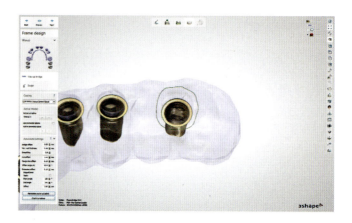

图13.91 接口处的外形线应当光滑连续。

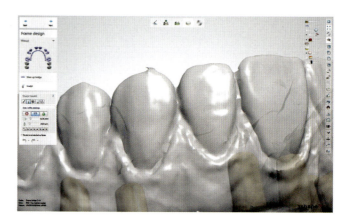

图13.92 桥架和预备体的扫描结果拼接后准备进行雕刻。

13 种植体支持的全牙弓固定修复体的技工间制作 261

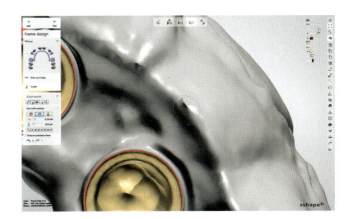

图13.93 扫描数据光滑处理前。

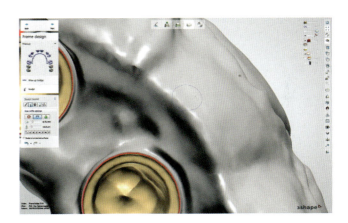

图13.94 扫描数据光滑处理后。

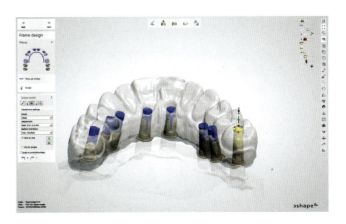

图13.95 形成螺丝孔道。

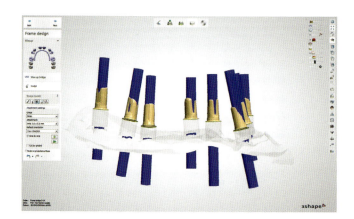

图13.96 手动雕刻形成螺丝孔道。

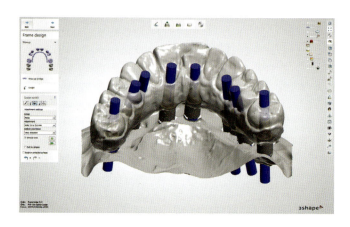

图13.97 桥架透明视窗用于观察螺丝孔道。

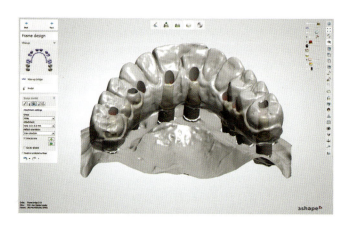

图13.98 在软件上放置螺丝孔道。

13 种植体支持的全牙弓固定修复体的技工间制作　263

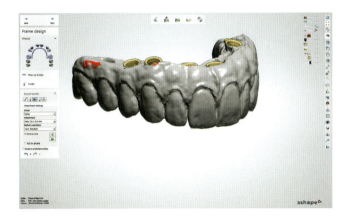

图**13.99**　评估组织面。

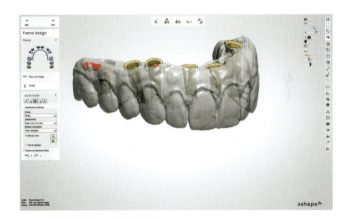

图**13.100**　评估螺丝孔方向。

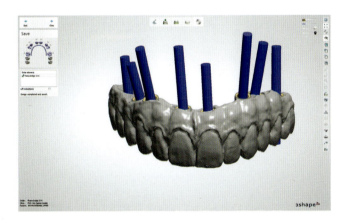

图**13.101**　扫描桥架和基台表面，雕刻完成，形成螺丝孔道。

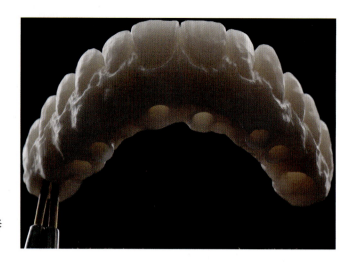

图13.102 切削出的PMMA桥架,作为最终修复体的原型。

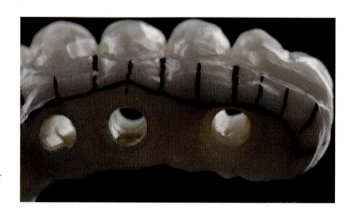

图13.103 回切原型的牙龈部分,用于粉色树脂堆塑。

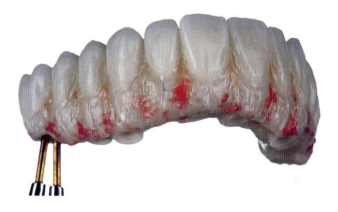

图13.104 在原型表面进行染色。

13 种植体支持的全牙弓固定修复体的技工间制作 265

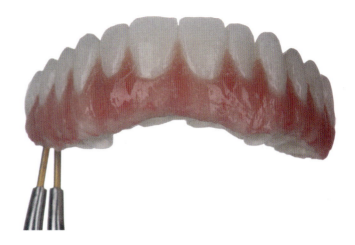

图13.105 牙龈部分修整完成。

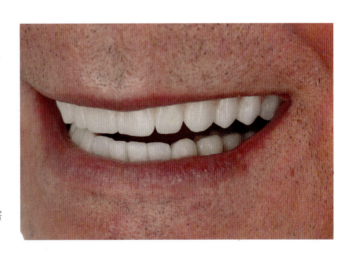

图13.106 树脂原型在口内试戴,判断是否需要进一步调改。

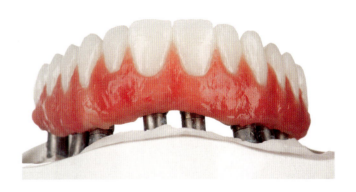

图13.107 最终的修复体原型。

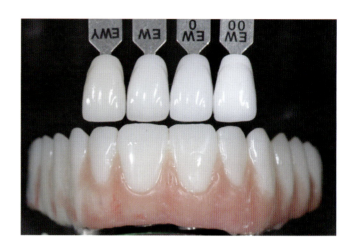

图13.108　牙齿比色。

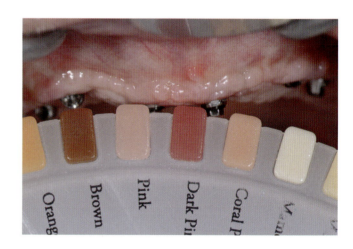

图13.109　牙龈比色。

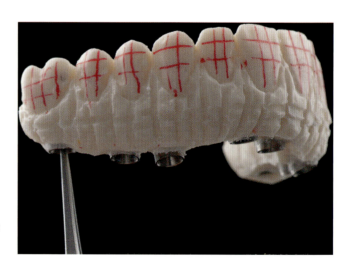

图13.110　在需要饰瓷的部位少量回切调磨原型。

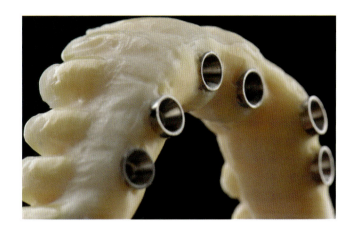

图13.111 修复体原型回切。

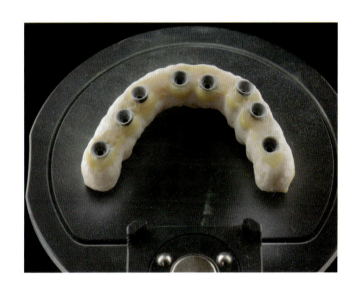

图13.112 扫描回切后的修复体原型组织面。

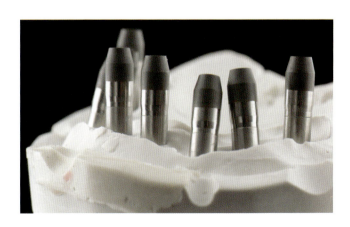

图13.113 扫描工作模型。

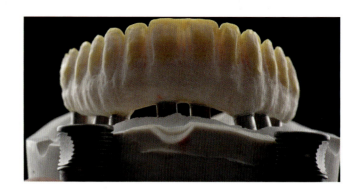

图13.114 扫描后的回切原型的殆面和切端。

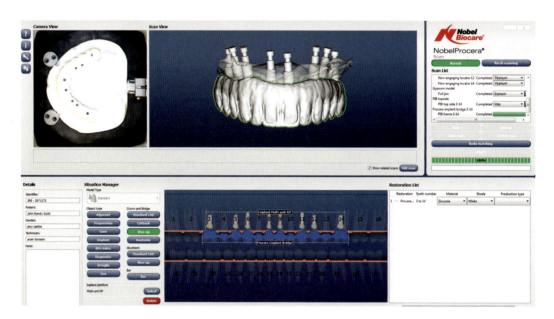

图13.115 CAD软件完成最终设计。

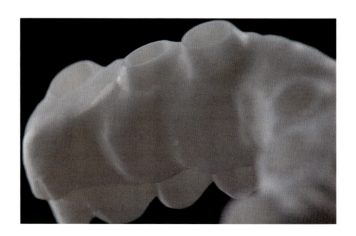

图13.116 切削后的氧化锆支架。

13 种植体支持的全牙弓固定修复体的技工间制作   269

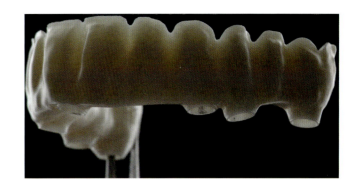

图13.117 手工精修氧化锆支架的外展隙。

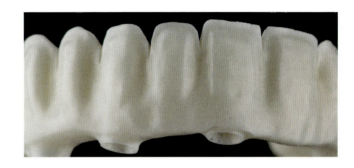

图13.118 支架手工修整完成后。

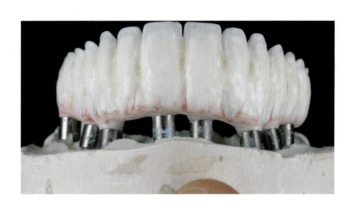

图13.119 需要调整颜色的高亮度支架。

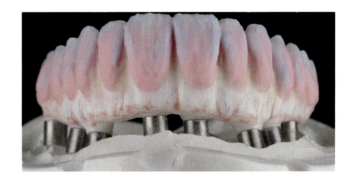

图13.120 使用非常薄的刀片修整牙外展隙，模拟多颗单牙效果。

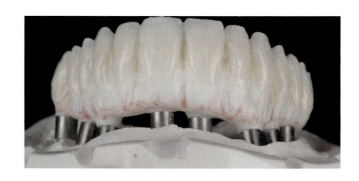

图13.121 初步烧结后的结果。

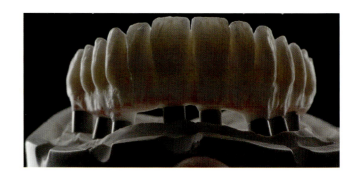

图13.122 内染色烧结后。

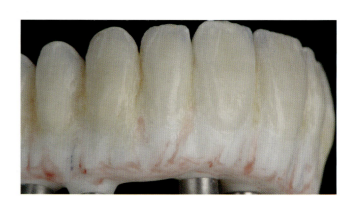

图13.123 近距离观察内染色效果。

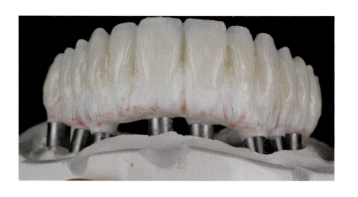

图13.124 使用内染色方法。

13 种植体支持的全牙弓固定修复体的技工间制作　　271

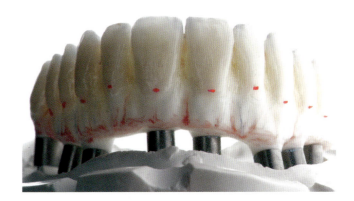

图13.125　指导牙龈瓷堆塑的标记点。

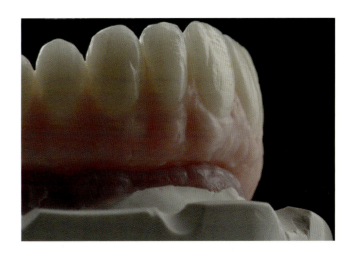

图13.126　堆塑牙龈瓷。

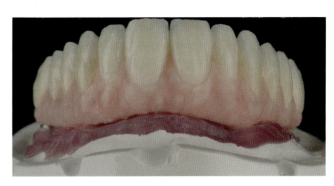

图13.127　塑造牙龈瓷的自然个性化特征。

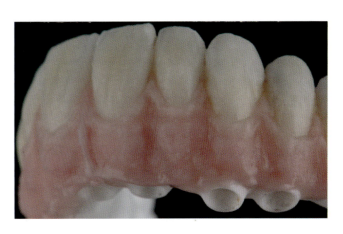

图13.128　修整牙龈瓷区。

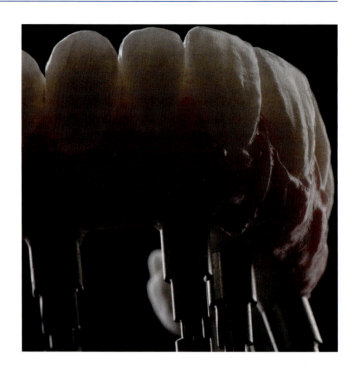

图13.129 牙龈瓷的质地和形态（侧面观）。

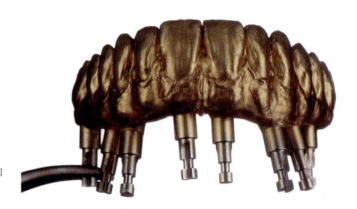

图13.130 使用金粉，便于观察表面质地和外形。

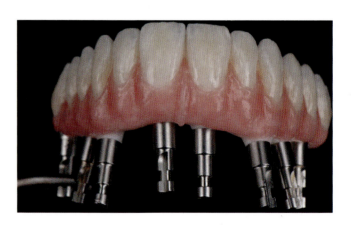

图13.131 手工抛光后的瓷修复体。

13 种植体支持的全牙弓固定修复体的技工间制作 273

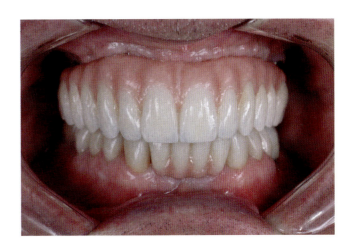

图13.132 最终修复体口内相。

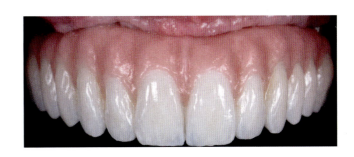

图13.133 完成后的上颌修复体。

致谢

感谢Bernd Siewert医生（Clinica Somosaguas, E-28223 Madrid, Spain）提供图13.9~图13.16。

感谢Juvora U.K.提供关于PEEK材料的相关技术信息。

感谢Udatta Kher与Ali Tunkiwala医生提供图13.17和图13.18，手术由Udatta Kher医生完成，修复由Ali Tunkiwala医生完成。

感谢Amy与M Camba提供的临床照片。

感谢Gerarad Chiche医生以及佐治亚Regents大学修复和美学牙科。

种植体支持的全牙弓固定修复体即刻负重的修复并发症

Prosthetic Complications with Immediately Loaded, Full-Arch, Fixed Implant-Supported Prostheses

14

Steven Bongard, David Powell

引言

即刻种植及种植体支持的全牙弓固定修复体即刻负重被证实是一种无牙颌修复的成功方案[1-4]。现在，该方案已逐渐成为一种标准的治疗方法，它无须可摘义齿的过渡便可直接固定修复，缩短了整体治疗时间，为患者提供更好的服务[5-6]。但该治疗方法仍存在一定的技术敏感性。从口腔修复学的角度来看，治疗的各个阶段都有可能出现各种各样的并发症。本章将回顾种植体支持的全牙弓固定修复体最常见的修复并发症，并探讨其预防和处理办法。

14.1 修复并发症：应考虑的关键

在探讨修复并发症之前，应首先明确和强调即刻种植及种植体支持的全牙弓固定修复体即刻负重的几个误区（图14.1）。

误区一："即刻种植及种植体支持的全牙弓固定修复体即刻负重是一个单一的流程"。虽然这种治疗方案强调一次性解决很多口腔问题，但过度简化了整个治疗流程。如同其他所有的口腔修复治疗一样，即刻种植、即刻负重同样涉及5个阶段的治疗，包括诊断、外科手术、过渡修复、最终修复和定期维护，这5个阶段都有其各自的难点。为获得成功的治疗效果，临床医生应掌握每一个阶段并发症的鉴别、预防和处理。

误区二："即刻种植及种植体支持的全牙弓固定修复体即刻负重的成功主要在于独特的外科技术"。不可否认，创新性的使用倾斜种植体、避免了骨增量手术使该技术非常受欢迎[7]，但事实上，这仍然是一种有着高超外科技巧的修复治疗。值得注意的是，有时尽管外科手术很成功，后期仍可能发生相当多的修复并发症。这部分内容将在后文

S. Bongard, D.D.S. • D. Powell, D.M.D., M.Sc., F.R.C.D.(C.) (✉)
Chrysalis Dental Centres, North York, ON, Canada
e-mail: Steven.bongard@chrysaliscanada.com; dave.powell@chrysaliscanada.com

S. Jivraj (ed.), *Graftless Solutions for the Edentulous Patient*, BDJ Clinician's Guides, https://doi.org/10.1007/978-3-319-65858-2_14

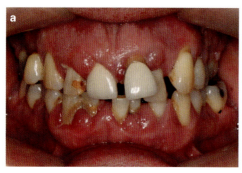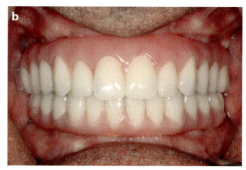

图14.1 （a）术前口内相。（b）术后口内相，上下颌种植体支持的全牙弓固定修复体。

详细阐述。

误区三："生物并发症和修复并发症是相互独立的"。生物并发症是指与种植体骨结合、骨水平变化和软组织反应有关的并发症。修复并发症通常被定义为与种植体上部结构相关的治疗或调整或修理或替换[8]。然而，这种二分法仅是为了简化对并发症的描述。事实上两者存在相互作用。例如，不合适的修复体轮廓可引发软组织的炎症反应。

最后要澄清的是，上部结构材料的选择对修复并发症的发生有重要影响。金属-树脂类种植体支持的全牙弓固定修复体因其长期使用，是迄今为止研究最多的[9]。其他用于上部修复的材料如金属烤瓷和氧化锆，报道相对较少，随访时间较短[10]。金属-树脂类修复体最为常见，并且是考量其他修复体的基准，因此本章重点着眼于此。

14.2 修复并发症概论

了解常见修复并发症最简单的方法是进行文献回顾。过去几年中，有3篇综述阐述了金属-树脂类种植体支持的全牙弓固定修复体的并发症[9, 11-12]。

总体看来，这些修复体都有良好的存留率，5年为93%~100%，10年为82%~100%[9]。尽管如此，仍可出现各种修复并发症，主要有结构、美观、功能这三类[13]。结构并发症涉及种植体结构和上部修复结构的机械与工艺方面的问题，而美学及功能并发症则与患者的特定因素有关。

文献报道修复并发症中结构并发症占大多数。到目前为止，最常见的结构并发症是丙烯酸树脂饰面的崩脱，5年发生率约为33%，10年约为66%[12]。其次就是修复螺丝松动，5年和10年的发生率分别为10%和20%。其他结构并发症，按发生率的降序排列为：螺丝通道修复材料的脱落或磨损、修复体磨损和需要更换丙烯酸树脂牙，修复螺丝折断、对颌修复体折断、金属支架折断[12]（图14.2）。

美学和功能并发症由于其评价的主观

性，报道较少。患者对他们的义齿普遍较为满意，尤其是有可摘义齿使用经历的患者满意度更高[14]。根据文献回顾，患者对义齿在形式、功能和美观方面的表现都不满意的发生率非常低（仅为2%）[12]。最近的调查还表明，这些义齿通常都能满足患者的期望[15]。

但是，发音障碍是更为常见的功能并发症之一[16]。这点在过去尤其明显，当时以修复为导向的种植体植入并不是主流理念。种植体往往被植入到修复体的预定范围之外，导致修复体舌侧轮廓不规整，不利于舌发音时的平滑运动。此外，这种情况在长期无牙颌患者中也常有出现，因为这些患者必须习惯于完全的腭托覆盖。

值得注意的是，虽然由于材料的限制许多修复并发症不可避免，但也有相当一部分并发症是由医源性的错误设计和操作造成的；整体治疗的复杂性需要丰富的临床经验来避免发生并发症[17]。之所以研究报告中美学和功能方面的并发症发生率很低，很可能与这些研究都是由经验丰富的专家团队进行操作有很大的关系。

也有报道提到了修复相关的生物并发症，包括修复体下方的软组织增生和炎症。文献显示，修复后10年观察此类并发症发生率约为26%。这与修复体轮廓和菌斑堆积程度可能有关。提出修复相关的生物学并发症这一观点的文献中均缺乏对修复体的清洁、维护和易于自洁的修复体轮廓的描述（图14.3）。

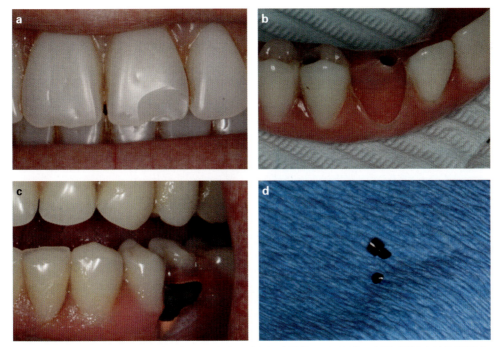

图14.2 （a）21树脂牙崩裂（内聚性断裂）。（b）43树脂牙脱落。（c）饰面树脂崩脱（粘接断裂）。（d）修复螺丝折断。

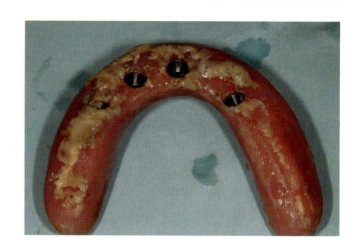

图14.3 修复体组织面堆积的菌斑和结石。

14.3 治疗各阶段中的修复并发症

如前所述，治疗过程包括诊断、外科手术、过渡修复、最终修复和定期维护这5个阶段。为了减少结构、美学和功能性修复并发症的发生，每个阶段都存在需要注意的关键因素。

14.3.1 诊断阶段

这个阶段尤为重要。术前应仔细检查患者，收集一系列详细记录，包括照片和诊断模型，帮助做出影响最终修复结果的关键决定。

诊断阶段出现的并发症本质上是医源性的。这会导致最终完成一个机械或美学上都不理想的修复体。这些并发症通常来源于未能认识到以下4种患者的特征：垂直距离、与笑线相关的转换区、唇部支撑和正中关系。

14.3.1.1 垂直距离和修复空间

如前所述，种植体支持的固定义齿的主要材料是聚丙烯酸树脂，这个材料最大的弱点在于其强度较低，需要一定的体积来获得足够的强度。因此，上下颌弓至少需要单颌12~15mm的修复空间；否则由于修复空间不足，修复体容易发生折断。

在大部分情况下，需要创造必要的修复空间。这可以通过以下两种方法来实现：手术降低牙槽嵴或抬高咬合增加垂直距离（OVD）。多数情况下，须将两者结合使用，但并非在所有情况下都是可行的。

确定患者的垂直距离（OVD）至关重要。如果垂直距离不足，则可通过增加垂直距离来获得修复空间。如果无法改变垂直距离，那么唯一的方法就是降低牙槽嵴。但这并不总是可行的，有时按照修复空间的要求来减少牙槽嵴会导致种植位点骨量不足[18-19]。

14.3.1.2 转换区

转换区是指修复体与牙龈交界区。如微笑时转换区暴露，则应在外科手术时进行牙槽嵴的减低。在固定修复时，甚至在修复空间充足的情况下也应按此要求进行减低。否则牙龈色树脂和天然粉红牙龈的对比会异常醒目，造成欠佳的美学效果。

临床医生必须注意在评估笑线位置时，尽量让患者自然放松。许多需要全口固定义齿修复的患者，为避免尴尬，日常已经习惯于"笑不露齿"，而在治疗结束时，患者因满意修复效果而笑容灿烂，此时往往会出现转换区暴露的问题（图14.4）。

14.3.1.3 唇部支撑

长期佩戴活动义齿的患者通常需要唇侧基托支撑唇部以获得美学效果。固定义齿不能有唇侧基托，因为凹陷的组织面会堆积大量菌斑和食物残渣，影响口腔清洁卫生。尤其在牙槽嵴垂直吸收并不十分严重时，为提供必要的唇部支撑而设计的义齿侧貌形态会非常陡峭，积存菌斑和食物残渣的问题会更加严重。为了避免这一问题，应该进行大量的牙槽嵴垂直向去骨，以形成一个平缓的侧貌形态，为唇部提供支撑（图14.5）。

14.3.1.4 正中关系

最后一个诊断阶段的并发症是正中关系

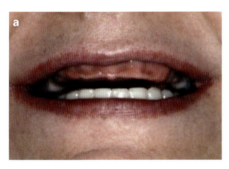
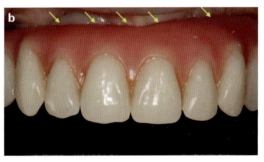

图14.4 （a）患者微笑时可见牙槽嵴，这种情况需要进行减低牙槽嵴[18]。（b）箭头所指区域即为转换区。

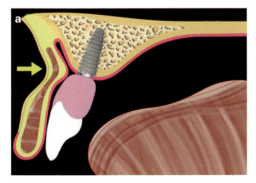
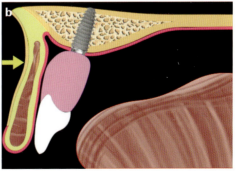

图14.5 （a）由于固定修复体缺少唇侧基托而不能提供充足的唇部支撑。（b）更大程度的去骨，加之更深的种植体植入位置可允许修复体在没有唇侧基托的情况下有一个更平缓的侧貌形态，提供良好的唇支撑。

错误，该并发症对患者的影响较上述其他并发症小。大多数需要全口固定义齿治疗的患者之前的牙列已不完整，迫使他们为了咀嚼食物而改变下颌位置。因此，在患者习惯的位置记录颌位关系很可能是不准确的，并导致过渡固定义齿无法均匀分布咬合力，因此临时义齿更容易折断。这可以在过渡修复至永久修复阶段进行纠正。为了避免这种情况的发生，临床医生应该在正中关系位时取颌位记录，这是可获取的最可预测、最可重复的位置。

14.3.2 外科手术阶段

虽然本章的重点并非即刻种植和即刻负重的外科手术方法，但有几个关键点是需要强调的，这些外科干预将直接影响修复结果。如同诊断阶段一样，这个阶段出现的修复并发症既是医源性的，也是不可逆的。

首先，严谨的治疗设计可简化实际的手术程序。外科医生有责任准确地执行修复设计。这主要包括适当减少牙槽嵴高度，为修复材料创造足够的空间，并掩盖转换区以获得最佳美学效果。

其次，外科医生面临的主要技术挑战是同时将种植体植入在骨的范围内和预期的修复体边界内。种植体植入位置超出修复体边界范围是一种常见的情况。对于缺乏经验的外科医生尤其如此，特别是在没有正确使用外科导板的情况下。当这种情况发生时，修复体将超出中性区，即舌体和唇颊软组织之间的作用力相等的口腔区域[20]。因此，患者会因修复体的存在而感到不适。这是不可逆的，只能重新种植才有望解决。即使不采用手术导板，数字化模拟种植体植入位置也可以为手术设计带来益处（图14.6）。

最后，外科医生通常忽略的一个步骤

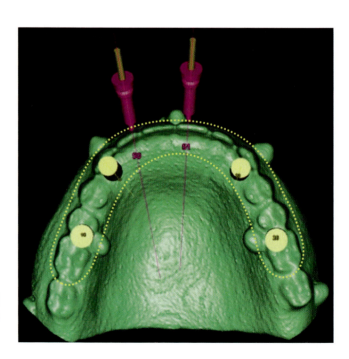

图14.6 种植体支持的固定修复体的数字化设计。种植位点设计在计划的修复体范围内，并允许螺丝固位。

是牙槽嵴轮廓的修整，以便为修复体凸起的组织面创建一个最佳的组织床。虽然没有足够的证据表明哪种组织面轮廓最适合种植体支持的全牙弓固定修复体的卫生维护，但从口腔修复学的其他方面来看，凸面形态最容易保持清洁。适当地去骨，确保平坦甚至轻微凹陷的骨面形态可使修复体组织面形成凸的结构，从而更有利于清洁，改善组织反应（图14.7）。

14.3.3　过渡修复阶段

种植体上戴入临时固定修复体后，开始过渡修复阶段。该阶段一直持续到戴入最终修复体。几乎所有情况下，临时修复体都是完全由丙烯酸树脂制成的。因此，这种修复体易于折断。事实上，丙烯酸树脂临时修复体折断也是最常见的修复并发症之一[11]。丙烯酸树脂很容易修理，在完善的技工间支持下可当天完成修理（图14.8）。针对有口腔副

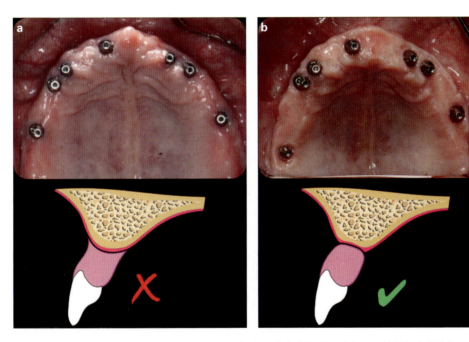

图14.7　（a）凹型修复体组织面妨碍口腔清洁。（b）凸型修复体组织面便于口腔清洁卫生维护。

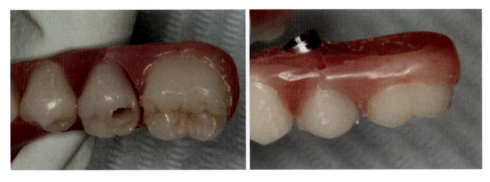

图14.8　菲薄的全丙烯酸树脂过渡义齿在悬臂梁位置发生折断。

功能运动习惯或有多次义齿折断史的患者，应采取预防措施，尽量减少未来修复体折断的风险，简化未来的修复工作。其中包括减少/消除修复体的悬臂梁[21]，嵌入金属丝加固，调整咬合使其在所有牙面上均匀分布。

最重要的是，过渡修复阶段可提供纠正前期两个阶段出现问题的机会，使患者有时间适应他们的修复体，并预防未来可能发生的问题。这包括纠正美学问题（假如早期阶段没有发生不可逆转的错误）、提供愈合和骨结合的时间、评估修复体折断的倾向以及及时干预出现的咬合问题。最终，这一阶段将允许医生就最终修复体需要的变化做出调整。

14.3.4 最终修复阶段

最终修复阶段是设计和制作最终修复体的阶段。理想情况下，咬合和美观方面的修改已经在临时修复体上完成了，患者能够提供主观反馈。因此，对于最终修复体的设计，几乎没有什么需要改动。

最终修复阶段避免修复并发症发生的关键在于确保最终修复体在种植体上完全被动就位[22]。否则，固定修复体的修复螺丝会产生过度的应力。非被动就位是螺丝松动和最终螺丝断裂的主要原因[12]。传统取模时保证模型准确最简单的方法是刚性连接印模转移杆。虽然不是很常见，但这在取种植体水平印模时尤其重要[23]。此外，切削钛支架已被证明比传统铸造支架[8]更易获得修复体的被动就位（图14.9）。

与临时修复体类似，最终修复体应审慎考虑悬臂梁的延展。较大的悬臂梁更容易导致支架变形、人工牙脱落，最终导致支架断裂。支架断裂通常发生在金属支架与最远端种植体的接合处[21]。虽然最终修复体的悬臂梁延展可以比临时修复体长，但它不应超过A-P距的1.5倍[8]。最后，应尽量减轻悬臂梁部分的咬合接触。

关于修复体上的人工牙，临床医生应注意使其咬合力均匀分布在两侧，并限制牙齿磨损的程度。T-scan咬合检测仪可以帮助临

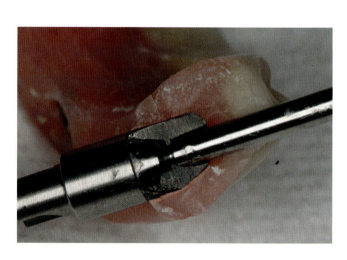

图14.9 由于非被动就位而导致金属支架断裂。

床医生验证和调整咬合，以帮助达成咬合力的均匀分布。可使用高聚合度的丙烯酸人工牙用来抵抗磨损[18]。临床医生调𬌗时应尽量形成交互保护𬌗，避免产生水平向浅覆盖的垂直向深覆𬌗[24]。患者应可以自由地在正中关系位进行运动，形成正中自由度。如果忽略这些，患者可能会出现更多修复体折断的并发症。

关于修复体轮廓，组织面应该是平面或者是凸面，不能紧密地压迫或者贴附于组织上[25-26]。修复体颊舌侧应该有平滑的过渡轮廓，以增加患者舒适度、便于辅助发音。否则，患者可能会出现发音障碍。

最后，也是最重要的一点，最终的修复体必须设计成螺丝固位的形式。修复体使用金属-树脂材料主要是因为它们易于修复。其最常见的并发症是材料折断，因此需要修复体易于拆卸，以便进行修理。

14.3.5 定期维护阶段

一旦最终修复体就位并永久使用了，维护阶段就开始了。此时，修复并发症不可预测。与其他治疗阶段的并发症不同，此阶段的并发症本质上不是医源性的。它们的发生是囿于材料本身的限制。

关于即刻负重另一个主要的优点在于，治疗完成后，患者仍保留了一个能行使功能的临时修复体。如果患者的最终修复体折断，即使不能当天完成修理，患者仍可以使用临时修复体。

此外，经常回访有助于监测后牙咬合面的完整性和确定是否需要更换人工牙。据文献报道，戴牙后5年，患者更换后牙的可能性是戴牙后2年的50倍[27]。此外，这些频繁回访可以让临床医生检查种植体状况，清除菌斑和结石，观察软组织情况，并在必要时修改义齿轮廓。

最后，修复体频繁地拆卸和戴入涉及对小部件的操作，包括修复螺丝，甚至螺丝刀本身。这些如被吞咽或吸入，将导致严重的并发症。为避免误吸误咽，其中一个技巧是使用带有长柄和磁头的扭矩扳手（图14.10）。

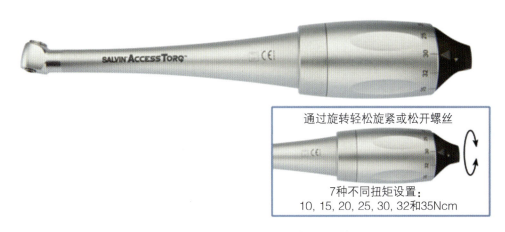

图14.10 带有长柄的扭矩扳手，便于达到螺丝孔道，操作小的修复螺丝等。

结论

种植体支持的全牙弓固定修复体即刻负重的成功需要严谨的设计、计划和熟练的技术。这项治疗中，各种修复并发症可随时发生，但其中很多是可以避免和很大程度上可以进行处理的。医生应努力预防这些并发症，并为治疗多年后不可避免的并发症做好应对计划。

不植骨种植重建中的失败和种植体相关并发症的处理（萎缩性颌骨）

Management of Failure and Implant-Related Complications in Graftless Implant Reconstructions (for Atrophic Jaws)

Andrew Dawood, Susan Tanner

引言

本章讨论了与颌骨萎缩患者不植骨种植方案有关的一些并发症处理，这些并发症会导致种植体失败。在一个解剖条件受限的环境下，采用数量有限的倾斜或者短种植体，包括在极度萎缩的上颌骨，采用颧种植体，已经成为越来越广泛应用的方案。尽管这些治疗方案已经被证明具有可预期性，总体而言没有问题；但一旦发生失败，则不仅会导致种植体失去功能，而且在不植骨种植方案中，可能还会导致一系列的并发症，如上颌窦感染、口外感染，然而这些并发症会带来比常规种植更麻烦的问题。处理这类失败会非常复杂，必须要有前瞻性的预案，积极避免并发症，出现并发症时也要尽力挽救受累的种植修复体。种植失败与并发症对临床医生和患者而言，都是困扰及挫败，需要仔细沟通，取得患者知情同意。对并发症的处理需要由受过专业训练、经验丰富的医生进行，而且需要有专业团队支持。

15.1 简介

对于牙槽骨进行性萎缩的患者，不植骨种植方案有一些显著的优势。然而，由于可能采用短种植体或倾斜植入，因此可能存在固位和机械性能不足的问题。在解剖条件非常受限的环境中，这些情况导致了一定程度的复杂性，并可能使并发症或失败更加难以管理。

在制订此类治疗计划时，必须使用锥形束计算机断层扫描（CBCT）[1]来获得高质量的三维成像，并且在适当的情况下使用计算机辅助设计软件以及导板手术，帮助经验丰

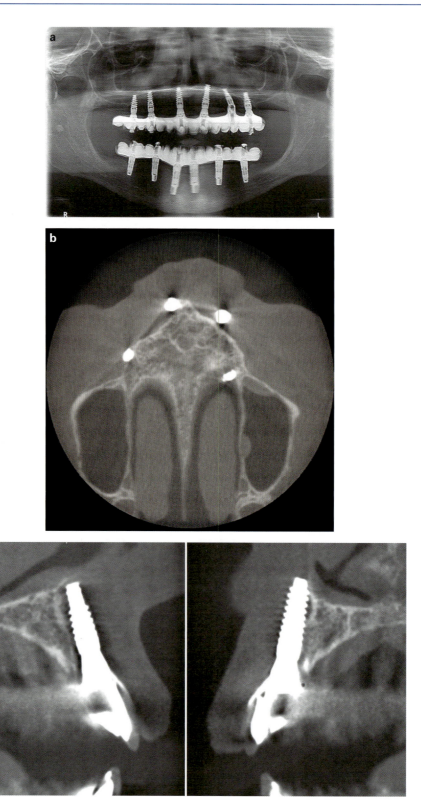

图15.1 全景片（a）几乎看不出上颌前部种植体出现的问题。然而，来自CBCT重建后的轴向（b）和横截面（c）显示，7年后，即刻植入的种植体基本位于上颌骨的骨轮廓之外。

富的外科医生将种植体植入到理想位置，确保今后种植修复体的稳定可靠。当发生种植失败时，获得高质量无伪影[2]的三维成像更加重要，它增强了外科医生诊断和解决问题的能力（图15.1）。

鉴于这类病例的解剖条件限制和外科难度，需要特别注意从修复计划到临时修复体再到永久修复体的全部细节。不良的修复计划不仅会导致美学和修复并发症（见本书前面章节），还可能导致手术计划不足、颌骨外科预备不足、植入位点不当、负重不当，以及最严重的种植失败。

在本章中，我们将分析一些可能导致不植骨种植治疗失败的问题和并发症，并阐述作者应对并发症与挽救失败的策略与方案。

15.1.1　种植失败

就像其他种植治疗一样，种植失败的风险始终存在。显然，大多数需要采取不植骨治疗方案的患者，之前在维护自己天然牙的健康方面并不成功；所以其中许多人也不擅于维护他（她）们口内的种植体。因此，所有公认的导致种植失败的风险因素包括：吸烟[3]、有牙周病史[4]、糖尿病[5]、使用双膦酸盐药物[6]和全身健康状况不佳[7]，都存在种植失败的风险。其他的风险因素包括邻近重要解剖结构限制、生物力学挑战，以及最重要的——对患者期望值的处理。

即使是在重度萎缩的颌骨，也可以采用不植骨的种植方案，利用短种植体和倾斜植入种植体支持的临时固定修复体完成即刻负重。在All-on-4®方案中，远端种植体成角度

以扩大其跨度，改善支持能力。必须充分理解并遵循该种植修复方案的生物力学原理，否则会导致失败（图15.2）。

多项研究已经证明了这种治疗方案的出色效果[8]；不过对于经历过失败的患者而言，文献中证明的高成功率几乎没有任何慰藉的效果。如果在术后不久种植体出现早期失败，种植体松动失去支持可能导致问题复杂程度升级，易引起临时修复体过度负载或断裂、修复部件失败，进而引起其他种植体失败。临时修复体的一个重要作用，就是在愈合期间作为夹板来稳定种植体；还有一个重要作用是，如果种植体早期失败了，那么最终修复体的制作费用还没有产生。

制作不良或薄弱的临时修复体可能会断裂，进而导致种植体过度负载。如果颌骨吸收很少，必须去骨以获得修复空间时，去骨量不足可能导致临时修复体强度不够；而临时修复体的早期断裂可能导致种植失败。另外，过量去骨会导致骨丧失，万一出现失败，这些去掉的骨量是弥足珍贵的，所以患者必须对去骨术充分知情同意。

在种植体早期失败的情况下，如果还有另一个合适的种植位点能增加对临时修复体的支持，或者如果至少还有一副活动义齿可以用，那处理起来就会相对简单。临床医生如果有良好的口腔技师辅助，或者掌握一些技工技能，会有助于及时处理这些问题。

如果剩余种植体的支持不足，或者出现2颗及以上的种植体失败，或者新植入的种植体在失败时还未愈合，则患者很可能需要佩戴一段时间的可摘义齿作为过渡方案。如果

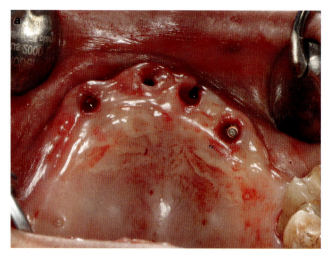
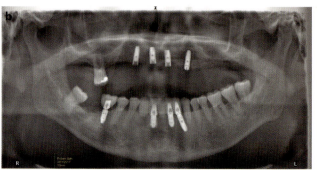
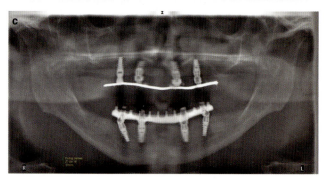
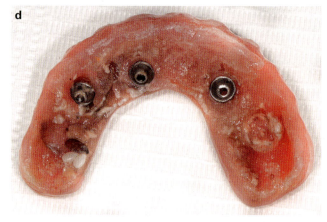
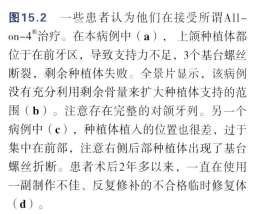

图15.2 一些患者认为他们在接受所谓All-on-4®治疗。在本病例中（**a**），上颌种植体都位于在前牙区，导致支持力不足，3个基台螺丝断裂，剩余种植体失败。全景片显示，该病例没有充分利用剩余骨量来扩大种植体支持的范围（**b**）。注意存在完整的对颌牙列。另一个病例中（**c**），种植体植入的位置也很差，过于集中在前部，注意右侧后部种植体出现了基台螺丝折断。患者术后2年多以来，一直在使用一副制作不佳、反复修补的不合格临时修复体（**d**）。

15 不植骨种植重建中的失败和种植体相关并发症的处理（萎缩性颌骨） 289

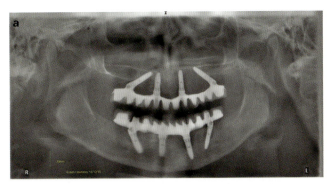

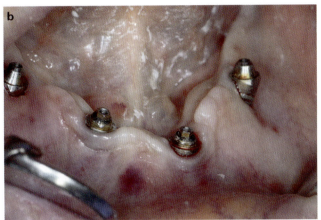

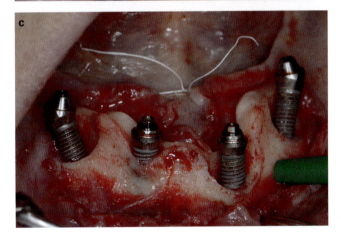

图15.3 一名60岁的吸烟患者被转诊过来，因为多颗种植体发生种植体周围炎（a，b）。取出这些长种植体对颌骨损伤太大，因此决定先尝试通过外科清创（c）来维护它们，同时对患者强调戒烟和维护口腔卫生的重要性。

改用可摘义齿进行过渡，患者可能会感到沮丧；特别是在手术时拔除多颗牙齿，而且是在患者从未使用可摘义齿的情况下。因此，在术前和患者充分的讨论种植失败的可能性，以及相应的处理措施，同时提供书面的注意事项是非常明智的。

在后期种植失败的病例中，有一个优势：剩余的种植体可能已经稳定，而且拔牙位点的愈合状况更好。患者可能不会意识到种植体的问题，直到情况变得非常严重。后期种植失败，如种植体周围炎的情况下，可伴发大量的骨丧失，而且影响到多颗种植体，带来不好的后果（图15.3）。

如果单颗种植体失败，特别是在种植体

分布均匀合理的情况下，最终修复体可以继续在剩余3颗种植体上行使功能，同时等待该部位愈合（图15.4）。单颗末端支撑的种植体失败，往往是修复失败以及其他种植体失败的催化剂；在这种情况下，可能需要缩短固定修复体的长度以避免悬臂梁。如果可能，对于种植失败风险高的患者，尽量植入4颗以上种植体。如果已经为患者制作了最终修复体，临时修复体可以进行适当调整，以便后续适应最终修复体。

15.1.2 取出失败的种植体

长植体通常用于为临时修复体提供强大的即刻稳定性。因此，即使失败的种植体已经失去了多达50%的支持骨，取出部分骨结合的种植体也非常具有挑战性，并且会导致严重的进一步骨破坏。取出种植体损伤较小的方法包括：使用和种植体紧密贴合的骨环钻（图15.5a）、超声骨刀（图15.5b）、高速涡轮手机（图15.5c）。所有这些技术都需要有耐心、精度和充分的冷却。

当然，去骨量应保持在最小限度之内。种植体取出工具（图15.5d）是上述方法有效的补充措施，可使种植体的去除更加微创，但必须谨慎使用，因为薄壁种植体的应用越来越广泛，如果其骨结合长度超过4～5mm，使用种植体取出工具反旋时，容易导致种植体折裂。在实践中，要合理选用这些方法，以获得最好的骨保存效果，尽量温和操作并减少产热。因为拔除部分骨结合的种植体创伤非常大，所以在决定拔除患有种植体周围炎的种植体之前，要仔细考虑患者的年龄以及疾病进展的速度。

15.1.3 "救援"种植体

在萎缩的颌骨中，最后方的种植体的位置往往向远中倾斜，以扩大A-P距，加强支持，但倾斜程度往往被重要解剖结构所限制，也标志着可利用的颌骨范围。如果试图用"救援"种植体来立即替换失败的种植体，可以选择使用更长或更粗的种植体，但在相同的位点重新植入可能是一种危险的方案，除非已经很好地理解了失败的原因，并且有足够的把握能获得更好的结果。失败位点往往存在大量骨丧失，因为临时修复体将失败种植体和其他种植体牢固连接，往往会掩盖症状，导致失败不能被早期发现（图15.6）。

CBCT成像可以仔细找出颌骨上的替代植入位点；如果种植体松动，则考虑在取出种植体并卸下临时修复体后再做CT扫描，以减少种植体和修复体引起的放射线伪影。随着越来越多的CBCT设备进入临床，这种情况下应该仔细考虑CBCT设备的类型和扫描的设置，以获得最优化的高分辨率结果。

如果可用骨量充分，且种植体分布比较分散时，挽救失败会更容易，因为"救援"种植体有更大的可能植入到新的位点。如果失败的是倾斜植入的最远端种植体，上颌窦或下颌神经可能会限制种植体的位置，导致"救援"种植体只能更靠近中植入（图15.7），从而减少了A-P距。在上颌骨中，颧种植体可用于替换失败的种植体，用来挽救原有临时修复体，或者重建新的临时修复体（图15.8）。

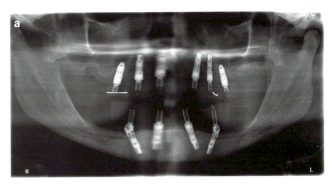
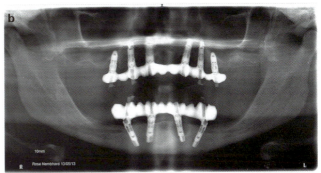
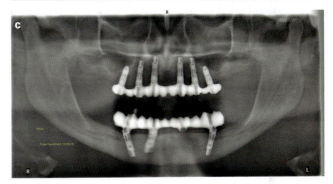
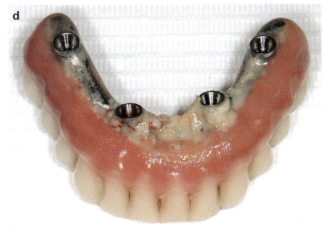

图15.4 一名65岁患者的下颌被植入4颗种植体，其中1颗出现快速进展的骨吸收［（a）手术后4年，（b）仅仅手术后3年］。清洁不良（d），抑郁症和糖尿病控制不良都是可能的原因。随着取出失败种植体、糖尿病控制以及恢复到满意的口腔健康维护，1年后情况变得稳定，患者依靠剩余的3颗种植体行使功能（c）。

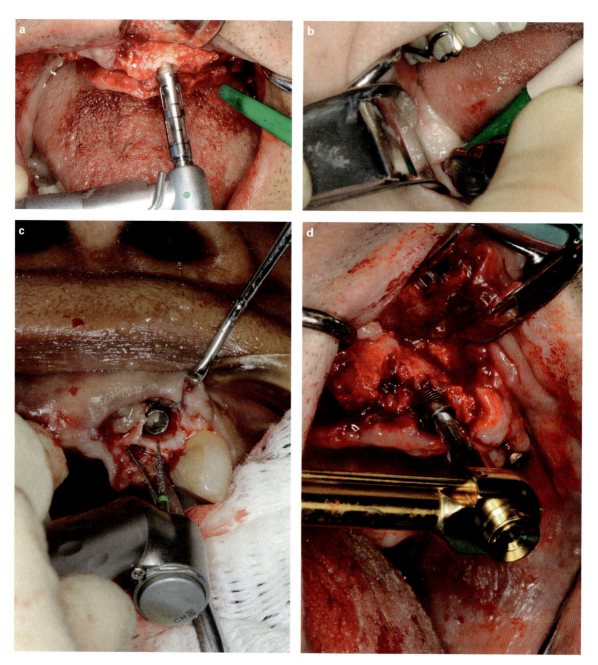

图15.5 取出种植体的各种方法。（a）使用骨环钻。（b）使用超声骨刀。（c）使用有后方排气孔的高速涡轮手机。（d）使用反向扭矩种植体取出工具。

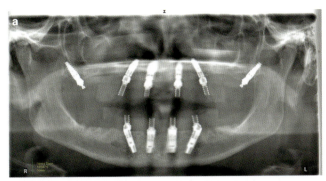

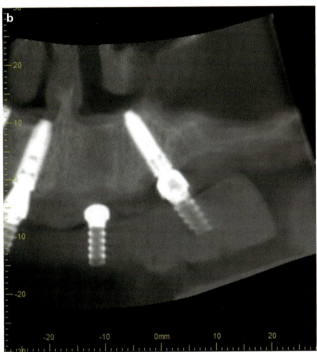

图15.6 全景片显示（a）一名快速进展性牙周炎的患者在上下颌进行种植修复。术后3个月，患者因为临时修复体断裂而复诊，发现右上侧切牙位点的种植体出现无症状失败。拔除失败种植体12周后，观察CBCT重建的全景面（b）和横截面（c）。注意只能从横截面上看到大量的骨丧失，因此推迟了重新植入，在6个月后才完成重建（d）。

15.1.4 失败和颧种植体

颧种植体在1998年首次使用以来[9]，成功率很高[10]。它们可以独立用于4颗颧种植体的修复方案中[11]，也可以与常规种植体一起联合使用，来共同支持上部修复体。已经发表了大量关于颧种植体与常规种植体联合应用的成功报道[12]，而关于4颗颧种植体治疗方案的报道较少[13]；但很明显这种方案在大多数病例中也是成功的[14]。

研究表明，当颧种植体和常规种植体联合应用时，常规种植体（经常是短种植体）的失败率较高[15]。出于这个原因，制订治疗计划时，应该谨慎考虑后部颧种植体的植入位点，以便将来常规种植体如果出现失败，在后部颧种植体的前方，还能植入另一颗颧种植体（图15.9）。

考量一下图15.9中左侧颧种植体的位置，其根尖部分太靠近眶缘，所以万一其他常规种植体出现失败时，很难再植入第二颗颧种

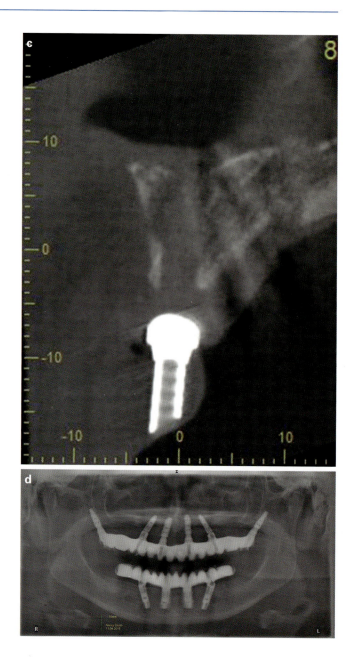

图15.6（续）

植体；而在右侧则有足够的空间，在必要时能用于植入额外的颧种植体。由于颧种植体很长，并且靠近关键解剖结构，因此必须使用CBCT和设计软件。

虽然4颗常规种植体和颧种植体的组合足以支撑全口固定修复体，但是在发生种植失败的情况下，如果有第5颗（或第6颗）种植体，则可以轻松应对。当骨量足够时，在上

15 不植骨种植重建中的失败和种植体相关并发症的处理（萎缩性颌骨） 295

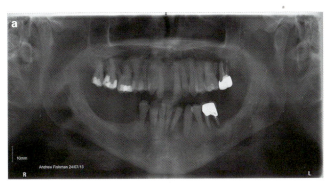

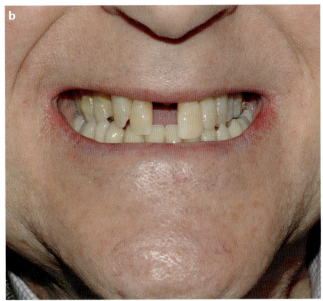

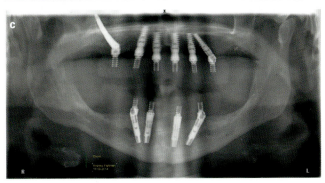

图15.7 描述了一名Ⅲ类咬合关系患者进行全口种植治疗时遇到的情况和处理（**a**，**b**），患者希望修复为Ⅰ类咬合关系。这种牙齿排列在力学上会更加复杂，因为颏孔前端的远中倾斜种植体将更加靠前。在这个病例中，左侧（**c**）远端种植体植入失败，这可能是由于机械过载导致，也意味着临时修复体在早期愈合阶段，仅仅由其余3颗种植体支撑。患者从未佩戴过可摘义齿，非常渴望继续使用固定义齿。在拔除失败种植体的同时植入1颗短种植体，并相应地调改临时修复体。在10周的愈合期后，失败种植体的部位仍然不适合种植（**d**），因此只能在更前方找替代的种植位点（**e**），使得短植体的存在变得更加重要。同样，在右侧远中也植入了另一颗类似的短种植体，后续治疗顺利完成（**f**，**g**）。

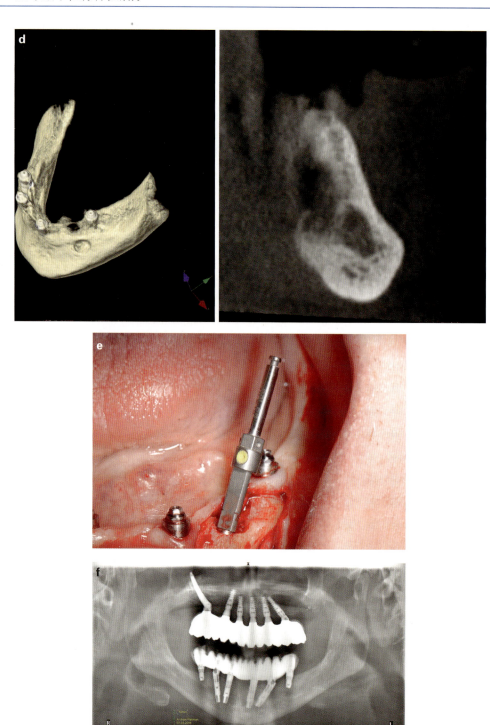

图15.7(续)

图15.7（续）

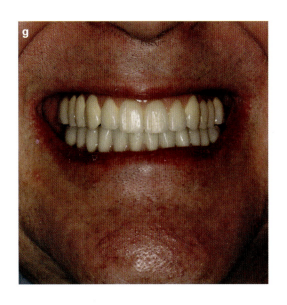

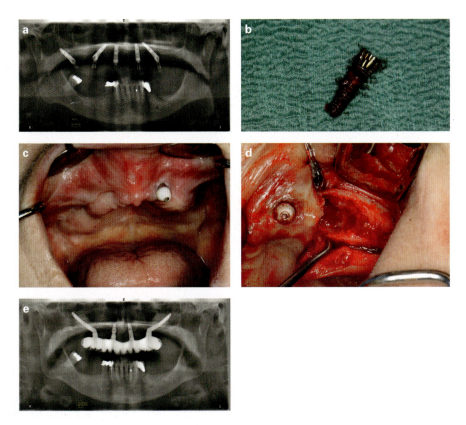

图15.8 描述了一名4颗种植体中的3颗都出现难治性种植体周围炎患者的处理情况（a）。由于这些发生种植体周围炎的种植体不足以支撑永久修复体，因此决定取出和更换种植体。结合使用超声去骨工具和种植体取出工具来拔除种植体，手术非常困难，其中1颗种植体在使用种植体取出工具时发生折断（b）。在取出种植体时存在即刻种植的可能，但考虑到失败位点很可能愈合不良而放弃。拔除种植体6个月后，位点出现明显的骨改建和吸收（c，d），无法直接原位植入种植体。所以，尽管患者非常不开心，也只能采用活动义齿过渡。最终采用了2颗颧种植体，与幸存的1颗原有种植体，以及新种植的1颗种植体一起，完成了永久修复（e）。

颌结节区域植入种植体可以增加对修复体的支持，这也是一种应急措施[16]。

15.1.5 上颌窦相关的并发症

上颌窦相关并发症在0～37%[17]的颧种植患者中发生，这些患者中有些还发生了口腔-上颌窦瘘。

上颌窦并发症可能出现在治疗的早期（图15.10）、后期或更晚些时候。没有研究复查过患者使用颧种植体治疗多年后的情况，也没有检查多年后无症状患者的上颌窦状况。随着颧种植体周围组织的改建，以及患者年龄增长，健康水平发生变化，并发症完全有可能会出现，然而关于远期并发症的信息却很少。随着颧种植体的应用越来越广泛，更年轻的患者正在接受这种治疗方案；颧种植体临床应用仅有20多年的时间，很难预测其更长时间后的表现。而一旦出现远期失败，后果可能非常严重。

颧种植体颈部的软组织退缩或者炎症，可能导致其螺纹部分的细菌定殖（图15.11）。由于颧植体可能穿过上颌骨进入上颌窦（最早的上颌骨内入路由Brånemark教授提出），这可能导致上颌窦的慢性炎症或感染。

作者已经在他们治疗的患者中，或者

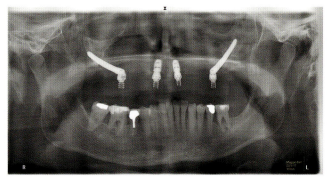

图15.9 该病例中，如果短种植体后期失败，由于左侧颧种植体的位置限制，在其前方再植入另一颗颧种植体会非常困难，甚至不可能完成；而在右侧，眶缘与远端种植体之间存在更多可利用空间。

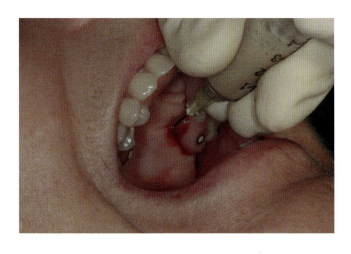

图15.10 该患者在颧种植体植入后不久，出现严重疼痛，被诊断为急性上颌窦炎。用皮下注射针头和注射器引流窦腔，并使用抗生素缓解症状。

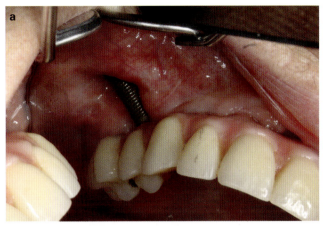
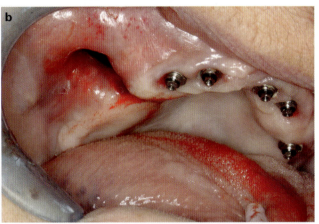
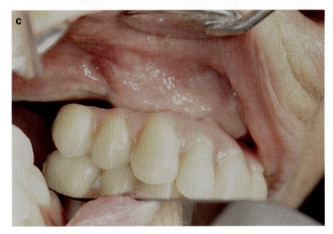

图15.11 在8年期间，随着这名患者的全身健康变差，颧种植体周围的软组织情况也持续恶化，出现螺纹主干部分周围软组织的持续炎症，导致大量骨丧失和改建，以及口腔上颌窦瘘（a）。通过重新安装种植体携带器并反旋，取出颧种植体，留下巨大的口腔上颌窦瘘（b）。预备并松弛软组织瓣，用双层缝合技术封闭瘘管（c）。

外院转诊的患者中看到了慢性上颌窦炎的情况，这需要进一步的手术治疗。功能性鼻窦内窥镜手术（FESS）改善了上颌窦的通气和引流，可以缓解部分患者的症状。在窦膜穿孔或颧种植体完全位于上颌窦内，与窦壁无接触的情况下，更容易出现窦腔问题。

如果上颌窦症状严重，可能需要取出种植体（图15.11），但如果种植体和颧骨结合很好，则在颧骨界面将种植体截断，保留颧骨内已经骨结合的种植体部分，能大大减少创伤（图15.12）。

无论是牙龈炎症或是上颌窦炎症，种植体主干周围的骨丧失都往往意味着将来缺损周围的组织失去支撑，而且血管化不良，甚至造成取出种植体后愈合困难，留下经久不愈的瘘管。

通过使用所谓的上颌骨外入路[18]进行颧种植，种植体平台可以更有利于修复，而且种植体主干不太容易侵入上颌窦腔-尽管当种植体偏颊侧放置时，容易出现颊侧软组织退缩，特别是在种植袖口角化龈不足的情况下。颧种植体螺纹体部的软组织退缩，可能导致清洁困难，菌斑积聚和炎症。将这种新的入路方法与新一代设计的颧种植体结合（植体根尖部具有螺纹，主干部无螺纹），有希望能减少上颌窦并发症的发生率，但截至本文完成之时，尚无长期对比结果。

15.1.6　根尖感染

早期设计的颧种植体在根尖部有一个空心的"骨腔"。与颧种植体根尖相关的感染很少被报道，尽管它是存在的，并且令人痛苦的并发症。在作者的经验中，发生过一例抗生素难以控制的、导致口外引流的感染（图15.13）。最终只能拔除颧种植体——这非常困难，而且创伤很大；患者面部还留下了硬化且难看的疤痕。

在作者报道的另一个病例[19]中，一名转诊患者因为颧种植体根尖反复感染而来求治（图15.14）。1颗前部颧种植体根尖出现放射透射区。与患者讨论了取出颧种植体的方案，但患者拒绝了，因为种植体看起来与骨结合的非常牢固。于是采用替代方案，经过仔细的影像学检查和手术规划后，在短暂全麻下通过口外切口进入，切除了颧种植体根尖6mm的部分，包括骨腔的部分，彻底解决了问题。同一名患者还需要修整令她难受的另一颗颧种植体的突出骨外部分。并且由于前方1颗常规植体发生了失败，她需要植入第4颗颧种植体，而且要植入在右侧眼眶和右后方的颧种植体之间非常狭小的空间内。

15.2　讨论

近年来，提供和采用全牙弓治疗得包括All-on-4®治疗方案，以及该方案的类似版本（至少4颗种植体，两直两斜，用以即刻支持全口固定修复体）的情况显著增加了。Malό等[20]报道了将该方案用于245名患者，植入了980颗种植体：5年的患者水平和种植体水平累计成功率分别为94.8%和98.1%，10年的患者水平和种植体水平累计成功率分别为93.8%和94.8%，这也是作者对萎缩性颌骨的治疗选择。虽然有足够的文献支持这一概念的应

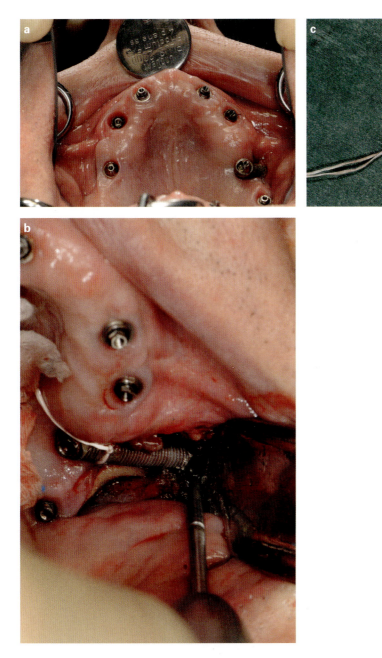

图15.12 颧种植体植入10年后,该患者服用类固醇类药物和双膦酸盐药物。组织炎症进展为口腔上颌窦瘘和周围骨质被大量破坏(**a**)。因为种植体骨结合非常牢固,所以在种植体体部进入颧骨处将其截断,根尖部留在颧骨内(**b**)。请注意颧种植体远中,上颌结节区域还有1颗可利用的种植体存在,这意味着上部修复结构仍然能获得足够支持。

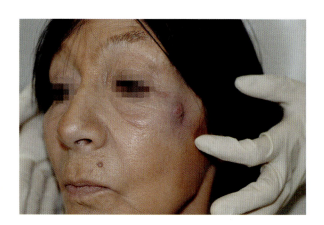

图15.13 颧种植体的根尖端引起的感染表现在口外；取出这颗种植体极为困难。

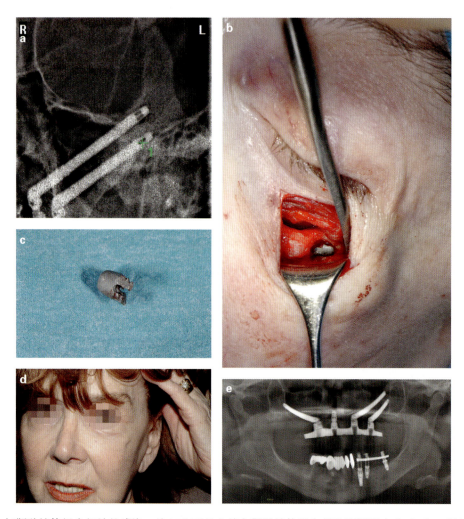

图15.14 与颧种植体根尖相关的感染，从CT上可见左前方颧种植体根尖部和眶周骨丧失（**a**）。通过口外切口暴露种植体根尖（**b**）。被切除的种植体根尖部（**c**）。愈合良好（**d**）。切除左侧颧种植体根尖后的全景片，前部常规种植体又发生了失败（**e**），注意松动的支架与断裂的基台螺丝。用第4颗颧种植体来替代失败的常规种植体（**f**）。在同一时间，通过切除种植体根尖部分（**f**），在横截面视图中可见过度突出部分被截短。新植入的颧种植体取代了先前失败的种植体；注意种植体主干部分没有螺纹，以及上颌骨外的植入方式（**g**，**h**）。

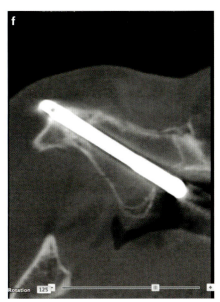
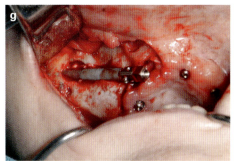
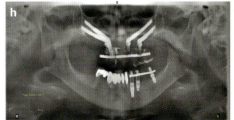

图15.14（续）

用，但研究通常是针对采用特定厂家、特定种植体和颧种植体，以及特定修复部件治疗的患者；将结果外推到其他种植体和修复系统可能并不合适。

不植骨的全牙弓种植治疗方案的优点在于其显著的简洁性。将种植体植入上颌骨或下颌前部大块的骨组织中，可以消除植骨的必要性；即使在中度萎缩的颌骨中也能进行简单、直接的治疗。事实上，在颌骨中度萎缩的情况下治疗更为直接，因为有足够的修复空间而无须去骨。这种方法看起来非常直截了当，为了获得大块的、可种植的颌骨区域，拔牙的决定看起来是合理的；而在没有颌骨萎缩的情况下，为了获得修复空间而需要进行去骨，看起来也是简化治疗所要付出的合理代价。然而，是否通过拔牙或去骨来获得这种便利性，需要仔细权衡，充分考虑到替代治疗方案、修复体预期的使用寿命和失败的风险及其后果。

文献报道的口腔种植失败率很低；然而，大多数研究都是以院校为基础的，由经验丰富的团队进行治疗，其中包括该领域的专家。随着口腔种植数量越来越多，接受口腔种植治疗的患者也越来越多，而且更加年轻化，真正的失败率实际上可能高于文献报道的水平，口腔种植和全科领域的短期与长期失败将更多地出现，而对长期的种植失败的关注显然更重要。

仔细地治疗计划和患者选择也许是避免失败的最佳方法，但不管多么小心，任何进行大量口腔种植治疗的医生都必然要面对失败。重要的是，当遇到失败时，外科医生和修复医生必须要认真反思原因，从每一次失败经历中学习。恰当地应对失败是一项重大的挑战，这也许是口腔种植领域最大的挑战；通过成功处理并发症而获得的智慧是无价之宝。

颧种植体的应用使颌骨重度萎缩患者能够进行不植骨的简化治疗，改善了成千上万患者的生活质量。随着颧种植体的应用，也出现了一系列新的并发症。作者发现颧种植体对许多患者，特别是颌骨重度萎缩的老年患者极其有效；在长达12年的颧种植体使用经验，以及对潜在长期并发症的担忧告诉我们，一定要谨慎使用颧种植体。应该仔细评估是否需要颧种植体来获得额外的生物力学支持；避免颧种植体相关并发症的最简单方法，就是不使用它。

应对口腔种植失败时，一个经验丰富且随时能提供支持的团队至关重要，这个团队应该有口腔外科专家、口腔修复专家、熟练的口腔技师和相关技工设备，以及最先进的医学影像设施。一个能够同情并共情的团队，在治疗前、治疗期间和治疗后为患者提供经过深思熟虑的治疗计划与治疗程序非常重要，与之同样重要的是向患者提供详细的术前信息，并获得严格的知情同意。

种植体支持的全牙弓修复体及种植体周围组织的维护

Maintenance of Full-Arch Implant-Supported Restorations, Peri-implant and Prosthetic Considerations

Sanda Moldovan, Saj Jivraj

引言

种植体周围疾病通常在难以发现的状况下发展，常在骨吸收发生之后才被诊断出来。文献中种植体周围炎的发病率常被认为是高估，但事实却通常如此。种植体周围疾病是一种难以预测的疾病，口腔医生应尽一切努力避免其发生。最好通过家庭维护、卫生士随访的个性化方法实现，维护的持续时间和频率应根据患者的个人需求确定。有效的种植体维护计划的目标是识别炎症和种植体周围黏膜炎的早期迹象，并能使其恢复健康。

16.1 简介

口腔种植体的维护这一话题，由于一些基于临床实践的文献中支持证据的异质性，在口腔种植领域中带来了许多歧义和混淆。本章节的目的是评估最新的研究成果，这些研究成果揭示了口腔种植的家庭护理以及诊室维护。因为口腔种植需求而拔除全部残余牙齿的患者存在特定风险。这些患者可能因龋齿、牙周疾病、外伤而失去牙齿。因牙周疾病造成无牙颌的患者产生种植体周围炎的概率更高。口腔医生必须了解疾病的发病机制，并建立个性化维护计划，以维护种植体周围的长期健康。

天然牙的牙周附着与种植体周围的附着不同。牙龈纤维在种植体周围包绕，但它们不插入基台或种植体表面，但在天然牙周围牙龈的半桥粒附着会伸入牙根的牙骨质层。天然牙周围的牙周附着与种植体周围牙龈附着相比，毫无疑问是天然牙周围的牙周组织

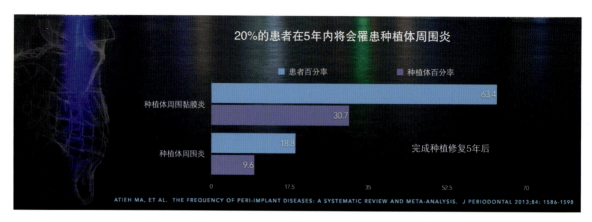

图16.1　第三次欧洲骨结合协会（EAO）共识会议数据。

提供了封闭保护，防止细菌侵入到牙槽骨水平。由于种植体周围的附着不利于周围牙槽骨的保护，因此最重要的是确保良好的家庭护理并采用预防性方法进行早期控制而非种植体周围炎发病后的治疗。

Froum和Rosen将种植体周围炎定义为种植体周围疾病，其已超越了"牙龈炎"或种植体周围黏膜炎乃至骨吸收[1]。根据2012年第三次欧洲骨结合协会（EAO）共识会议，63%的患者发生过种植体周围黏膜炎，20%的患者在种植体植入后5年内发生种植体周围炎[2]（图16.1）。

如果能彻底了解失败的原因和种植体周围炎的高危因素，便能尽最大可能避免种植失败。

这其中包括局部因素，如既往的侵袭性或复发性牙周炎、龈下残留的水门汀、咬合过载、异物反应和口腔卫生欠佳[3]。由于种植体周围健康受到患者诸如吸烟、糖尿病、全身慢性炎症等系统性问题的影响，因此详细了解患者的病史及适时转诊至合适的医疗专业人员是非常重要的。

16.1.1　口腔种植的家庭护理

家庭护理方式有刷牙，使用牙线和漱口。手动刷牙和使用电动牙刷哪种方式对种植体的维护更有效？这个问题尚没有统一的证据支持，然而现在流行的观点是电动牙刷对探诊出血和菌斑水平的控制更加有效。依据一项长达6年的多中心临床研究结果显示，反向旋转电动牙刷可以有效地减少探诊出血[4]。一些系统性回顾文献表明，口腔卫生个人护理效果最好的方式仍缺乏有效的证据支持，但是总体来看电动牙刷比手动刷牙的效果更好[5]。从根本上讲，好的刷牙方式仍取决于患者的主动性和正确使用牙刷的能力。对于刷牙手法欠佳的患者，推荐使用电动牙刷。

由于研究的异质性，不同文献对漱口效果研究仍未有定论。例如，0.12%氯己定溶液含漱似乎比单独漱口在菌斑和牙龈出血控制方面更有效，李施德林（Listerine）漱口水比盐水漱口在减少种植体菌斑附着和种植体周围出血效果更佳。2010年，一篇来自数据库的系统性综述表明，0.12%氯己定溶液含漱效果和盐水含漱没有明显差别[6]。

除牙线外，还有许多工具可以用于牙间隙的清洁，如不同尺寸和形状的牙间隙刷，橡皮尖和口腔冲洗器。对于种植修复的患者，牙间隙刷非常有帮助，但他们必须熟练掌握正确的使用技巧（图16.2）。在一项为期30天的实验中，脉冲式口腔冲洗器在减少种植体周围出血方面比普通牙线的效率高出80%[7-8]。一项塔夫茨大学牙科学院的研究显示，当与手动牙刷结合使用时，带有种植体工作尖的口腔冲洗器比在种植体周围使用普通牙线的效率高出145%[9]。在2周和30天的观察期内，分别有报导显示牙龈出血明显减少[9]。

在南加利福尼亚大学一项对口腔生物膜的研究中，通过电子显微镜的观察证明了口腔冲洗器的有效性。在一项实验中用口腔冲洗器喷头向离体牙表面冲水可在仅仅3秒之内清除99.9%成熟的菌斑生物膜[10]。综上所述，在向患者推荐种植体家庭护理方式时，应考虑患者的个体情况——包括使用的熟练程度、主观意愿和修复体类型。对于全牙弓修复体而言，最有效和实用的清洁修复体龈方的方式是使用脉冲式口腔冲洗器（图16.3）。

基于文献研究，如果患者有种植体周围

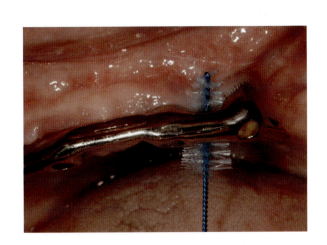

图16.2 使用锥形的牙间隙刷清洁种植杆附着体。

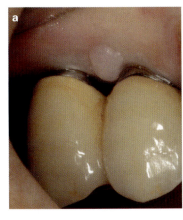 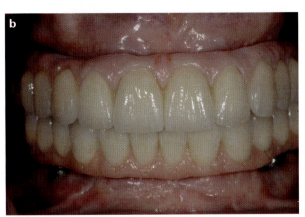

图16.3 口腔冲洗器的使用者。（a）种植体周围健康的牙龈组织。这名患者曾患有炎症导致了牙龈退缩和基台的暴露。（b）全牙弓种植修复体周围，冠方和龈方的健康牙龈组织。

组织炎症，建议结合使用电动牙刷和口腔冲洗器。

对于偏爱使用牙线棒的患者，应提示他们牙龈和种植体周围组织受伤的风险；必须对患者进行个人口腔卫生指导，并进行定期监测和强化[11-12]。

16.1.2 口腔种植的门诊维护管理

关于种植体周围疾病的预防，2015年发布了种植体维护指南的共识意见[13]。根据指南意见，探诊出血被认为是区分种植体周围健康和疾病的主要临床方法。因此，每年应至少进行1次种植体周围探诊。重要的是在基线处（戴入修复体时）确立初始探诊深度并监测其随时间的变化。为此，应使用传统的牙周探针，施加0.25N的轻柔力量进行探诊。然而，与骨吸收不同，根据2012年种植体周围炎Estepona共识的描述，BOP和探诊深度（甚至多达6mm）都与种植体周围的骨吸收无关[14]。

专业的菌斑控制程序应包括定期口腔卫生指导和机械清理，包括不同的手动或专业仪器，以及使用抛光工具。常规检查之间的间隔时间因人而异，这取决于患者维持良好口腔卫生的能力以及牙周病史。目前，没有文献要求种植患者必须每6个月进行1次复查；2015年发布的种植体维护共识建议有侵袭性牙周炎病史的患者在第3个月、第6个月以及第12个月进行复诊，如有必要可在这期间内增加更多次的复诊[13]。为了防止有修复体龈方清洁困难的患者发生种植体周围炎，间隔1个月或2个月的复诊频率也许更加合适。

评估种植体周围角化组织的量非常重要，应在种植手术前进行（图16.4）。为了便

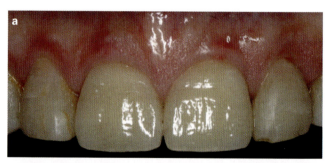

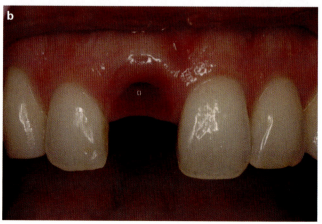

图16.4 （a）种植修复的中切牙周围有充足的角化龈。（b）种植体周围缺乏角化龈。

于维护口腔卫生，医生在种植体植入（一期手术）或基台连接（二期手术）时就应考虑在种植体的穿龈部分建立角化附着和不可移动的组织[13]。

应尽可能使用螺丝固位的修复体。有一些临床医生使用可取下的摩擦固位套筒冠修复体。这种类型修复体的优点是患者能够在直视下清洁种植体周围组织。如果由于种植体的角度而不得不使用粘接固位，使用X线阻射的水门汀非常重要，该水门汀应在X线片上可见便于彻底清洁。

无牙颌修复体轮廓对患者的家庭口腔卫生保健和维护健康的种植体周围组织有重要影响。医生应该意识到这个问题，并尽可能确保修复体的可清洁性。例如，全牙弓无牙颌修复体的龈方组织面做成凹面不利于保持良好的卫生（图16.5）。通常，无牙颌修复体所有组织面应该是凸面的或平面的，并且

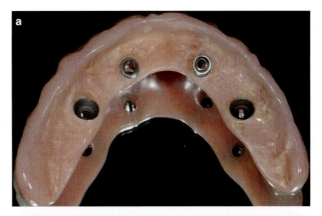
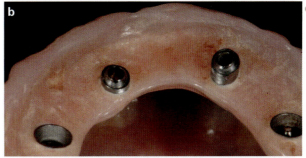
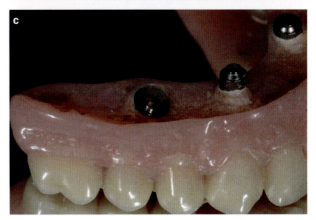

图16.5 （a~c）种植体支持的全牙弓修复体因错误的组织面外形（凹面）导致清洁困难。

颊舌向尺寸应尽可能窄，但不能太薄导致折断。患者必须能够在修复体龈方用口腔冲洗器进行清洁。

16.1.3 保存复诊记录

应定期询问患者的全身健康状况，服用的药物和/或补品，因为有68%的美国人服用可能影响口腔健康的补品。营养缺乏会影响口腔健康，如维生素D缺乏会增加患骨质疏松症、高血压、过敏、感冒或流感、心理健康和心脏病的风险。另外，通过适当减少炎症、调节细胞生长和免疫功能而对口腔健康产生积极影响。维生素D水平也与牙龈出血和牙周病水平呈负相关[15]。

在种植体植入或戴入修复体时应参考基线照片、X线片和探诊深度，以便我们可以随时间的变化而进行监测。最好每年进行一次X线片检查；每次复诊时应检查炎症和菌斑水平并做好记录（图16.6）。

16.1.4 菌斑的积聚和清除

有文献表明，菌斑位置可能影响其积聚程度[16]。Quirynen等发现粗糙表面与光滑表面上菌斑数量的微小差异。Baldi等经研究总结出两步酸蚀法处理过的表面比机械加工表面菌斑积聚更严重，而边缘骨吸收较少[17]。

因为这些经酸蚀处理或具有粗糙表面的种植体，它们表面菌斑聚积更严重但骨吸收较少，所以最好保护种植体表面不暴露在菌斑中，或者对有种植体表面暴露的情况进行积极治疗。

虽然一些卫生士喜欢使用树脂洁治器，但研究表明，无论有/无安装树脂或钛的洁治器，都会在钛表面留下划痕[18]。卫生士应注意尽量减少光滑的种植体/基台表面的划痕，因为划痕会增加菌斑积聚。在2015年关于种植体维护的共识中，建议联合使用手动和电动洁治器来清除菌斑[13]。

不推荐使用喷砂清洁种植体周围，以免周围组织发生点状出血。Tastepe等的一项研究表明，喷砂处理过的钛表面会有轻微的变化，处理结果受到所用喷砂类型的影响。处理的时间长短，以及是否通过手术或非手术方法实施喷砂，都可观察到喷砂的残留物附着在种植体表面上[19]。

16.2 修复体的维护

从患者的角度来看，戴入正式的修复体才是一切的开始。临床医生应该在卫生维护和饮食限制方面抓住每个机会教育患者。除非熟练掌握全面的维护方法，否则修复的长期效果可能会受到影响。

从修复的角度来看，常见的问题包括：

（1）需要多久取下一次修复体？
（2）最常见的并发症有哪些？
（3）是否需要更换螺丝？
（4）种植完成后的维护指导是什么？

1.需要多久取下一次修复体？

修复体的设计至关重要。修复体组织面应该设计成凸面的或平面的，以便于清洁（图16.7）。这将导致对应的软组织轮廓呈凹

16 种植体支持的全牙弓修复体及种植体周围组织的维护 311

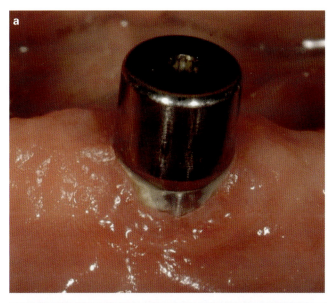

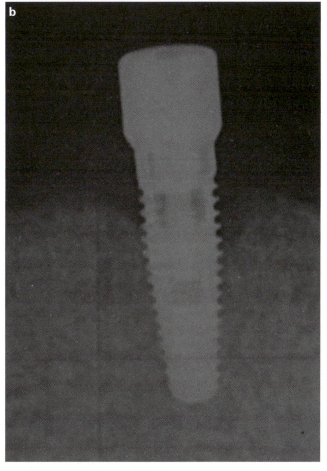

图16.6 （a）种植体颈部菌斑积聚导致牙龈炎症。（b）同一种植体的根尖X线片显示骨吸收至种植体平台下第5螺纹处。

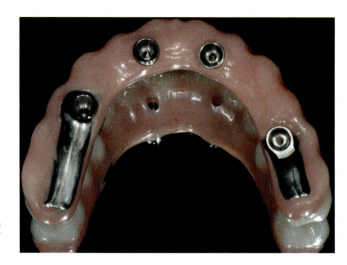

图16.7　修复体组织面必须呈凸面并高度抛光。

面；该组织外形必须依靠即刻修复体形成，以便在制取终印模时，将信息准确地传递给口腔技师。在修复空间不足的情况下，医生被迫做出修复体组织面为凹面的设计，这将对种植体周围组织造成不利影响。

是否取下修复体需根据风险评估进行。在安装正式修复体后的第1年，患者需每3个月复诊一次。定期复诊费用应包含在种植手术费用之中，以鼓励患者重视复诊。在复诊过程中应评估以下内容：

（1）种植体周围组织健康状况。
（2）义齿的稳定性——螺丝的完整性。
（3）天然牙的磨损情况。
（4）修复体的咬合情况。
（5）是否有语音障碍。

如果有任何上述因素导致修复体或种植体周围组织的损害，则需要取下修复体。目前，没有统一的证据支持哪种情况下修复体应该被召回，需要根据每名患者的个体情况进行评估。

2. 最常见的并发症有哪些？

常见的并发症包括但不限于：

（1）丙烯酸树脂磨损（图16.8）。
（2）瓷层折裂。
（3）修复体龈方组织吸收（图16.9）。
（4）支架折断。
（5）由于口腔卫生差或修复体粗糙的组织面导致种植体周围组织炎症（图16.10）。

丙烯酸树脂的断裂和磨损通常与咬合过载有关。习惯上使用8~10μm的Shimstock咬合纸来评估咬合。接受了种植体支持的修复体的患者对咬合力的感知较弱，因此会对修复体施加比天然牙更大的力。在过去10年中，数字咬合分析已被用作精细咬合调整的辅助手段。这种方法的优点是临床医生不仅能够看到咬合接触点，还能看到咬合的时间

16 种植体支持的全牙弓修复体及种植体周围组织的维护　313

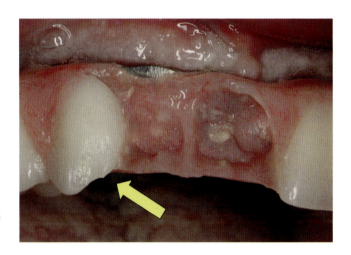

图16.8　修复空间不足和咬合力过大导致的修复体折断。

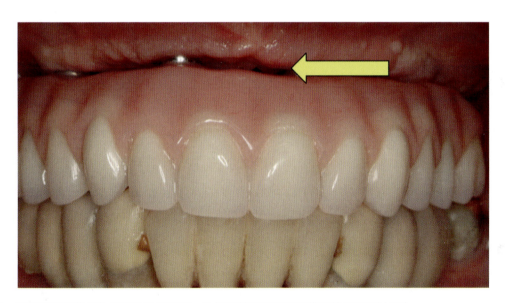

图16.9　丙烯酸树脂修复体周围的组织退缩；比较容易通过重新取模和技工间重衬解决。

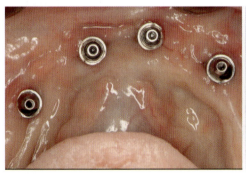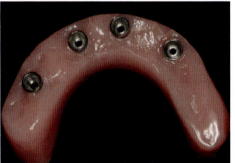

图16.10　（a，b）修复体的粗糙组织面导致种植体周围组织炎症。

和接触的强度。这些咬合情况能在条形图上可视化，并进行适当的咬合调整。所有完成修复的患者必须佩戴夜间𬌗垫，并且坚持使用以避免机械并发症。

3. 是否需要更换螺丝？

目前，没有证据可以指导临床医生何时应更换修复螺丝。当最终修复体戴入后，按照制造商推荐的扭矩旋紧螺丝，其能产生将基台紧固于种植体上的夹紧力，并在螺丝内部产生预负荷。连接的分离力应小于夹紧力。许多制造商声称他们的螺丝可以加力旋紧4次；但这需要通过独立研究来验证。根据此信息，应在第4次取下修复体时更换螺丝。

4. 种植完成后的维护指导是什么？

给予患者饮食建议，建议患者避免进食可能破坏修复体的坚硬食物。应提醒患者修复体不是天然牙列的替代品，而是无牙颌的替代品。临床医生应告知患者需对修复体进行定期维护，并且告知随着时间的推移有可能发生修复体折断。

医生应建议患者使用夜间𬌗垫，制订全面的维护计划以维持种植体周围组织的健康，并重新指导患者正确维护口腔卫生的方法。

结论

口腔医疗团队需要帮助患者识别初期种植体周围炎和种植体周围黏膜炎；初期炎症的识别和干预非常重要，因为在疾病的早期更易控制病情。种植体周围炎的治疗如今仍没有预期性，并且尚未就最佳治疗方式达成共识。然而，随着2015年种植体周围黏膜炎预防指南的出版，可以更容易地获得预期的种植体维护效果。必须鼓励患者进行定期的常规复诊，因为已经证明这可以降低种植失败的概率。在一项为期17年的回顾性研究中，没有坚持定期维护治疗的患者累计存留率最低，而定期进行维护治疗的患者种植体失败率降低了90%。如果患者每年的复诊维护次数少于1次，失败率与不复诊相比仍可降低60%[20-22]。

应教育患者根据他们的能力和需求接受个性化的家庭护理指导。此外，口腔治疗团队应保证个性化的复诊频率和周期以满足个体患者的需求。

临床病例展示
Clinical Patient Presentations

17

Saj Jivraj, Hooman Zarrinkelk

摘要

许多无牙颌患者接受传统的全口义齿修复，可能是因为他们曾被告知自己并不适合种植治疗。颌骨萎缩是妨碍患者接受种植修复的主要原因；终末期牙列的患者通常也面临相同的问题。患者得到上述诊断的原因可能是解剖条件受限，如上颌窦气化或重度骨吸收。这类患者中的大多数不愿意接受大范围的植骨手术而选择了传统的全口义齿。在过去的10～15年，该类患者的治疗方法已经发生了巨大改变，他们的治疗策略从大范围植骨转变为不植骨。本章展示了针对5名不同临床需求的患者进行系统治疗的方法。

在诊断上花费足够的时间是终末期牙列患者治疗成功的关键。临床医生的责任是给患者介绍所有可行的治疗方案，并获得种植手术和修复治疗的知情同意。患者必须充分了解治疗所涉及的内容、风险、益处以及未来长远的预期效果。

在开始治疗之前，需向患者充分说明治疗可能遇到的困难并得到患者的充分理解。

治疗中的困难包含但不仅限于以下内容：

（1）对佩戴可摘修复体的恐惧。

如果对众多细节给予关注，种植即刻负重治疗会非常成功；应向患者保证方案的这

S. Jivraj, B.D.S., MS.Ed. (✉)
Herman Ostrow USC School of Dentistry, Los Angeles, CA, USA

Eastmann Dental Institute, London, UK

Private Practice, Oxnard, CA, USA
e-mail: saj.jivraj@gmail.com

H. Zarrinkelk, D.D.S.
Diplomate, American Board of Oral and Maxillofacial Surgeons, Chicago, IL, USA

Fellow, American College of Oral and Maxillofacial Surgeons, Washington, DC, USA

Private Practice, Ventura, CA, USA
e-mail: DrZ@VenturaOralSurgery.com

S. Jivraj (ed.), *Graftless Solutions for the Edentulous Patient*, BDJ Clinician's Guides, https://doi.org/10.1007/978-3-319-65858-2_17

一部分是非常可预期的。

（2）治疗周期的延长。

通过简化治疗过程以及避免任何不必要的植骨手术，治疗时间会极大地减少。额外的优势是患者可以在当天安装固定修复体。

（3）治疗中的疼痛。

任何外科手术都会有一些不适。由于种植体支持的修复体从第1天起就被戴入，因此不适感会大大减少。需要向患者解释的是，种植体支持的修复体与即刻活动义齿的不同之处在于它不用取下，并且可保证手术部位不受干扰地愈合。

（4）治疗方案的不可预期性。

多中心的研究表明治疗的可预期性在98%的区间内。医生应让患者了解他们在整个治疗过程中的责任；进软食、保持口腔卫生及使用夜间殆垫对取得良好的治疗效果至关重要。

（5）昂贵的治疗费用。

治疗费用是每名患者都关心的问题，治疗可分为几个阶段以适应患者的财务状况。患者还应被告知，在其整个一生中，对无牙颌置之不理的代价可能要比治疗的花费高得多，因为这种特殊治疗会切实改变患者的生活质量。

以下所有病例报告的患者都曾被其他医生告知，除非进行大范围植骨，否则无法进行种植治疗。

为了与本书的主题保持一致，将根据之前章节阐述的7个诊断因素，为患者制订修复治疗计划：

（1）切缘位置。

（2）修复空间。

（3）唇部支撑。

（4）笑线和唇部长度。

（5）外形和穿龈轮廓。

（6）转换区组织接触。

（7）咬合。

外科诊断和治疗计划将解决：

（1）患者的全身状况。

（2）修复空间。

（3）种植体的分布。

（4）种植体的稳定性。

17.1 临床病例1

手术评估——所有考虑进行全颌重建修复的患者都要进行系统诊断并制订治疗计划。首先，需要考虑患者的医疗状况及病史，以了解拟行手术及治疗方法的任何禁忌证。其次，考虑患者的全身健康状况以确定适当的麻醉方式。不植骨无牙颌种植方案的总体目标是让尽可能多的患者能够接受所提出的手术治疗方案。

因此，应避免对普通患者实施复杂的麻醉方式（如院内麻醉分娩），复杂麻醉方式通常用于全身健康状况不佳的患者。

医生必须具备必要的麻醉和外科技术，以便在诊室内安全、有效地治疗患者，并针对每名患者量身定制最简单的麻醉技术。大部分患者可以通过深度局部麻醉结合温和的镇静进行有效和舒适的治疗。

一名73岁女性患者，无重大系统性疾病。收集患者的临床及影像学数据以确定适合的方法是否满足手术的3个绝对必要条件。

在过去2年，患者在另一家诊所植入了多颗种植体。患者反映最初的治疗计划是种植固定修复，但由于不明原因，转而使用了种植体支持的可摘修复体（图17.1～图17.3）。她还反映，对该修复体非常不满意且对整个治疗过程缺乏信心。并对先前接受的治疗感到失望，希望通过固定修复获得更好的结果。要求更换为固定修复体，并尽量减少治疗时间且不进行任何植骨手术。

患者进行了临床检查，初步显示4颗上颌和3颗下颌的种植体几乎都失败了（图17.4）。所有的种植体都有螺纹暴露，显示有明显的骨吸收。种植体周围的支持组织有炎症及浅表感染。

支持可摘修复体的软组织严重红肿；最初的影像学检查证实了现有种植体周围显著的骨吸收以及不合适的角度。面部评估表明，在休息和微笑时有适宜的牙齿暴露量，展示出令人愉悦的笑容，并且从覆盖义齿的基托可以看出有足够的唇部支撑。覆盖义齿

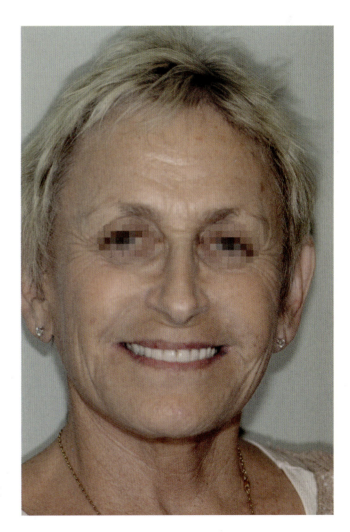

图17.1 患者使用可摘修复体，对美学比较满意。

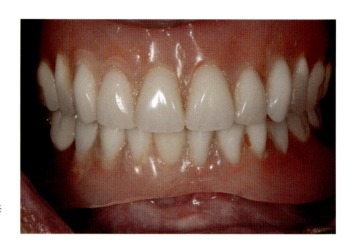

图17.2 种植体及黏膜混合支持式可摘修复体。

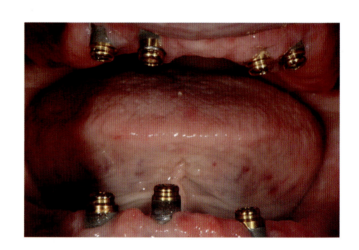

图17.3 种植体分布不良且螺纹暴露。

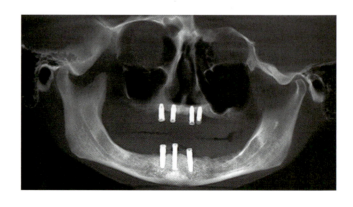

图17.4 全景片显示上下颌失败的种植体。

摘下后我们发现：上颌现有骨结构明显缺乏对唇部支撑。覆盖义齿摘下后微笑时，无法看到无牙颌的牙槽嵴。

影像学评估显示上下颌的所有种植体周围均有明显的骨吸收。在CT扫描获得的头颅侧位片上测量的修复空间是42mm（图17.5）。上下颌的全景片和横截面图像显示二者有明显的萎缩。上颌骨存在大量气化窦腔，占据了上颌的大部分空间。明显萎缩的上颌骨前部，鼻底之下有7~8mm的剩余牙槽骨。在磨牙和前磨牙区域，2区和3区剩余的骨量最少（图17.6）。下颌骨显示为中等程度的吸收，下牙槽神经上方有10mm的骨量，且颌骨有足够的宽度。

17.1.1 外科治疗计划

1. 一名健康的73岁老人，对口腔外科手术无绝对禁忌证。使用深度局部麻醉及温和镇静并以安全与舒适的方式进行手术。
2. 修复空间：患者已有中等程度的颌骨萎缩，可能在之前的种植体植入时进行了牙槽骨切除术。临床测得双颌之间有41mm的修复空间。患者计划制作丙烯酸树脂&钛修复体；现有修复空间满足该设计的要求；无须通过去骨进一步创造修复空间。可以确定的是，利用上颌骨的严重萎缩及种植体的优越位置，可以利用固定修复体适宜的外形轮廓支持唇部而不需要水平向的基托；因此，

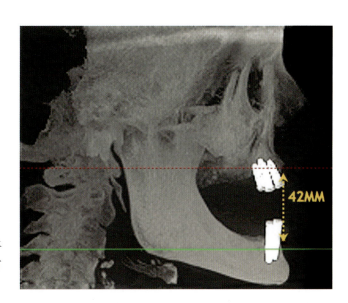

图17.5 头颅侧位片用于测量上下颌种植体平台之间的垂直向修复空间。该患者修复空间有42mm。

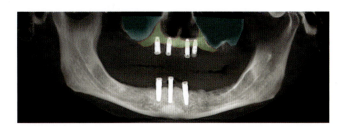

图17.6 全景片显示出上颌严重的萎缩及很大的上颌窦，可用的骨已被特别标注。下颌有充足的垂直骨量用于植入种植体。

植入种植体时不需要进一步去骨。
3. 种植体的分布：我们面临的挑战是上颌的3个区域都骨量不足，拔除现有种植体将使重建更加复杂。种植体拔除后的缺损将限制选择新的种植位点。术前种植规划表明，由于上颌窦广泛的前伸，因此不能采用诸如All-on-4®之类的倾斜种植方案。如果种植体平台保持在前磨牙区或在2区中且种植体的角度不超过45°，两个后部种植体将在上颌骨之外的范围。此外，鼻底下方缺乏骨量不能满足前部种植体轴向植入的要求（图17.7）。另外可选择的种植方案是，由双侧颧种植体提供后部支持，在双侧梨状缘或鼻侧壁的倾斜种植体提供前部支持。下颌通过拆除现有种植体及牙槽嵴切除术，形成利于种植体植入的平台。两颗倾斜种植体植入在颏孔前方，另外两颗轴向种植体植入在下颌骨中线前（图17.8）。

4. 种植体的稳定性：颧骨是一种极其致密的骨结构，可为颧种植体提供出色的稳定性。牙槽嵴也有足够的骨量可以固定颧种植体的顶部。植入到上颌前部的种植体，其根方部分位于非常致密的上颌鼻侧壁–梨状缘内。

17.1.2 修复评估

该患者刚接受了口腔种植修复治疗，但对种植体和软组织混合支持的覆盖义齿不满意。患者要求更换为固定修复体，且不愿接受植骨手术。

临床检查发现覆盖义齿缺乏固位与稳定。腭部组织发炎，颊侧缺乏角化龈。口内现存种植体骨吸收明显，且位置不佳（图17.9

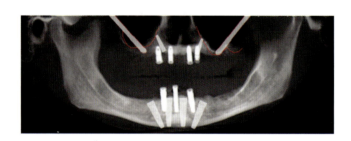

图17.7 治疗计划中前部倾斜种植体及后部颧种植治疗的概念。

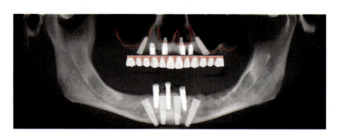

图17.8 All-on-4®治疗方案分析显示：上颌后部缺乏倾斜植入种植体所需的骨量，同时上颌前部垂直骨高度不足。

和图17.10）。

从诊断的角度评估以下因素：

（1）切缘位置：患者对现有修复体的美学效果比较满意。切缘位置基本令人满意。将制作诊断义齿评估美学上需要进行的调整（图17.11）。

（2）修复空间：由于严重的骨吸收，因此有充足的修复空间满足各种修复材料的要求。由于患者经济条件的限制，选择了

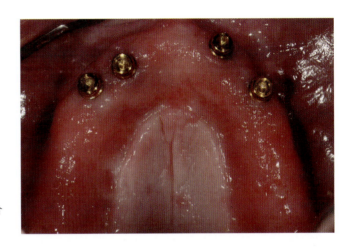

图17.9 腭部软组织发炎表明覆盖义齿不合适。上颌种植体分布不良。

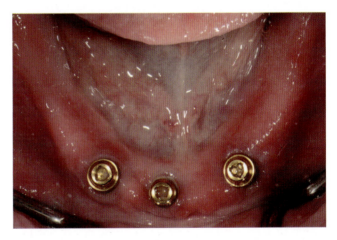

图17.10 发炎的下颌软组织及分布不良的种植体。

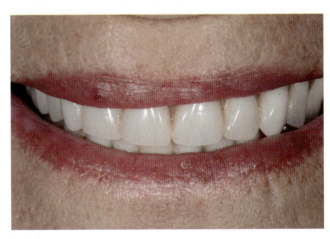

图17.11 现有覆盖义齿的微笑相显示出她满意的大致切缘位置。

丙烯酸树脂&钛的修复体。

（3）唇部支撑：当覆盖义齿被摘下时，患者严重缺乏唇部支撑且侧面凹陷。这是在进行固定修复时遇到的挑战之一。由于患者不愿意接受额外的植骨手术，需要重新评估可选择的修复方案，如牙槽骨切除术及前部种植体倾斜植入，以便获得理想的修复体的外形轮廓利于后期维护（图17.12和图17.13）。

（4）笑线：取下覆盖义齿后，看不到口内的牙槽嵴，因此可以很好地隐藏过渡区。

（5）外形和穿龈轮廓：种植体的位置与患者

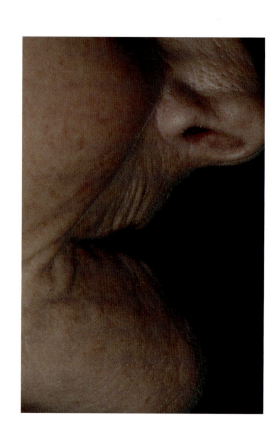

图17.12 义齿取下后严重的面部塌陷。

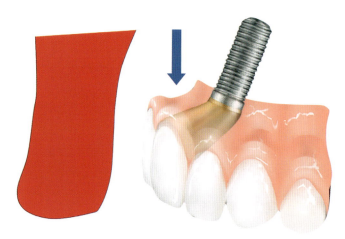

图17.13 如果唇部支撑和种植体位置之间存在较大差异，就会导致水平向悬突。

所期望的牙齿美学位置之间的水平差异是一个重大挑战。在上颌前部使用较短的种植体并倾斜植入，从更高的位置穿出将有助于为形成轮廓创造一些空间。

（6）转换区组织接触：在进行任何手术之前，必须确保现有组织的健康。要实现这一点，需要对患者现有的义齿进行软衬。由于大量的吸收和可利用的空间，义齿组织面可以形成凸形的修复体轮廓，这将有利于患者的日常维护。

（7）咬合：必须在即刻负重的临时修复体上调整好咬合，以保护最差骨质中的种植体免受过度负荷。最终修复体的咬合设计必须使负荷在尽可能宽的区域分布。

17.1.3 手术步骤

患者使用芬太尼、咪达唑仑、地西泮和硫酸吗啡的温和镇静组合麻醉。手术开始时静脉内注射含1g头孢唑啉的抗生素药物。滴入镇静剂后，完成局部浸润和阻滞麻醉，以提供深度局部麻醉效果。等待10分钟，使局部麻醉充分发挥作用。在牙槽嵴顶做水平切口，在双侧上颌后结节处做垂直松弛切口。翻瓣后完全暴露上颌骨；使用工具取出失败种植体；不需要使用环形钻。识别并暴露鼻腔，以使侧壁可视化。使用大球钻沿颧骨支柱形成通向双侧上颌窦腔的开口。

将上颌窦黏骨膜从窦腔内抬起，延伸至上颌窦顶部，暴露颧突的内侧。使用2.9mm的穿颧麻花钻，通过上颌第二前磨区的牙槽嵴进行初始备洞。长的钻针穿过上颌窦，在颧骨最厚处与其接触，并在颧突处穿出（图17.14）。选择并植入适当长度的颧种植体。接下来，在近似侧切牙的位置将两颗13mm Nobel Speedy种植体倾斜植入以接触鼻侧壁。在上颌骨前部倾斜植入种植体，能使较长的种植体与鼻侧壁非常致密的骨区域结合（图17.15）。

将一颗10mm Nobel Speedy种植体植入到上颌中线。将复合基台安装到颧种植体上；中线前的种植体安装直的复合基台。通过安装17°复合基台来校正两颗侧切牙位点种植体的轴向。下颌手术先取出失败的种植体并

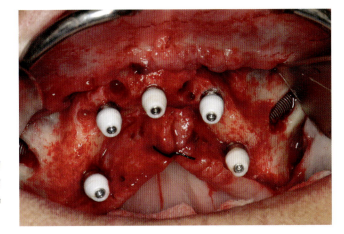

图17.14 上颌骨可看到取出失败种植体后的缺损。颧种植体根方位于双侧颧骨内，顶部与上颌后部剩余牙槽骨结合。上颌前部倾斜的种植体安装了适宜的复合基台。

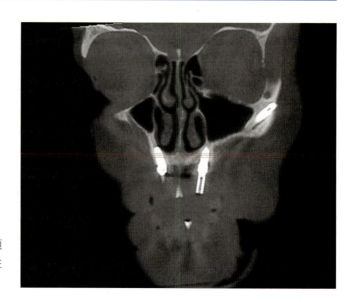

图17.15 通过上颌前部的冠状面X线片显示倾斜植入的种植体锚定在非常致密的鼻侧壁。注意前部种植体靠近鼻腔与下鼻甲。

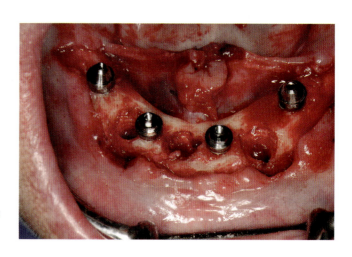

图17.16 根据All-on-4®治疗方案植入下颌种植体。可见取出失败种植体后的缺损。

确定双侧颏神经的位置。进行牙槽骨切除术创造利于种植体植入的平台。通过将平台定位在颏孔上方植入后部种植体，且种植体最大倾斜45°以避免对神经造成伤害。另外两颗Nobel Speedy种植体植入到失败种植体形成的缺损之间。所有种植体都有足够长度可以与下颌骨下缘非常致密的皮质骨形成固位（图17.16）。

所有上下颌种植体的初期稳定性都非常好。将复合基台安装到后部种植体上以校正轴向，并将直的复合基台安装到前部的两颗种植体上（图17.17和图17.18）。所有手术部位冲洗后，采用铬肠线进行缝合。患者很好地耐受了手术，并被转交给了口腔修复团队制作临时修复体。

17.1.4 修复流程

在正确的垂直距离下，使用直接提取的方法制作即刻修复体。垂直距离应在种植体植入之前确定并进行记录。

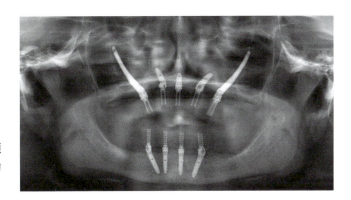

图17.17 全景片显示了完整的手术效果，颧种植体和上颌前部倾斜的种植体；下颌所有的种植体都按照All-on-4®治疗原则进行处理。

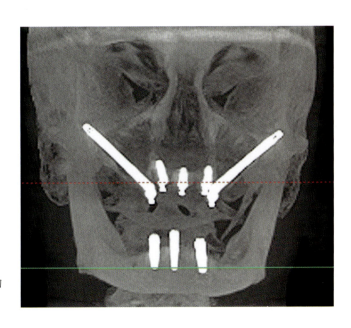

图17.18 注意颧种植体与眼眶和颧骨的关系。

确认好垂直距离、正中关系和𬌗平面后，使用直接即刻负重技术。用橡皮障保护手术部位后，首先使用提取技术将钛临时套筒转移到上颌临时修复体中。引导患者咬合到正中关系，下颌钛临时套筒使用相同的提取技术转移到下颌临时修复体中。从口内取出修复体后送到技工间进一步处理和完成修复体。调磨修复体组织面，使之与牙槽嵴之间留出1mm的间隙。临时修复体上只排10颗人工牙，没有悬臂梁。使用Shimstock咬合纸调𬌗至前牙接触时后牙分离（Shimstock咬合纸可抽离）。在戴入修复体时再次验证垂直距离（图17.19～图17.21）。

利用开窗式印模、颌位关系记录和试戴修复体来验证美学及发音状况（图17.22和图17.23）。

参考试戴修复体，利用CAD软件制作钛支架，进行计算机辅助切削。

支架进行口内试戴，使用油泥型硅橡胶导板进行检查，以确保有足够的空间容纳丙

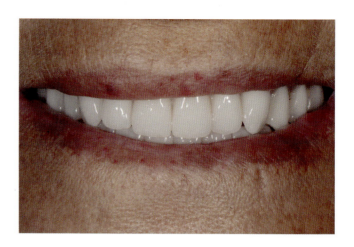

图17.19 即刻负重临时修复体的微笑相。

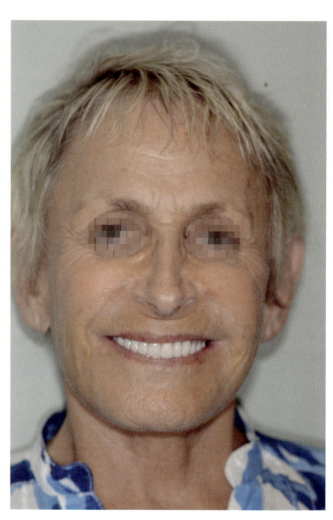

图17.20 患者对临时修复体的美学效果满意,建立唇部支撑至关重要。

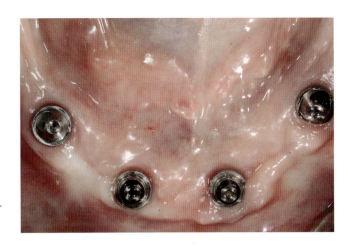

图17.21 种植体骨结合后,周围组织非常健康。

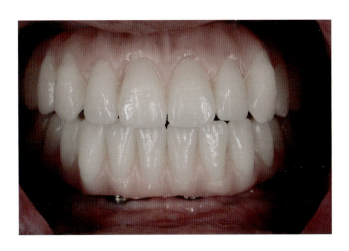

图17.22 使用试戴蜡型验证美学和发音。

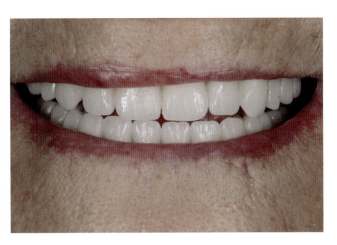

图17.23 最终试戴蜡型的美学表现。

烯酸树脂和人工牙。在钛支架上方戴入最后的试戴蜡型,以验证美学、发音、就位和咬合状况。使用注塑技术,在高温、高压下将试戴蜡型加工成丙烯酸树脂修复体。

戴入修复体,通过调整组织面来保证对软组织有一定的压力。调整动态咬合形成尖牙引导殆;调整静态咬合使尖牙及前磨牙能咬住Shimstock咬合纸,前牙区能抽离

Shimstock咬合纸，悬臂梁上无咬合接触。

按照厂家推荐的扭矩值旋紧螺丝后使用聚四氟乙烯和复合树脂密封螺丝孔道。

戴入夜间殆垫；指导日常维护方法（图17.24和图17.25）。

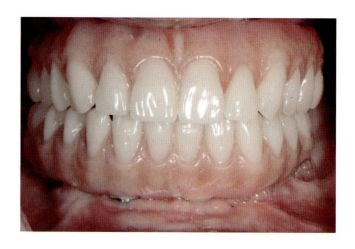

图17.24　最终的丙烯酸树脂&钛修复体。

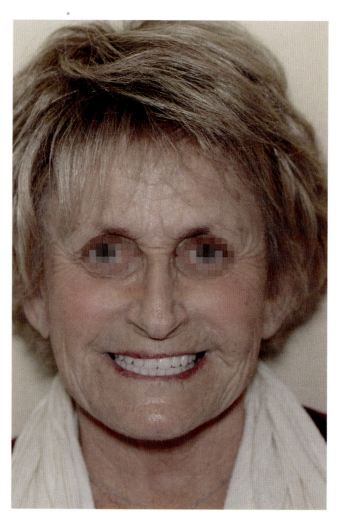

图17.25　完成最终修复后的笑容。

17.2 临床病例2

这是一名口内为终末期牙列的76岁女性患者。患者叙述她一直有牙周病史，最近几年牙齿逐渐脱落；希望能接受种植固定修复。患者要求在治疗过渡阶段不戴可摘义齿，并且在不植骨的条件下完成种植修复（图17.26和图17.27）。

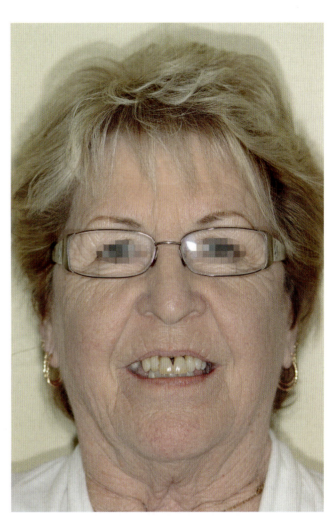

图17.26 患者最初的外貌，她对自己的微笑不满意。

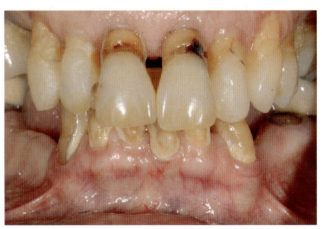

图17.27 76岁的患者希望接受种植固定修复。

在临床检查后，做出以下诊断：

（1）龋齿。
（2）牙周病伴大量骨吸收。
（3）缺乏后牙支持。
（4）牙列缺损。

上述诊断中影响治疗结果的主要因素是牙周病。这类患者的治疗通常要从牙周基础治疗（龈下刮治和根面平整术）减少牙周病原体开始，治疗过程中可能要拔除天然牙。文献表明，拔除天然牙并转为种植修复后，牙周病原体的数量会大大减少。文献还显示，拔除牙齿后1年内，牙周病原体仍可在口腔中存在。这一结果与患者的维护和定期回访有关。因为不能排除牙周病继续进展的可能，所以患者的依从性和牙周维持对长期的成功至关重要。

从诊断的角度评估了以下因素：

（1）切缘位置：在临床检查中，上颌切牙的切缘明显过长。在制订修复计划时，需重新确定切缘的位置。重新定位切缘将对种植体的植入产生影响，因为从种植体顶部到修复体龈缘之间存在一个过渡带。在植入种植体之前，需进行牙槽骨切除术并与外科医生进行沟通（图17.28）。
（2）修复空间：在牙周病患者中，牙槽嵴通常非常薄。经常需要去骨以创造修复空间及足够的骨宽度以实现最佳的种植体植入。
（3）唇部支撑：患者的上唇由于上颌前牙的扇形移位而受到过度支撑（图17.29）。
（4）笑线：患者表现出过度的唇动度和高位笑线，使其暴露出过多的牙龈。必须对过度的牙龈暴露进行诊断，以便选择合适的治疗方案。在这种情况下，过度牙龈暴露的原因是牙齿的过萌（图17.30）。

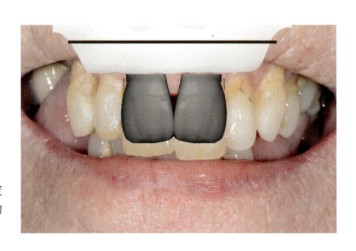

图17.28 制订治疗计划阶段，需要重新确定上颌切牙的切缘位置；这将影响种植体植入的位置。

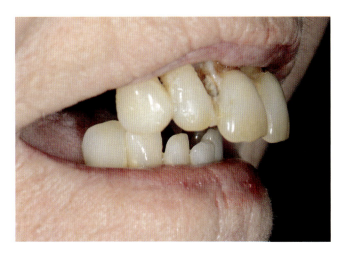

图17.29 侧面观显示充足的唇部支撑。

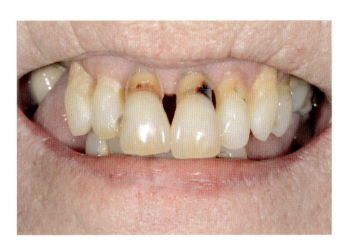

图17.30 患者因上颌前部牙齿过萌导致牙龈过度暴露。

(5)外形和穿龈轮廓:任何去除患者自体组织的手术都应聚焦是否有助于修复体外形获得适当的穿龈轮廓。

(6)转换区的组织接触:随着拔除天然牙,创造充足的修复空间,义齿组织面可以形成凸形的修复体轮廓,这将利于患者的日常维护。

(7)咬合:必须在即刻负重的临时修复体上调整好咬合,以保护最差骨质中的种植体免受过度负荷。最终修复体的咬合设计必须使负荷在尽可能宽的区域分布。

外科诊断和治疗计划将解决:

(1)患者的全身状况。
(2)修复空间的要求。

（3）种植体的分布。
（4）种植体的稳定性。

外科评估：参与治疗的医生们必须意识到，大多数无牙颌患者都是健康状况各异的老年人。对患者健康问题的处理与植入种植体在整体治疗成功中的作用同等重要。这名患者患有多种严重的疾病，需要广泛的会诊和干预。

一名76岁的女性患者，上下颌均有多颗牙齿的牙周受损。口内目前是终末期牙列，最合适的治疗方案是拔除所有牙齿并进行修复。患者希望在整个治疗疗程中使用固定修复体。她之前有失败的可摘义齿修复史，因此坚决要求固定修复。并患有严重的肺部疾病，多次入院进行紧急治疗；还患有冠心病和高血压。

对患者的临床检查显示，其口腔疾病最典型的特征是"终末期"；多颗天然牙周围有严重的骨吸收（图17.31）。她的前牙表现出不同程度的牙龈退缩和牙根暴露。在所有切牙的颈部都有多发的龋齿。现在口内佩戴的是不良修复体，面部美学评价显示过萌的切牙位置，在休息和微笑时牙龈过度暴露。患者在微笑时露出约5mm的牙龈，这些因素在外科治疗设计中是至关重要的。

影像学检查显示全口严重的骨吸收。初步看来，患者右侧上颌窦下方有10mm的骨高度。左侧上颌表现出不同的情况，上颌窦向前方和下方扩展。在左侧上颌的第一磨牙的位置，种植体植入需要的垂直骨高度不足。下颌骨在垂直向和水平向上大致有足够的骨高度。

17.2.1 外科治疗计划

1. 一名体弱的76岁女性患者，患有多种全身疾病使种植治疗变得复杂。与患者的心脏病和肺病专家进行了会诊。事实表明，肺部的状态在手术前很难改善。并且全麻需要长时间插管，然而却很难给患者拔管，因此肺病专家反对全麻下进行手术。他们建议在清醒镇静和局部麻醉下分两次进行

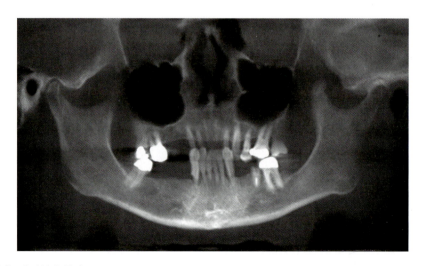

图17.31 终末期牙列的全景片。

种植手术，避免在全身麻醉下同时进行上下颌种植手术。

2. 修复空间：头影测量X线片显示，由于下颌骨的广泛吸收，患者有足够的修复空间（图17.32）。在目前的垂直咬合情况下，约有26mm的颌间距离。然而，患者微笑时暴露的5mm牙龈需要垂直向去除10mm骨量，才能确保过渡线位于上唇的根方。因此，计划在上颌去除10mm的骨量，在下颌进行少量的牙槽骨修整术。

3. 种植体的分布：从最初看到的X线片认为患者上下颌都有足够的骨量用于轴向或倾斜植入种植体。然而，经过进一步研究，很明显，因为高位笑线以及必须将过渡线隐藏在上唇的根方等治疗需求，必须进行大量去骨。上颌的大量去骨会减少植入种植体所需要的骨量。

因此，右侧上颌变得适合倾斜植入种植体；然而，由于左侧上颌窦的不对称前伸和窦底的骨量不足，左侧只能采用颧种植治疗。其他可采用的方案有：①先做上颌窦提升植骨后延期植入种植体；②穿翼板/上颌后结节植入种植体。上颌前部的1区保留有足够的骨量可以轴向植入种植体（图17.33和图17.34）。

4. 种植体的稳定性：这位老年女性患者疑似

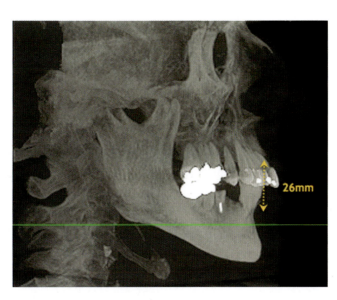

图17.32 头影测量X线片显示约有26mm的修复空间。

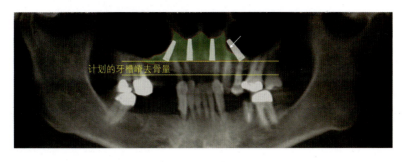

图17.33 在全景片上标记出计划的去骨量并且模拟种植体植入位置，显示左侧上颌骨后部骨量不足，倾斜种植难以实现。用箭头突出显示左侧上颌窦的前部延伸。

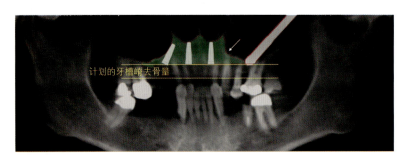

图17.34 模拟在左侧后牙区植入颧种植体的治疗计划。

患有骨质疏松症。虽然这不是种植体植入的绝对禁忌证，但应注意避免对骨的过度损伤，并利用预备技术和种植体设计来抵消松软骨质造成的不稳定风险。应采用自攻性好的种植体、与非牙槽骨或基底骨接触，以及改良的种植窝洞预备技术。

17.2.2 外科治疗

对该患者的麻醉管理给予了特别关注。在密切的观察下，她连续2天在诊室内接受治疗。在内科医生的帮助下，这位患者的全身状态尽可能被优化。所有的努力都是为了避免延误她的治疗进程，尽可能快速有效地治疗，避免过度的交感神经反应。采用静脉滴注进行镇静麻醉；患者毫无困难地保持了自主呼吸。尽量少的使用血管收缩剂，局部浸润麻醉以达到期望的疼痛控制。所有上下颌的天然牙在第1天的手术中被拔除。翻上颌黏骨膜瓣，预先制作的去骨导板用于标记需要去除的骨量。去骨的手术操作很快就完成了（图17.35和图17.36）。

完成左侧颧种植窝洞的预备，将适当长度的颧种植体植入到位（图17.37）。按照All-on-4®方案的要求，右侧后牙区的种植体在上颌窦前壁的前方成45°角倾斜植入。上颌切牙区域的两个种植窝洞预备均采用改良技术，种植窝洞根方预备的程度小于牙槽嵴部分；级差预备的程度取决于骨质。无论是采用种植窝洞的级差预备，还是使用自攻性好的种植体，左侧前方种植体仍未达到足够的

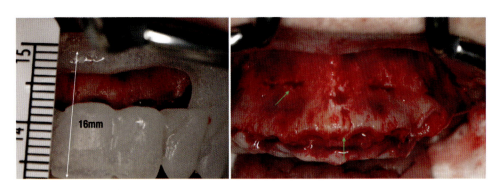

图17.35 将去骨导板就位在上腭以确定去骨量。用箭头突出显示骨头上的标记，显示将要去除的骨量。

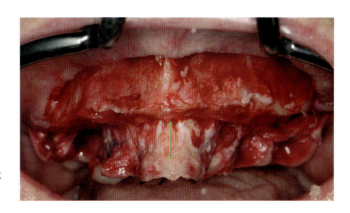

图17.36 完成上颌去骨，开辟出植入种植体的平面。箭头处显示去骨的量。

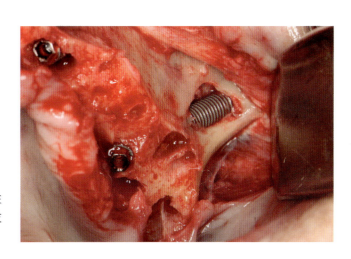

图17.37 左侧上颌后部颧种植体的位置。注意种植体平台的位置靠近第一磨牙的腭根拔牙窝。

初期稳定性并在多次尝试后被取下。在初始种植窝洞的稍远处预备新的窝洞，同时保持A-P距，但发现该种植体的初期稳定性仍不足。最后，在第3次尝试中，将远端倾斜植入的种植体与上颌窦前壁接触以获得稳定性，发现其最终能承受超过35Ncm的扭矩值（图17.38）。

在安装适宜的角度和直的复合基台后，将其旋紧至规定的扭矩值。缝合实现初期关闭创口。患者在整个手术过程中感到舒适，自主呼吸并保持稳定的生命体征。在手术后立即由修复专家完成上颌临时修复体的制作。次日在诊室继续就诊；使用相同的麻醉技术再次对患者进行手术。完成牙槽嵴的修整并按照All-on-4®治疗方案将种植体植入下颌骨中（图17.39），并制作下颌临时修复体。患者在2天的手术中都能很好地耐受并在最终修复体制作之前达到良好的组织愈合。

治疗要点：

（1）患者的医疗和麻醉管理。
（2）由于过多的牙龈暴露和不合适的切缘位置导致的去骨。
（3）在松软骨质上应用改良的种植窝洞预备技术。

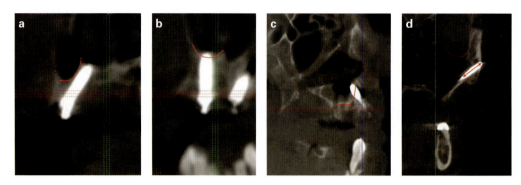

图17.38 从左至右的上颌种植体位置的X线片显示：（a）靠近上颌窦前壁的倾斜种植体。（b）右侧前部种植体与鼻底接触。（c）左侧前部倾斜种植体与上颌窦前壁接触。（d）左侧颧种植体与上颌骨的整个厚度结合。

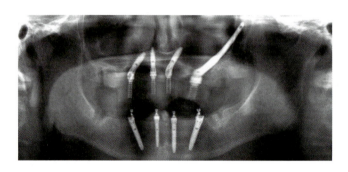

图17.39 上下颌术后全景片。

17.2.3 修复治疗计划

通过龈下刮治、根面平整术、使用抗菌漱口水使组织健康。

确认好垂直距离、正中关系和殆平面后，应用直接即刻负重技术。用橡皮障保护手术部位后，首先使用提取技术将钛临时套筒转移到上颌临时修复体中。引导患者咬合到正中关系，将下颌钛临时套筒使用相同的提取技术转移到下颌临时修复体中。从口内取出修复体后送到技工间进一步处理和完成修复体（图17.40和图17.41）。调磨修复体组织面，使之与牙槽嵴之间留出1mm的间隙。临时修复体上只排10颗人工牙，没有悬臂梁。使用Shimstock咬合纸调殆至前牙接触时后牙分离（Shimstock咬合纸可以抽离）。在戴入修复体时再次验证垂直距离。

利用开窗式印模、颌位关系记录和试戴修复体来验证美学与发音状况。

最终修复体包括上颌少量饰瓷的氧化锆修复体和下颌丙烯酸树脂&钛修复体。

上颌丙烯酸树脂修复体原型通过下颌试戴蜡型进行验证。回切上颌丙烯酸树脂修复体原型，在颊面形成0.8mm厚度的美学饰瓷空

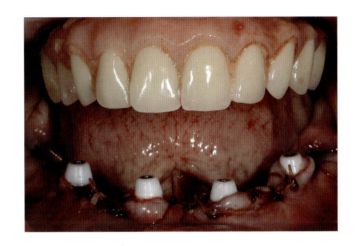

图17.40 上颌直接即刻负重技术。

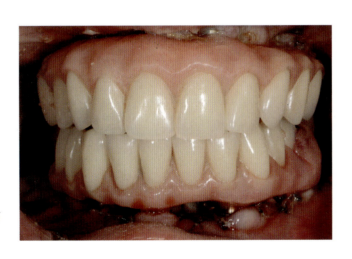

图17.41 下颌即刻负重,尖牙到尖牙之间有咬合接触。

间。只在修复体抛光的全解剖形态氧化锆部分有静态和动态咬合(图17.42和图17.43)。

扫描原型和工作模型,在氧化锆块中进行数字化研磨。水门汀的空间被纳入氧化锆支架结构内以实现被动就位并补偿烧结后的形变。

使用金属氧化物对研磨后的支架进行处理,然后将支架进行干燥和烧结。

回切的区域用长石质材料上瓷;热膨胀系数匹配很重要。

最后一步是氧化锆支架与钛部件的粘接,使用磷酸基树脂水门汀完成。

制造用于下颌修复体的钛支架,并在其上添加丙烯酸树脂。

戴入修复体,通过调整组织面来保证对软组织的一定压力。调整动态咬合形成尖牙引导𬌗。调整静态咬合使尖牙及前磨牙能咬住Shimstock咬合纸,前牙区能抽离Shimstock咬合纸,悬臂梁上无咬合接触。

按照厂家推荐的扭矩值旋紧螺丝后使用聚四氟乙烯和复合树脂密封螺丝孔道(图17.44~图17.46)。

戴入夜间𬌗垫,指导日常维护方法。

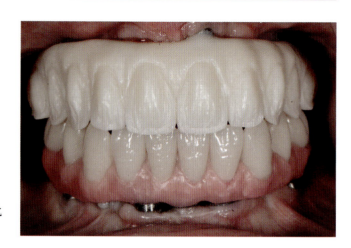

图17.42 与下颌试戴蜡型相对的是上颌氧化锆修复体的丙烯酸树脂原型。

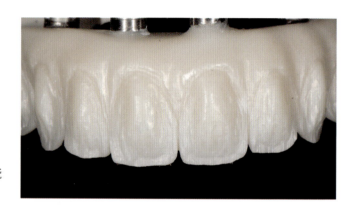

图17.43 原型进行少量回切综合了美学饰瓷及保持氧化锆强度的需要。

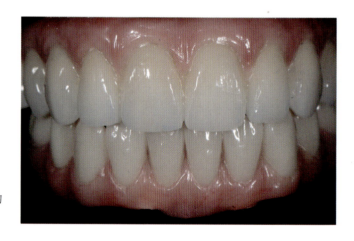

图17.44 技工间完成的上颌氧化锆及相对的下颌丙烯酸树脂&钛修复体。

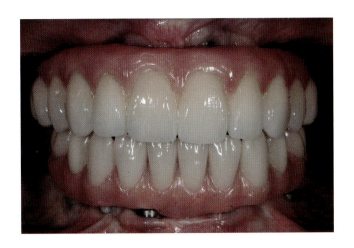

图17.45 口内戴入最终修复体。

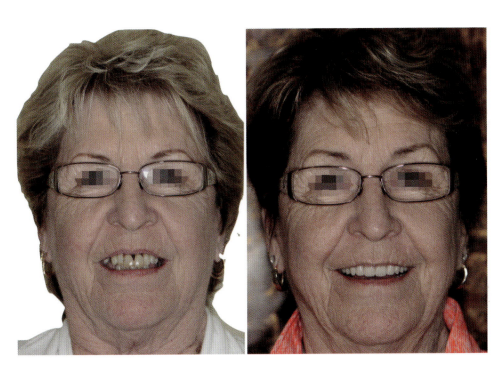

图17.46 患者治疗前后外观的对比。

17.3 临床病例3

这名31岁的男士口内为终末期牙列，希望上下颌接受种植体支持的全牙弓固定修复。他只有6周的治疗时间，而且希望通过修复治疗纠正现有的Ⅲ类错殆关系。

进行了充分的临床检查。

与患者讨论了许多治疗方案，包括以下内容：

（1）讨论了分阶段植入种植体，完成骨结合后制作种植体支持的临时修复体。在这个方案中，将会植入6~8颗种植体。增加的种植体将允许临床医生制作种植体支持的分段冠、桥。针对患者的口腔状况，主诊医生认为这是最佳的选择，但是患者拒绝了这个方案。

（2）讨论了联合正畸和正颌外科矫正Ⅲ类错𬌗关系的方案；患者拒绝了这种治疗方案。

（3）讨论了不植骨倾斜植入种植体和牙槽骨切除术。由于经济和时间上的限制，患者更倾向选择这个治疗方案。

17.3.1 修复诊断

1. 切缘位置：临床检查发现上颌切牙的切缘显露不足、下颌切牙的切缘显露过度。由于前牙关系，下颌切牙已经过度萌出。上颌切牙的切缘需要向下、向唇侧重新定位。下颌切牙的切缘需要降低并推向舌侧，以尝试建立Ⅰ类关系。为了做到这一点，必须考虑种植体的植入位置和使用适当角度的复合基台，以便有足够的材料构建满足生物力学要求的修复体（图17.47和图17.48）。

2. 修复空间：必须通过恢复垂直咬合距离和牙槽骨切除术来创造空间。测量患者的颌间距离为5mm。必须要为长期戴用的纤维增强型临时修复体创造充足的空间。如果使用角度基台，则种植体顶部之上至少需要单颌16mm的空间。

3. 唇部支撑：患者的唇部得到了很好的支撑。患者要求提供额外的支持。这将在即刻负重临时修复体中进行检验。

4. 笑线：患者是低位笑线，上颌前牙暴露不足。

5. 外形和穿龈轮廓：任何去除患者自体组织的手术都应聚焦是否有助于修复体外形获得适当的穿龈轮廓。

6. 转换区组织接触：随着拔除天然牙，创造充足修复空间，义齿组织面可以形成凸形的修复体轮廓，这将利于患者的日常维护。使用临时修复体压迫组织创造一个凹形的组织面。

7. 咬合：必须在即刻负重的临时修复体上调整好咬合，以保护最差骨质中的种植体免受过度负荷。最终修复体的咬合设计必须使负荷在尽可能宽的区域分布。

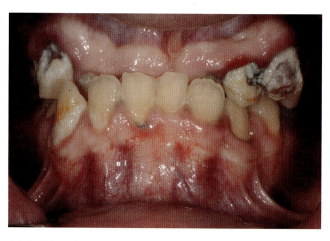

图17.47 患者口内相显示有猖獗龋，伴深覆𬌗的Ⅲ类错𬌗关系。

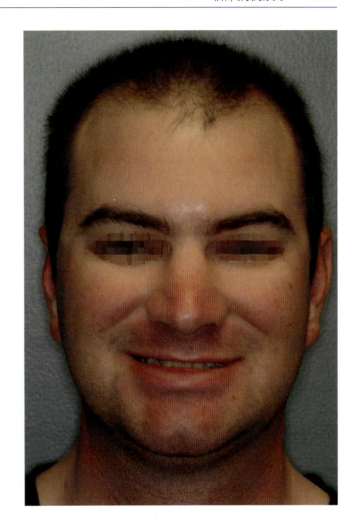

图17.48 患者由于牙齿不美观而不愿微笑。

外科诊断和治疗计划需关注：

（1）患者的全身状况。
（2）修复空间的要求。
（3）种植体的分布。
（4）种植体的稳定性。

外科评估：尽管大多数考虑进行全口重建修复的患者都是老年人，但有时候接受该类治疗的年轻人会带来不同的挑战。通常需要考虑的问题是，针对时间有限、生活忙碌患者的治疗效率。另一个必须考虑和讨论的是，患者是否可以长期使用及维护修复体。

该病例的患者是一名31岁的男性，他的时间和经济资源非常有限。患者只在婚礼前有6周的治疗时间。考虑通过选择手术方案来减少愈合时间和发病率，同时修复方案要能给患者一副戴用时间比传统的6个月更长、更强的临时修复体。患者全身健康状况良好，没有相关禁忌证（图17.49）。

患者的临床评估显示，几乎所有口腔现存的牙齿都有猖獗龋，有很多严重的颈部龋和𬌗面龋坏。口腔卫生状况差并伴牙周炎，剩余牙齿有轻微附着丧失。患者咬合关系为Ⅲ类错𬌗畸形伴深覆𬌗（图17.50）。注意中度牙列拥挤及下颌前牙的过度萌出；测量颌

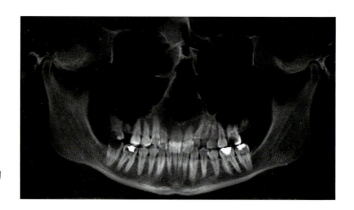

图17.49 全景片显示所有牙齿都有严重的龋坏。

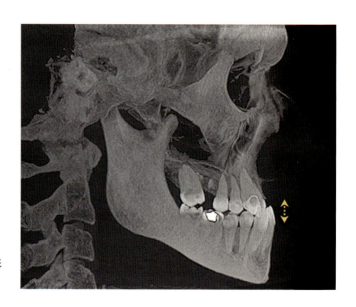

图17.50 头影测量X片显示由于Ⅲ类错𬌗畸形导致上颌前部修复空间不足。

间距离为8mm。笑容评估显示，上唇的下移导致上颌牙齿暴露不足，患者在最大微笑时仍看不到上颌牙齿；而下颌切牙却有过度的暴露。

影像学检查显示龋齿，以及上下颌之间骨性Ⅲ类关系。临床检查表明颌间距离不足。患者表现出典型的上颌窦扩大。上下颌均具有足够的骨量，有足够的骨高度和骨宽度能确保种植体的植入。

17.3.2 外科诊断和治疗计划

1. 患者的全身状况：无特殊，健康状况良好，没有任何种植手术的禁忌证。

2. 修复空间：测量颌间距离为8mm。由于天然牙咬合空间存在塌陷，因此修复计划中必须予以关注。空间将通过恢复垂直距离和实施牙槽骨切除术来获得。满足生物力学要求的修复体空间是单颌16mm。在这个病例中，上唇缺乏活动性、低位笑线以及上颌骨的垂直位置对我们有利。为了纠正下颌牙齿的过度暴露，下颌的去骨量要大于上颌；依据上下颌切牙相对于唇线的正确位置制作修复体。

3. 种植体的分布：患者在磨牙区以及在颌骨

前部有足够骨量适合植入种植体。为了纠正咬合差异，下颌种植体应更向舌侧倾斜，上颌种植体应更向唇颊侧倾斜。手术中使用修复体蜡型和带有预期𬌗平面的外科导板协助确定前部种植体的角度，并确保螺丝孔位于在修复体的舌侧和腭侧。后部种植体将被植入到磨牙区域。并倾斜植入以避开上颌窦和神经，但要有足够长度以接触致密骨区域，如下颌骨下缘。

4. 种植体的稳定性：患者是年轻人有足够的骨量。以确保稳定性的方式预备种植窝洞。病例需要考虑使用种植体的类型和设计；有修复灵活性的自攻型种植体是最佳选择。

手术步骤：患者连续2天接受手术和修复治疗。除维持去骨导板及外科导板稳定所需的天然牙之外，在深度局部麻醉和镇静下拔除其他牙齿。上下颌均完成了牙槽骨切除术以提供适当的修复空间。在下颌过萌的牙齿处去除更多的牙槽骨。口腔修复专家根据美学评估和矫正Ⅲ类错𬌗畸形的要求制作了丙烯酸树脂外科导板。外科导板依靠剩余的天然牙获得稳定，完成了前部种植窝洞的预备（图17.51～图17.53）。下颌前部种植体尽可能靠近舌侧皮质骨板植入，并略微向舌侧倾斜。上颌前部种植体尽可能靠近唇侧骨板平面植入，同时保留至少2mm的唇侧骨板并略

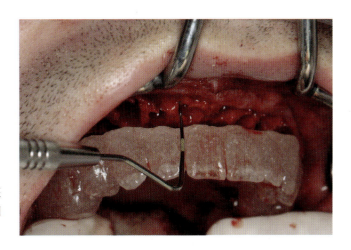

图17.51 以上颌后牙作为标记的去骨导板，用于测量需要的去骨量。使用导板便于外科医生依据最终修复体的牙齿位置、所需修复空间和修复体外形确定适宜的去骨量。

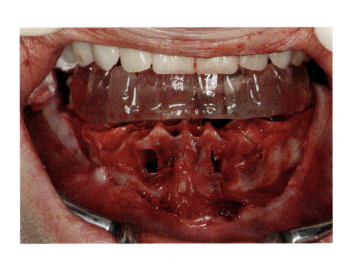

图17.52 在下颌使用去骨导板。

向唇面部倾斜。后部种植体根据All-on-4®治疗方案植入。安装并旋紧复合基台后，关闭软组织创口（图17.54~图17.56）。临时修复体在种植手术的当天制作。患者很好地耐受了手术并顺利愈合。制作热凝丙烯酸树脂临时修复体，并在术后24小时内戴入，以最大限度地增加整体强度。

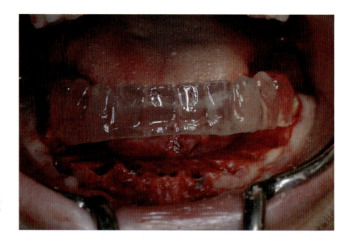

图17.53 应注意下颌足够的去骨量，以保证最终修复体的厚度和外形。

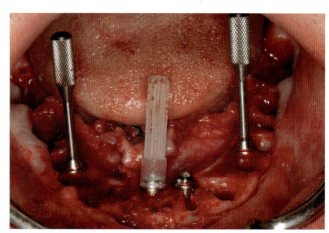

图17.54 下颌种植体沿着舌侧骨板植入，并向舌侧倾斜，以纠正Ⅲ类骨性错殆畸形。

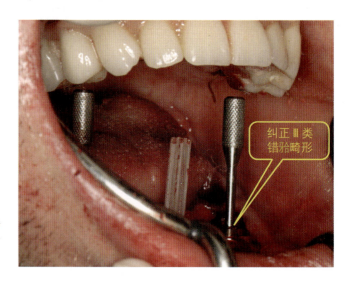

图17.55 对上下颌种植体的位置和角度进行了调整，以纠正Ⅲ类错殆畸形。照片显示了下颌种植体长轴与上颌修复体适宜的关系。

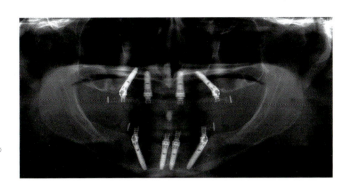

图17.56 术后的全景片。上下颌按All-on-4® 治疗方案治疗。

17.3.3 修复治疗计划

术前行龈下刮治及根面平整术,并建议患者使用抗菌漱口水。

在正确的垂直距离下,使用直接提取的方法制作即刻修复体。垂直距离应在种植体植入之前确定并进行记录。

确认好垂直距离、正中关系和殆平面后,使用直接即刻负重技术。用橡皮障保护手术部位后,首先使用提取技术将钛临时套筒转移到上颌临时修复体中。引导患者咬合到正中关系,将下颌钛临时套筒使用相同的提取技术转移到下颌临时修复体中。从口内取出修复体后送到技工间进一步处理和完成修复体。将修复体组织面与牙槽嵴之间,留出1mm的间隙。临时修复体上只排10颗人工牙,没有悬臂梁。使用Shimstock咬合纸调殆至前牙接触时后牙分离(可以抽离Shimstock咬合纸)。在戴入修复体时再次验证垂直距离(图17.57~图17.60)。

利用开窗式印模、颌位关系记录和试戴修复体来验证美学与发音状况。

由于经济状况限制,只制作了纤维增强型的长期临时修复体。纤维增强的种植体支持式修复体有更好的生物机械性能,可作为长期使用的临时修复体,或作为无牙颌患者的过渡义齿,最后再更换为种植体支持的最终修复体(图17.61~图17.64)。

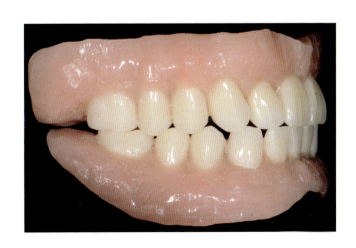

图17.57 建立I类关系的过渡义齿。

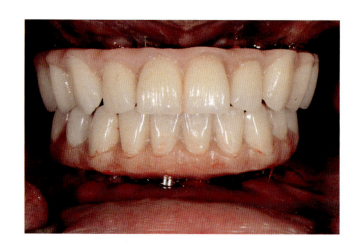

图17.58 即刻负重时的临时修复体。

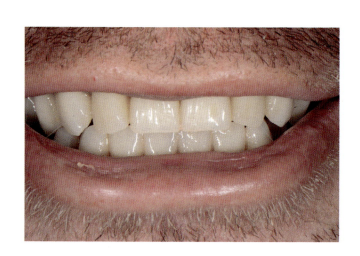

图17.59 患者即刻负重时的微笑相。

戴入修复体，通过调整组织面来保证对软组织的一定的压力。调整动态咬合形成尖牙引导𬌗。调整静态咬合使尖牙及前磨牙能咬住Shimstock咬合纸，前牙区能抽出Shimstock咬合纸，悬臂梁上无咬合接触。

（图17.65～图17.68）。

按照制造商推荐的扭矩值旋紧螺丝后使用聚四氟乙烯和复合树脂封闭螺丝孔道。

戴入夜间𬌗垫，指导日常维护方法。

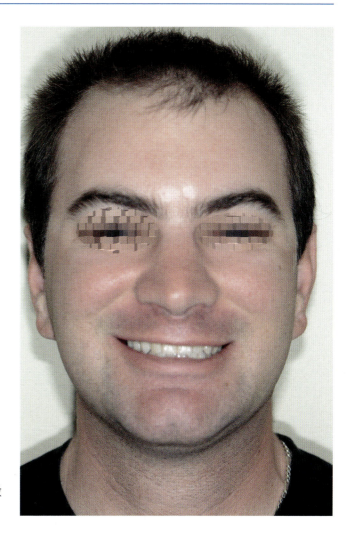

图17.60 戴入即刻负重临时修复体后的微笑相。

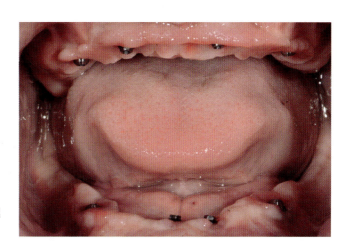

图17.61 利用临时修复体塑形软组织，形成凹形的软组织面。

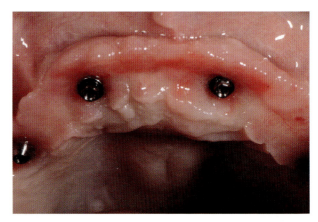

图17.62 健康的软组织。

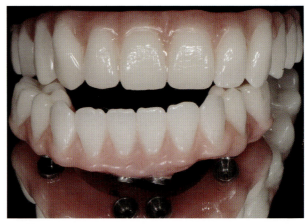

图17.63 技工间制作的纤维增强型修复体。

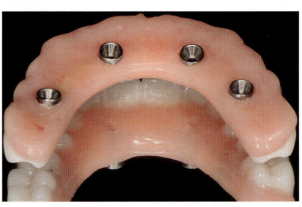

图17.64 用于压迫软组织的修复体组织面。

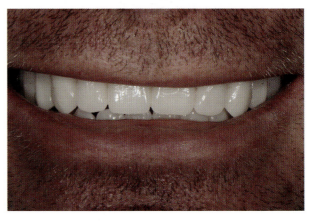

图17.65 戴入长期临时修复体的微笑相。

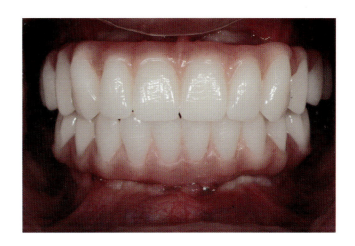

图17.66 戴入纤维增强型修复体。

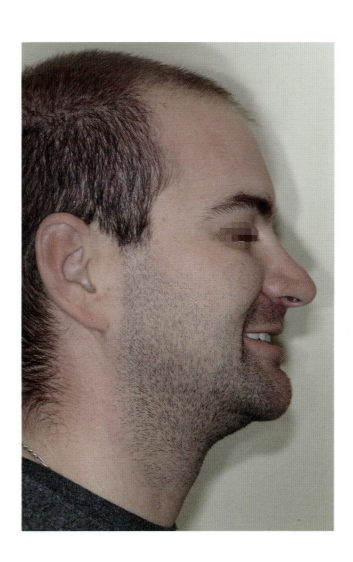

图17.67 侧面观显示适宜的唇部支撑。

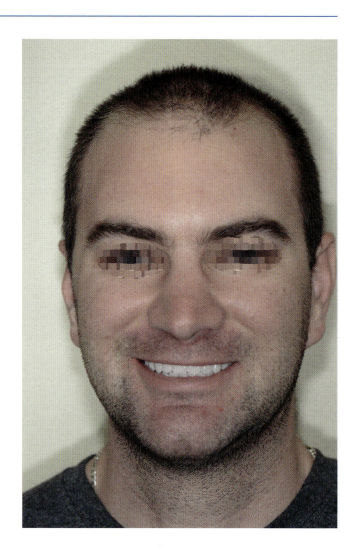

图17.68 戴入修复体后的微笑相。

17.4 临床病例4

这名65岁的女士为终末期牙列,希望接受不植骨的种植固定修复治疗。

临床检查发现,她的上颌窦明显气化,牙槽嵴骨宽度狭窄、下颌牙列的牙周状况不佳。

从诊断的角度,记录了以下内容:

(1)切缘位置:临床检查显示出上颌切牙切缘暴露充分,下颌切牙切缘过度暴露。由于前牙的咬合关系,下颌切牙过度萌出(图17.69~图17.71)。

(2)修复空间:患者要求获得不易着色的修复体。因此,计划采用氧化锆基修复体。这需要上下颌种植体之间约30mm的修复空间。

(3)唇部支撑:患者的唇部有很好的支撑。但她要求提供额外的支持。这将在即刻负重的临时修复体中进行检验。

(4)笑线:患者是低位笑线,有利于隐藏过渡区。

(5)外形和穿龈轮廓:需要创造空间以形成适当的外形和穿龈轮廓。由于患者牙周状况不佳,因此还需要去骨以形成足够的颊舌向骨宽度,以便于将种植体植入到最佳位置。

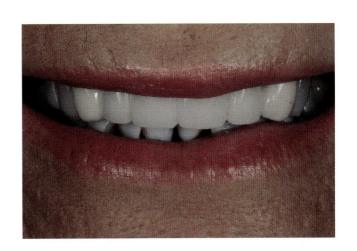

图17.69 终末期牙列患者的微笑相。

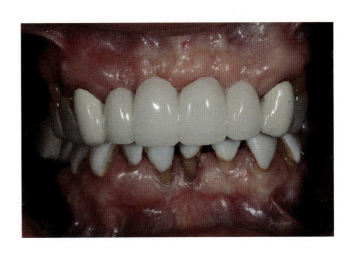

图17.70 口内失败的修复体。

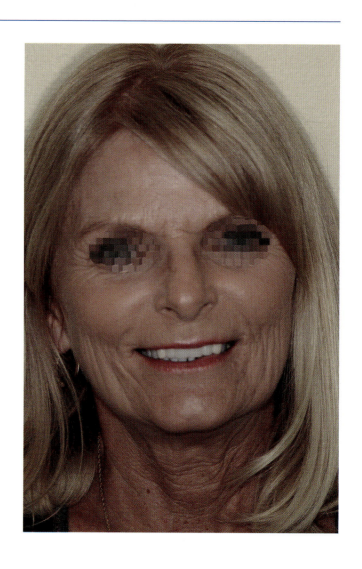

图17.71 术前微笑相。

（6）转换区组织接触：接下来拔除天然牙，创造充足修复空间，义齿组织面可以形成凸形的修复体轮廓。使用临时修复体压迫组织创造一个凹形的组织面。

（7）咬合：必须在即刻负重的临时修复体上调整好咬合，以保护最差骨质中的种植体免受过度负荷。最终修复体的咬合设计必须使负荷在尽可能宽的区域分布。

17.4.1 外科评估

口内有终末期牙列并希望进行全口重建修复的患者往往在某个时期内忽视口腔健康。由于这个原因，除其他因素外，发现由脓肿及以前的治疗导致的大面积骨缺损和骨破坏的情况很常见。

为了成功应用不植骨方案治疗这类患者，重点是将这些种植体看作是为口腔修复体提供骨锚定的工具。外科医生经常要在选择种植体的位置和种植窝洞预备方式上发挥创造性。

在创造性地植入种植体的同时，也必须同时满足修复空间、种植体分布及种植体稳定性这3个关键原则。由于患者鼻底及上颌前部骨量不足，下面将用她的病例说明如何成功实施上述治疗概念。

患者是一名65岁的女性,健康状况良好,没有口腔种植手术的禁忌证。她曾经历过很多次的口腔修复治疗,并且正在遭受敏感和不适。她已经意识到牙齿松动及脱落的危害,希望进行固定修复,并且坚持在整个疗程中都要有固定修复体戴用。

临床评估显示患者口内几乎所有牙齿都进行过修复治疗;除此之外还有颈部继发龋,牙周疾病以及明显的附着丧失。她的上颌后部牙齿缺失,所有下颌牙均有根分叉骨吸收。所有现存的上颌牙均有松动。面部评估显示,在休息和微笑时有适当的切牙暴露量,微笑时有少量牙龈暴露;唇部支撑尚可。

影像学检查显示严重的牙周骨质吸收,口内所有磨牙都有根分叉病变并有超过60%的骨吸收。患者有很大的上颌窦,上颌骨后部骨量不足;鼻底之下约有11mm的骨高度。患者上颌骨左右两侧的前磨牙区有两个大的牙槽脓肿并伴有牙槽骨几乎完全吸收的环形缺损(图17.72和图17.73);下颌骨大致有足够骨量植入种植体。

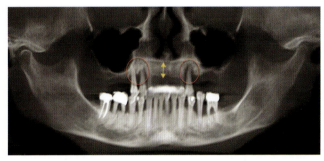

图17.72 全景片显示口内严重的骨吸收。上颌双侧后部的牙槽骨丧失以及上颌前部微弱的垂直骨支撑。

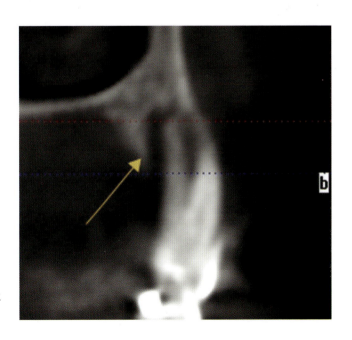

图17.73 注意上颌前磨牙区有脓肿形成;上颌窦非常大。

17.4.2 外科诊断和治疗计划

该患者的全身医疗状况无特殊；她很健康没有任何手术绝对禁忌证。计划在诊室内进行静脉镇静和局部麻醉下的手术。

修复空间：临床和影像学检查显示，包括现有的咬合垂直距离，患者约有20mm的颌间距离。她是低位笑线，微笑时只露出2mm的牙龈。另外的15mm修复空间将在上下颌之间均分。按照适宜的切缘位置制作修复体蜡型和牙支持式去骨导板（图17.74）。

种植体的分布：在All-on-4®治疗方案中后部倾斜种植体平台的位置不能比第二前磨牙更靠前，同时避开上颌窦。患者在双侧第二前磨牙位置均有可用骨量。

由于第一前磨牙处的缺损和膨大上颌窦的倾斜前壁，无论在第一磨牙还是第一前磨牙处都无法植入种植体。因此，必须注意在第二前磨牙位置是否能成功植入种植体。

如果不能在第二前磨牙处唯一可用的骨中稳定植入种植体，那么手术中就要考虑使用颧种植体。在这种情况下，上颌的去骨将减少鼻腔下方的可用骨高度，预计只剩8mm的骨量。必须决定植入短种植体还是倾斜植入前部种植体以接触鼻侧壁并将种植体平台放得更靠近中线。为了获得更好的A-P距，前部种植体将向中线倾斜植入以使更长的种植体进入更致密的鼻侧壁皮质骨内，同时获得更长的A-P距。

种植体的稳定性：可供种植体植入的关键位置的骨缺损使治疗复杂化。在这种情况下，必须使植入唯一可用骨区域中的种植体非常稳定。如果后部种植体由于任何原因初期稳定性不佳，唯一的选择是转而使用颧种植体或在上颌窦提升后延期种植。因此，推荐选择有自攻型螺纹设计的种植体。此外，种植窝洞将根据需要进行级差预备和扩大，以保证种植体的稳定。前部种植体将与致密的鼻侧壁皮质骨接触获得稳定。对于稳定性而言，下颌骨没有任何问题，因为在颏孔和下缘之间的区域有足够的骨量与长种植体接触。

手术治疗：患者在诊室内接受连续2天的治疗。使用静脉给药对患者进行镇静，以及局部浸润麻醉以获得深度局部麻醉效果。还采用了静脉注射抗生素和类固醇药物。除了支持去骨导板的天然牙，拔除其他所有的上下颌牙齿。翻起黏骨膜瓣，暴露上颌骨；

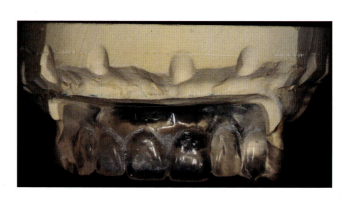

图17.74 在诊断模型上模拟适当地去骨范围，并制作牙支持式去骨导板。

彻底清洁牙槽窝和去净感染组织。手术导板依靠剩余牙就位,在骨上标记出要去除的量(图17.75)。

完成去骨后,收集自体骨用于最后的植骨(图17.76和图17.77)。进入双侧上颌窦,探查上颌窦前壁。标记出上颌第二前磨牙的位置,并在避开双侧上颌窦的前提下进行种植窝洞预备。种植体成45°角度倾斜植入2颗种植体,初期稳定性良好。探查鼻侧壁并抬高鼻黏膜。进行种植窝洞预备使前部种植体的平台位于侧切牙位置,而种植体的体部沿着鼻侧壁走行。种植体略微向中线倾斜可以植入更长的种植体,获得更好的A-P距(图17.78～图17.83)。

下颌根据All-on-4®治疗方案进行。将角度复合基台安装到所有前、后部的倾斜种植体上,并以适当的扭矩旋紧。由脓肿导致的缺损用自体骨和异种骨的混合物进行植骨后关闭软组织创口;临时修复体在手术当天制作并戴入(图17.84和图17.85)。患者对麻醉和手术耐受良好,顺利愈合;术后6个月制作了最终修复体。

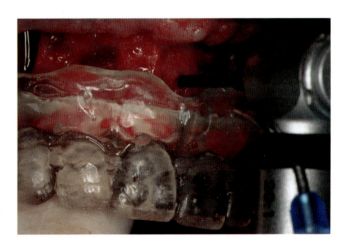

图17.75 去骨导板在余留牙上就位,且用于标记去骨量。

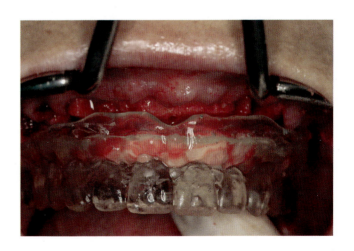

图17.76 应用导板以确定上颌适当的去骨量。

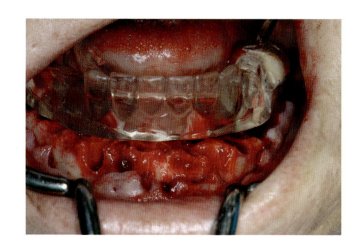

图17.77 应用导板确定下颌适当的去骨量。

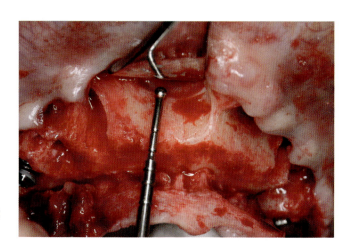

图17.78 术中可见鼻腔,暴露鼻侧壁。测量鼻底以下垂直骨高度。

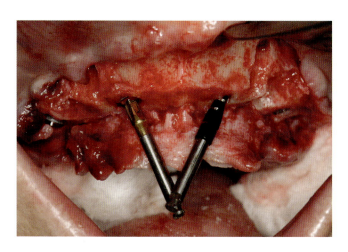

图17.79 倾斜植入的前部种植体与鼻侧壁非常接近,以便有更长的种植体在最致密的鼻侧壁骨板中。

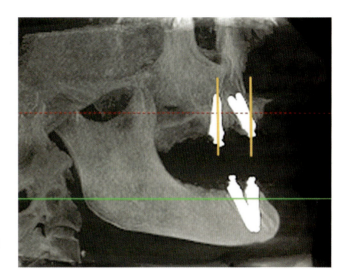

图17.80 通过前后种植体的正确定位,可获得足够的A-P距。

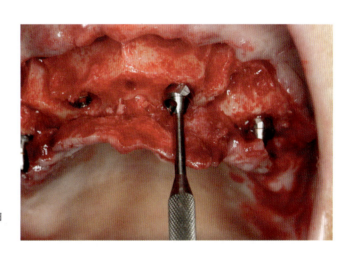

图17.81 角度复合基台用来纠正种植体的轴向,可用适当的工具把持。

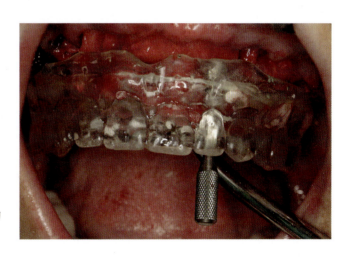

图17.82 使用手术导板检验修复螺丝适宜的穿出位置。

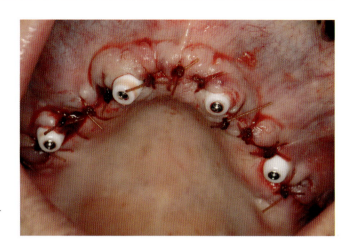

图17.83 手术部位适当的软组织关闭及复合基台周围充足的角化龈。

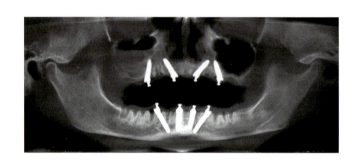

图17.84 术后全景片显示种植体与上颌窦、鼻侧壁、下牙槽神经和颏孔的关系。

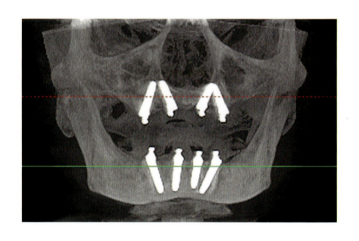

图17.85 术后影像学检查。

17.4.3 修复流程

术前行龈下刮治及根面平整术，并建议患者使用抗菌漱口水。

确认好垂直距离、正中关系和𬌗平面后，应用直接即刻负重技术。用橡皮障保护手术部位后，首先使用提取技术将钛临时套筒转移到上颌临时修复体中。引导患者咬合到正中关系，将下颌钛临时套筒使用相同的提取技术转移到下颌临时修复体中。从口内取出修复体后送到技工间进一步处理和完成修复体。调磨修复体组织面，使之与牙槽嵴之间留出1mm的间隙。临时修复体上只排10颗人工牙，没有悬臂梁。使用Shimstock咬合纸调殆至前牙接触时后牙分离（可以抽离Shimstock咬合纸）。在戴入修复体时再次验证垂直距离（图17.86）。

利用开窗式印模、颌位关系记录和试戴修复体来验证美学与发音状况。

上下颌最终修复体是少量饰瓷的氧化锆修复体。

上颌修复体丙烯酸树脂原型通过下颌修复体原型进行验证和调殆。回切上颌丙烯酸树脂修复体原型，在颊面形成0.8mm厚度的美学饰瓷空间。只在修复体抛光的全解剖形态氧化锆部分有静态和动态咬合（图17.87～图17.93）。

扫描原型和工作模型，从氧化锆块中进行数字化研磨。水门汀的空间被纳入氧化锆支架结构内以实现被动就位并补偿烧结后的形变。

使用金属氧化物对研磨后的支架进行处理，然后将支架进行干燥和烧结。

回切的区域用长石质材料上瓷，热膨胀

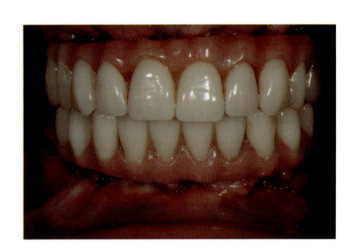

图17.86　即刻负重的临时修复体。

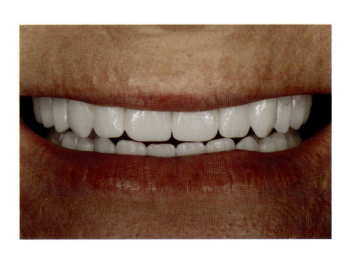

图17.87　最终排牙的蜡型。

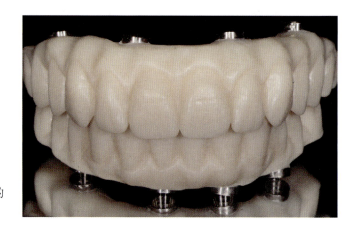

图17.88 丙烯酸树脂原型；这是试戴蜡型的复制品。

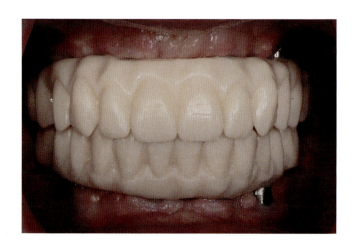

图17.89 口内试戴原型并进行调殆。

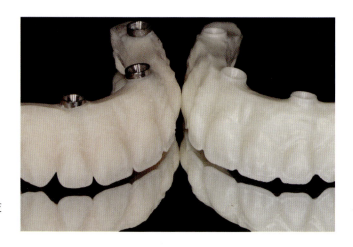

图17.90 原型微小的回切并利用CAD/CAM技术转换为氧化锆支架。

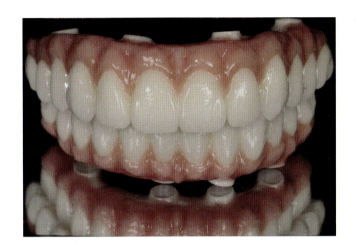

图17.91 最终修复体在技工间手工抛光。

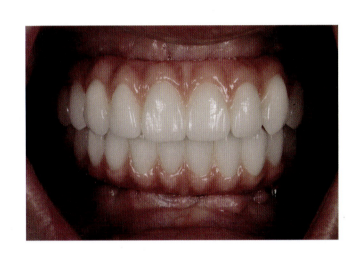

图17.92 戴入最终修复体及轻微调殆。

系数匹配很重要。

最后一步是氧化锆支架与钛部件的粘接,使用磷酸基树脂水门汀完成。

当完成上下两个牙弓的氧化锆修复体时,建议一次只制作一个牙弓,以尽量减少所需的调殆。

戴入修复体,通过调整组织面来保证对软组织的一定的压力。调整动态咬合形成尖牙引导殆。调整静态咬合使尖牙及前磨牙能咬住Shimstock咬合纸,前牙区能抽离Shimstock咬合纸,悬臂梁上无咬合接触。

按照制造商推荐的扭矩值旋紧螺丝后使用聚四氟乙烯和复合树脂封闭螺丝孔道。

戴入夜间殆垫,指导日常维护方法。

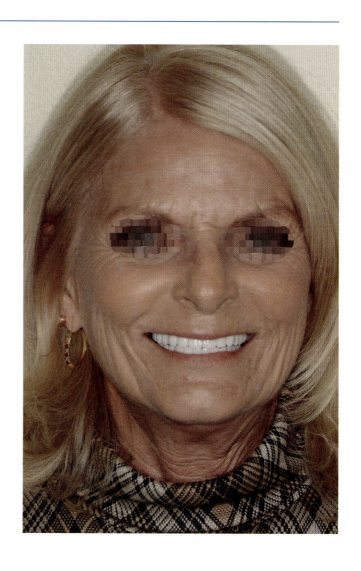

图17.93　最终微笑相。

17.5　临床病例5

一名85岁的男性"终末期牙列"患者。他接受了多种药物治疗并导致唾液量减少。他的职业是兼职演员,要求采用不植骨方案进行治疗。

进行充分的临床评估,完成了以下检查:

(1) 上颌失败的固定桥。
(2) 多处修复体有继发龋。
(3) 上颌窦气化。
(4) 右下有种植体。

17.5.1　修复诊断

1. 切缘位置:临床检查发现上颌切牙切缘有充足暴露,下颌切牙切缘有过度暴露。由于前牙关系,下颌切牙已经过度萌出(图17.94)。

2. 修复空间:由于经济限制,计划制作丙烯酸树脂&钛修复体。这将需要32mm的修复空间,必须通过去骨导板传达给外科医生。

3. 唇部支撑:患者的唇部有良好的支撑(图

17.95和图17.96）。

4. 笑线：患者是低位笑线，利于隐藏转换区。
5. 外形和穿龈轮廓：需要创造空间以形成适当的外形和穿龈轮廓。还必须取出现有的种植体以形成重新植入种植体的平坦骨床。
6. 转换区组织接触：随着拔除天然牙，创造充足修复空间，义齿组织面可以形成凸

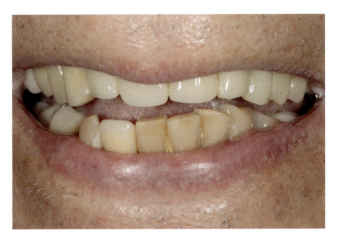

图17.94 正面观是低位笑线。

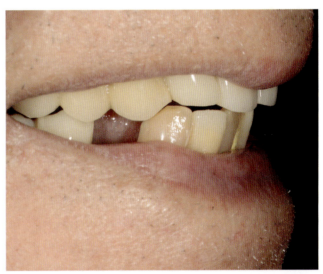

图17.95 侧面观显示良好的唇部支撑。

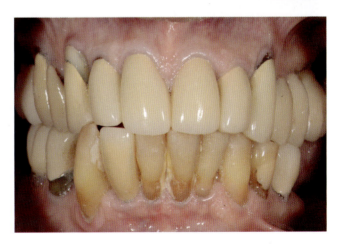

图17.96 术前口内相。

形的修复体轮廓,这将利于患者的日常维护。利用临时修复体的压迫创造出一个凹形的软组织面。

7. 咬合:必须在即刻负重的临时修复体上调整好咬合,以保护最差骨质中的种植体免受过度负荷。最终修复体的咬合设计必须使负荷在尽可能宽的区域分布。

17.5.2 外科评估

口内已有种植体的患者在进行全口重建之前需要评估。通常这些种植体只适合支持种植单冠或短种植桥;而制作种植体支持的全牙弓固定修复体对修复空间有不同的要求。这可能需要取出现有的种植体。这名患者是一名85岁的男性,过去有心脏病史。大约30年前他曾患有心肌梗死,并成功进行了心脏搭桥手术。他由一位心脏病专家照顾;与患者的内科医生会诊后,确定了最佳的麻醉方法。该患者是一名演员,十分注重笑容的审美。口腔修复专家对其进行评估并得出结论,修复和更换现有修复体是不可行的。

患者的临床评估显示有许多与修复体相关的继发性龋坏。患者有低唇线和较长的唇部。在大笑时只有1mm的牙龈显露,牙龈组织健康。

患者的影像学评估显示,左右侧上颌有失败的长跨度固定桥,多颗基牙有根尖周病变。大部分的修复体边缘也发现颈部龋坏。患者有巨大的上颌窦;下颌在宽度和高度上有充足的骨量,满足植入种植体的要求。右侧下颌骨中的独立种植体骨结合良好。影像学测量的颌间距离为24mm(图17.97)。

17.5.3 手术治疗计划

修复空间:该病例将通过去除上下颌骨量来调整不足的颌间距离。现存的右下种植体将不得不被取出,以确保去骨和种植体平台处于更根方的位置。上颌的去骨将在牙支持式外科导板的协助下进行,该导板根据理想排牙位置的蜡型制作。

种植体的分布:由于非常大的上颌窦,上颌去骨后将使在前磨牙区倾斜植入种植体变得困难(图17.98);因此,双侧上颌后部将使用颧种植体。上颌骨前部保留足够的骨高度和宽度,用于在切牙区域植入轴向种植体(图17.99)。下颌取出现有种植体后根据All-on-4®方案治疗。

种植体的稳定性:患者在上颌前部和下

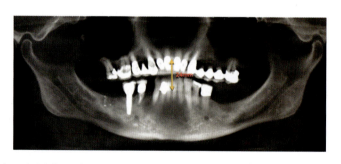

图17.97　患者的全景片显示出颌间距离不足及大范围的修复体。

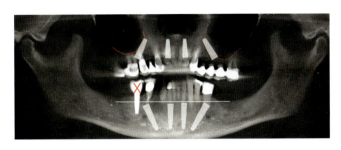

图17.98 根据模拟倾斜植入种植体的位置显示：上颌后部骨量不足且有很大的上颌窦。由于上颌窦的形状和大小，要避开上颌窦远端种植体必须倾斜超过45°或其位置过于靠前。已植入的下颌种植体因为去骨的要求需要被取出。

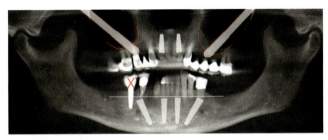

图17.99 上颌最终模拟种植体的位置是合并前部轴向种植及后部颧种植理念而来的。下颌去骨量被特别标注；并根据All-on-4®治疗理念进行。

颌中拥有足够的骨量；没有大的骨缺损。因此，级差预备种植窝洞后并逐渐扩大至预备范围，推荐使用有自攻型螺纹的种植体。

17.5.4 手术治疗

患者在诊室内接受了连续2天的治疗。2天均采用局部麻醉辅以非常温和的镇静。除与手术导板相关的牙齿外，拔除上颌其他天然牙（图17.100）。手术导板依靠剩余的牙齿就位后开始去骨，以保证上颌弓至少16mm的颌间距离（图17.101）。拔除剩余天然牙后，上颌骨弓被修整为一个平面（图17.102）。

双侧颧种植窝洞预备完成后，植入适当长度的种植体（图17.103）。两颗Nobel Speedy种植体被植入上颌切牙区（图17.104）。下颌采用组织支持式手术导板，去骨后依据All-on-4®方案进行治疗（图17.105）。

所有上下颌的种植体均以不小于35Ncm的扭矩植入。安装并旋紧复合基台后，关闭软组织创口。术后立即制作复合式临时固定修复体，并在手术当天戴入（图17.106）。患者对麻醉和手术的耐受良好，顺利愈合。术后6个月后制作最终修复体（图17.107）。

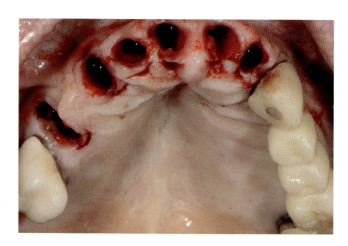

图17.100 拔除上颌前部的牙齿,利用余留牙支持去骨导板。

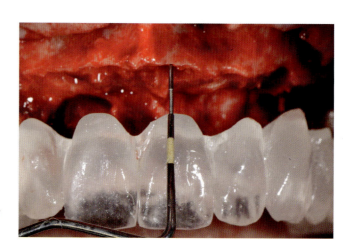

图17.101 根据去骨导板去除足够的牙槽骨量,以提供适宜的修复空间和修复体外形。

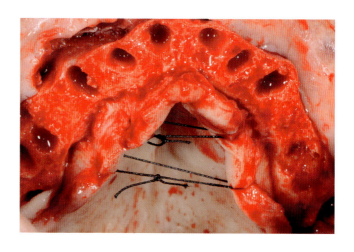

图17.102 为植入种植体形成骨平面。

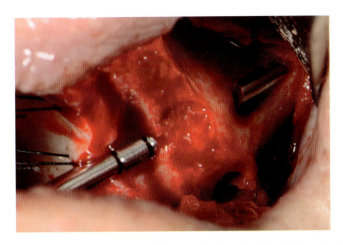

图17.103 注意颧种植窝洞预备的位置和轨迹。种植体的最佳位置是将颧种植体平台尽可能靠近剩余牙槽嵴顶，而种植体的根方位于颧骨最厚处。沿着颧骨支柱行上颌窦开窗使窦腔可视并提升上颌窦黏骨膜。

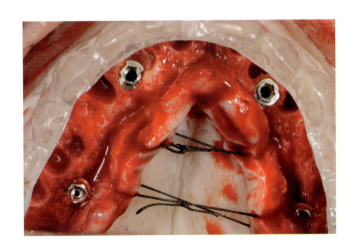

图17.104 上颌种植体的最终位置如图所示；重点是尽可能创建了最大的A-P距。

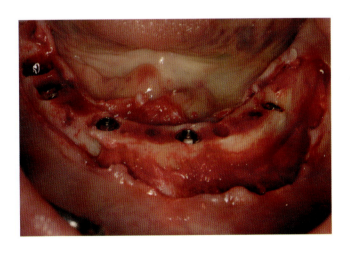

图17.105 下颌种植体位置。

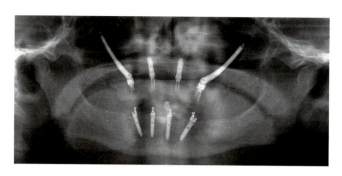

图17.106 术后即刻全景片。

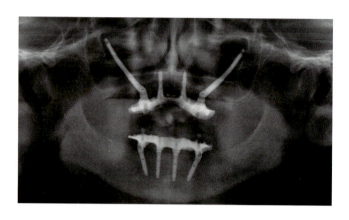

图17.107 长期随访的全景片显示，上下颌所有种植体周围的骨稳定。颧种植体可维持上颌窦的健康。

17.5.5 修复流程

在正确的垂直距离下，使用直接提取的方法制作即刻修复体。垂直距离应在种植体植入之前确定并进行记录。术前制作去骨导板以沟通需要的修复空间。

应用直接/间接的即刻负重技术。安装闭合式印模柱，利用即刻义齿凹形组织面制取印模。在正中关系时制取咬合记录；确认好垂直距离、正中关系和𬌗平面。使用低膨胀系数的超硬石膏灌模，在技工间进一步处理和完成修复体。调磨修复体组织面，使之与牙槽嵴之间留出1mm的间隙。使用Shimstock咬合纸调𬌗至前牙接触时后牙分离（可以抽离Shimstock咬合纸）。在戴入修复体时再次验证垂直距离（图17.108~图17.110）。

利用开窗式印模、颌位关系记录和试戴修复体来验证美学与发音状况。

参考试戴修复体，利用CAD软件制作钛支架，进行计算机辅助切削。

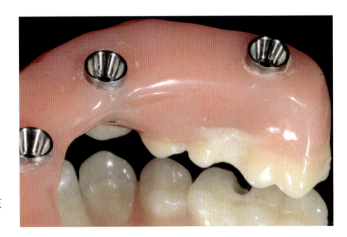

图17.108 即刻负重临时修复体的组织面应该是凸形并高度抛光的。

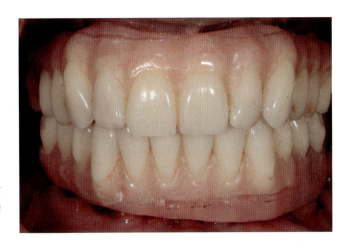

图17.109 即刻负重临时修复体显示丙烯酸树脂&钛修复体有充足的空间；这是通过合理的治疗计划获得的。

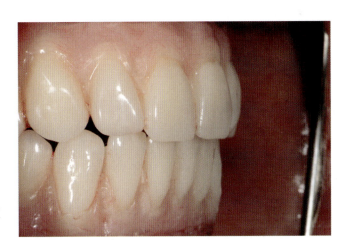

图17.110 侧面观显示即刻负重修复体有笔直的外形轮廓。

试戴钛支架，并用油泥型硅橡胶导板进行检查，以确保有足够的空间容纳丙烯酸树脂和人工牙。在钛支架顶部进行了最后的蜡型试戴，以验证美学、发音、就位及咬合。使用注塑技术，在高温、高压下将蜡型加工成丙烯酸树脂修复体。

戴入修复体，通过调整组织面来保证对软组织一定的压力。调整动态咬合形成尖牙引导𬌗；调整静态咬合使尖牙及前磨牙能咬住Shimstock咬合纸，前牙区能抽离Shimstock咬合纸，悬臂梁上无咬合接触。

按照制造商推荐的扭矩值旋紧螺丝后使用聚四氟乙烯和复合树脂封闭螺丝孔道。

戴入夜间𬌗垫，指导日常维护方法（图17.111～图17.114）。

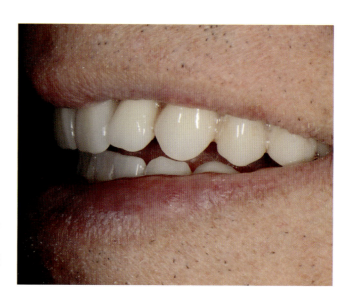

图17.111 丙烯酸树脂&钛最终修复体的微笑侧面相。

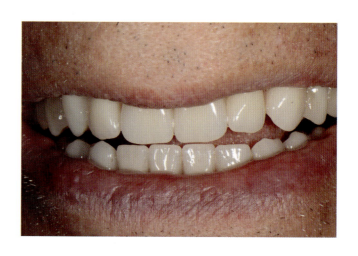

图17.112 丙烯酸树脂&钛修复体的微笑相。

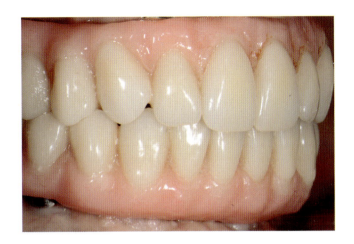

图17.113 修复体右侧面观。

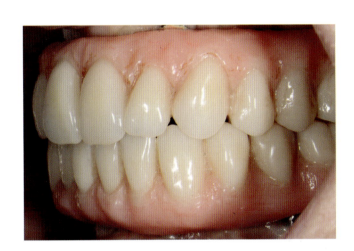

图17.114 修复体左侧面观。